论》
解读

贾海忠 编著

贾岱琳 赵翘楚 张曦 张楠 整理

中医名著临证解读丛书

人民卫生出版社
·北京·

图书在版编目（CIP）数据

《伤寒论》临证解读 / 贾海忠编著 .—北京：人民卫生出版社，2021.11（2022.8重印）
（中医名著临证解读丛书）
ISBN 978-7-117-32391-8

Ⅰ. ①伤… Ⅱ. ①贾… Ⅲ. ①《伤寒论》- 研究
Ⅳ. ①R222.29

中国版本图书馆 CIP 数据核字（2021）第 230769 号

人卫智网	www.ipmph.com	医学教育、学术、考试、健康，购书智慧智能综合服务平台
人卫官网	www.pmph.com	人卫官方资讯发布平台

中医名著临证解读丛书
《伤寒论》临证解读
Zhongyi Mingzhu Linzheng Jiedu Congshu
《Shanghanlun》Linzheng Jiedu

编　　著：贾海忠
出版发行：人民卫生出版社（中继线 010-59780011）
地　　址：北京市朝阳区潘家园南里 19 号
邮　　编：100021
E - mail：pmph @ pmph.com
购书热线：010-59787592　010-59787584　010-65264830
印　　刷：北京铭成印刷有限公司
经　　销：新华书店
开　　本：710 × 1000　1/16　　印张：25
字　　数：448 千字
版　　次：2021 年 11 月第 1 版
印　　次：2022 年 8 月第 2 次印刷
标准书号：ISBN 978-7-117-32391-8
定　　价：78.00 元
打击盗版举报电话：010-59787491　E-mail：WQ @ pmph.com
质量问题联系电话：010-59787234　E-mail：zhiliang @ pmph.com

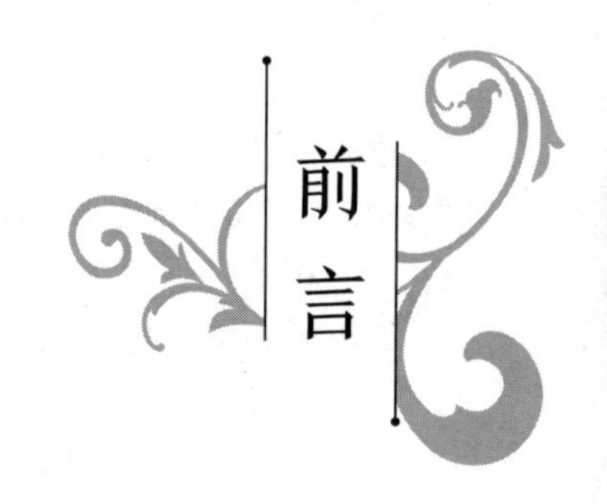

前言

青年中医是振兴中医事业的关键，只有会看病才能站稳脚跟，才能振兴中医。

2016年7月31日，在中日友好医院最后一次门诊结束后，我决然辞去公职，按照“慈悲为本、方便为门”的愿望，怀揣弘扬中医、造福苍生的梦想，以培养会看病的年轻中医为己任，以建立中医连锁医馆为载体，创办了北京慈方中医馆，并于2016年10月9日正式开业。医馆成败的关键在于疗效，疗效的关键在于医生，而医馆的生机则在优秀的青年中医。

我学习、应用中医已经40年了，走过很多弯路，回头看，快速学好中医还是有一定捷径的。不想让新学中医的人重复我走过的弯路，帮助他们直接走到捷径上来，所以决定将我的经验体会讲出来。首先讲给慈方中医馆愿意快速成才的年轻医生，让他们的临床疗效迅速获得患者的认可。

中医书籍汗牛充栋，中医理论丰富多彩，临床疾病复杂众多，如何才能迅速提高临床疗效、取得患者认可就成了首要问题。人体任何脏腑经络组织都离不开气血，气血调畅则人体健康，在历代中医临床家中，王清任是比较善于调气血的医家，其代表著作《医林改错》给我们留下宝贵的经验，临床使用非常有效，所以先讲《医林改错》，作为第一阶。

中医讲“脾胃为后天之本”，只有脾胃健壮，气血才能充足，疾病才易康复。在历代医家中，最善调脾胃的医家就数李东垣了，其晚年著作《脾胃论》是其毕生经验的精华，用药轻灵效捷，屡试屡验。只是因为语言表达古奥难明，年轻医生不易读懂，所以作为第二阶讲解。

学完用好前两阶，你会发现还有一部分错综复杂的病得不到很好解决，原因就是还没有掌握“肾为先天之本”的理论和诊治技巧。历代对此研究精深，运用娴熟的医家就数赵献可了，其代表作《医贯》是一部难得的好书，但受后世医家徐大椿《医贯砭》的误导，研读应用《医贯》的人越来越少。由于《医贯》切实具有解决复杂疑难病的理论和方法，所以，我把《医贯》作为第三阶来讲。

医圣张仲景的《金匮要略》以讲杂病为主、《伤寒论》以讲外感病为主，两书方药的有效性备受历代医家的推崇，但是对被现代医学影响的年轻中

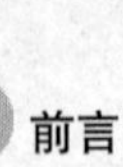

医来讲，学好、用好绝非易事，因此我觉得有必要将自己中西医结合研读应用30多年的体会讲出来。《金匮要略》作为第四阶，《伤寒论》作为第五阶。

相信经过这五阶的循序渐进，边学边用，再参学诸家，青年中医就一定能够做到临床思路清晰、疗效优异。

出版之际，对为本套丛书付出辛勤劳动的人民卫生出版社编辑们深表谢意，对负责文字整理的弟子们一并致谢。

由于时间仓促，本书整理中疏漏和不足之处在所难免，敬请同道批评指正。

贾海忠

2020年春节于北京

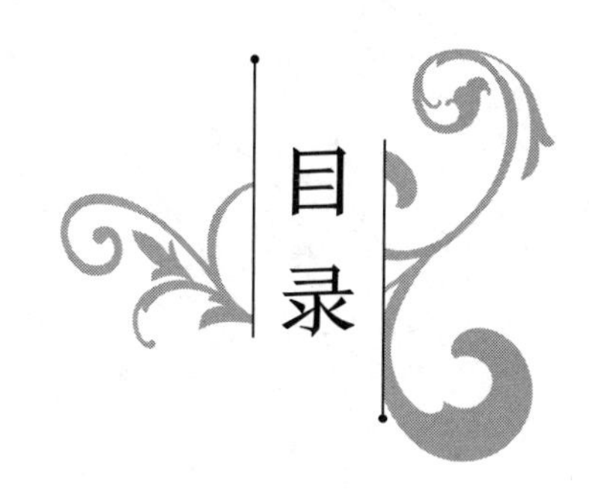

目录

下 篇

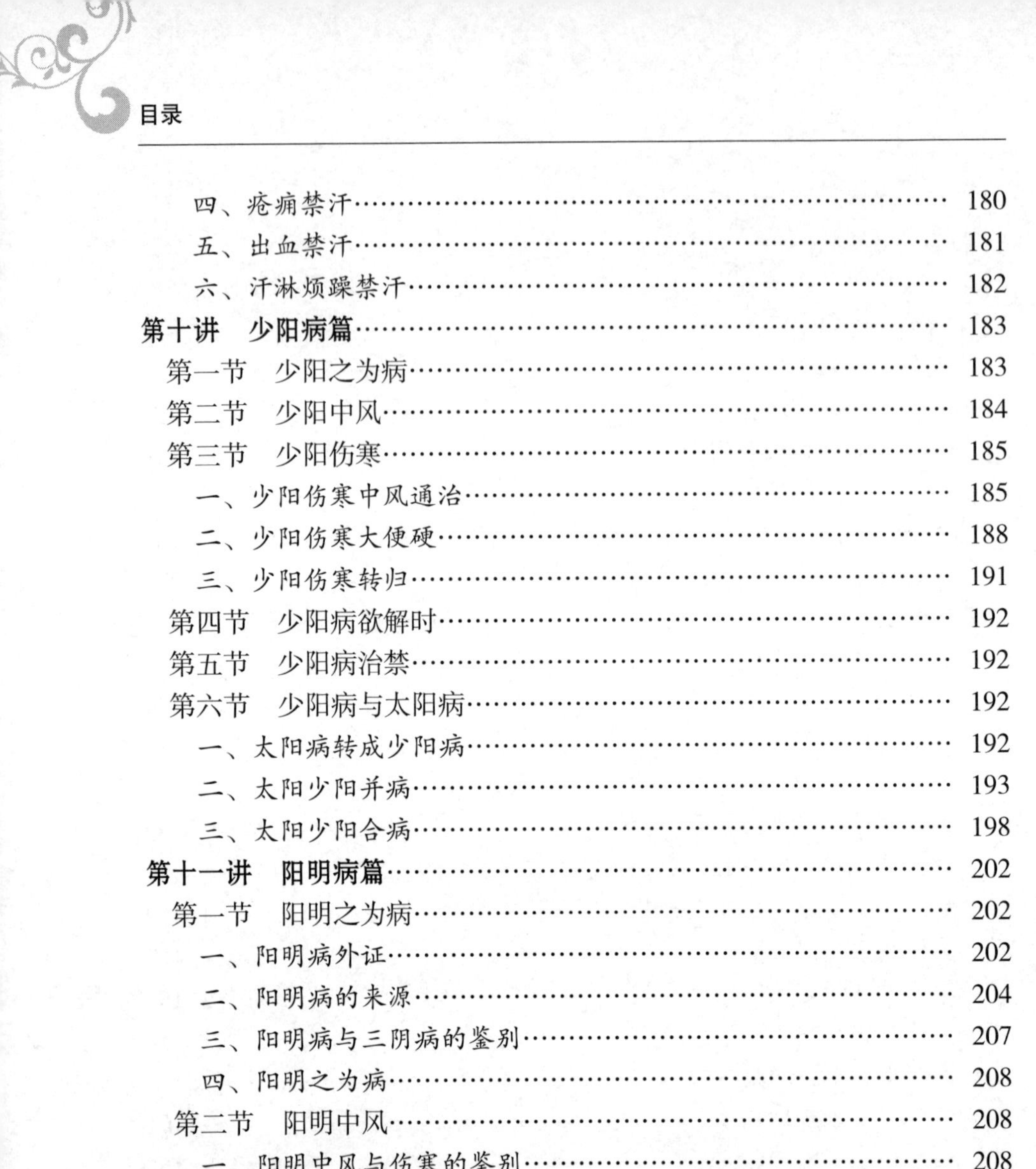

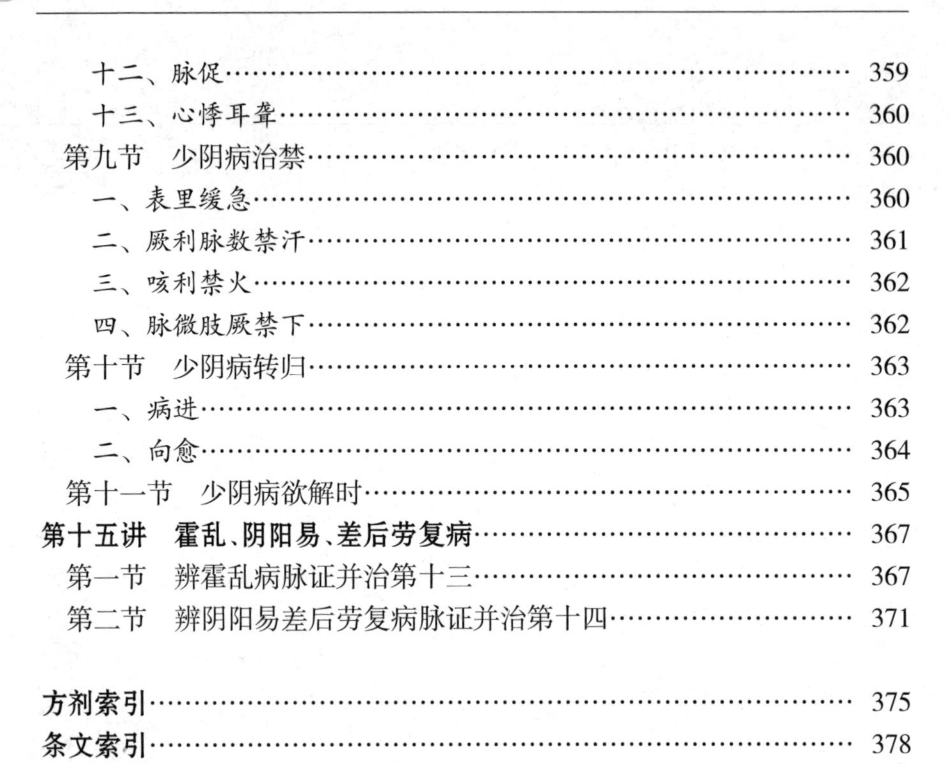

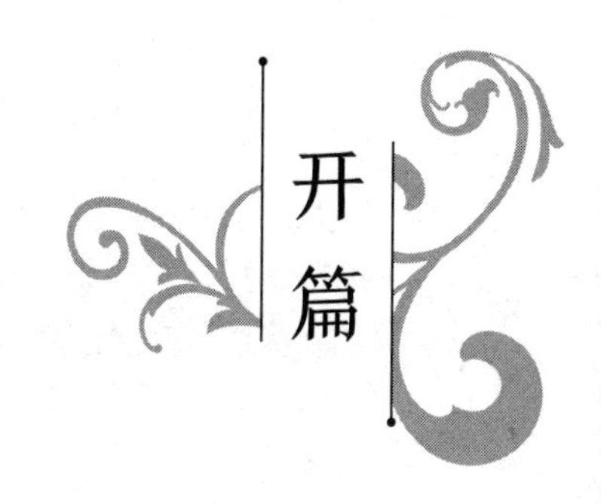

开篇

《伤寒杂病论》在流传过程中分成了《伤寒论》和《金匮要略》两部书。《金匮要略》内容的体系性不是很强，各章节也相对独立，所以另做讲解。而《伤寒论》则是一个完整的体系，但《伤寒论》的不同版本在内容的编排上存在一定的差异。这意味着在流传的过程中，《伤寒论》体系的完整性可能已经被破坏了。就像我们的圆明园中曾经有的那些文物一样，被破坏和掠夺前，都各在其位，而被破坏后，即使现在有归还、购买回来的，但我们见到的也不是曾经整体的原貌了。所以我对于《伤寒论》的讲授，是想尽量复原其本来的体系。我从大学时代就开始研究《伤寒杂病论》中的每一味药物及其用法，一直到现在，没有停止过对其研究和使用。学术界对于《伤寒论》关键问题的探讨有很多，其实，其中有一些问题我们没有真正搞明白。比如，《伤寒论》为什么使用"三阴三阳"来表达？"三阴三阳"真实含义是什么？我还记得在"铿锵中医行"沙龙进行过一次针对"三阴三阳"的讨论，自古至今对《伤寒论》中"三阴三阳"的研究就有二十多种解释。我们的教材按"六经"来解"三阴三阳"，但《伤寒论》原文的"三阴三阳"从来没讲过"六经"。所以说，这其中有很多的问题需要解答。而一旦把这些关键问题搞清楚，很多问题也会随之迎刃而解。

基于以上问题，对于《伤寒论》的讲解，分为上、下两篇。上篇，我会将《伤寒论》研究中的诸多基本问题向大家交代清楚；下篇则是对三阴三阳病等具体条文的逐条讲解，其中【串讲】部分是对原文的简要解释，【要点延伸】则是本书讲解的亮点，从中西医结合临床视角，详细介绍了我近40年的研究应用心得，一定程度上填平了《伤寒论》和现代医学之间的沟壑，架起了一座中西医汇通之桥。

需要说明的是，下篇三阴三阳病条文讲解中的部分条文，是根据上篇中我们的研究成果，进行了重新编排。比如，各个版本《伤寒论》厥阴病篇和少阳病篇的条文数目很少，我们认为其中的条文应当是在之前散佚和编次整理的过程中被挪至其他篇章。当然，对于哪一条条文是被挪走的，又凭什么将某一条条文再挪至某处，这些重新编次，我都是依据上篇中的研究结果进行的。根据我重新编排的条文，更便于现代中医学习和临床应用，会有助

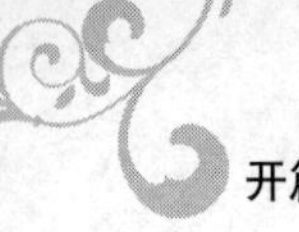

于改变原先学完《伤寒论》而在临床上不知何时使用的现状。相信学习完本书,可以更容易做到将书中的内容直接与现代临床联系起来。

由于个人学识和临床经验的局限,所讲内容必然会有一定的瑕疵,还望读者不吝赐教,使其更加完美。

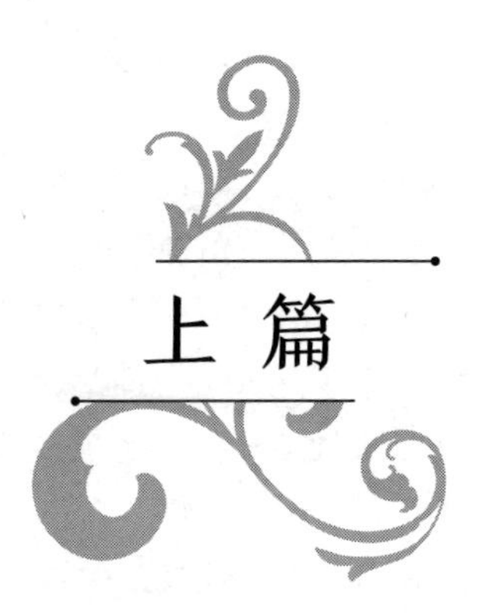

上 篇

第一讲｜四个基本问题

一、《伤寒论》的疾病特征

首先，我们要知道《伤寒论》研究的都是哪些疾病。一般来讲，疾病分为内伤疾病与外感疾病，内伤疾病不在《伤寒论》里讲，《伤寒论》里讲的都是外感疾病，即感受六淫导致的疾病，而《金匮要略》讲的是杂病。

1. 内伤疾病　遗传禀赋类、七情类、劳逸失度类。

由于内伤原因导致的疾病叫内伤疾病。在内伤疾病里包括遗传禀赋相关的疾病，与七情相关的疾病，以及劳逸失度导致的疾病。

2. 外感疾病　六淫类疾病（物理性因素、生物性因素：风、寒、暑、湿、燥、火）。

由于外感原因导致的疾病叫外感疾病。在外感疾病里，有一部分疾病是可以出现一个演变过程的，现代所谓的传染病、感染性疾病是这一类；另一部分疾病，如单纯性鼻炎、化脓性毛囊炎等，其过程比较简单，病好了就完了。

一般而言，我们所说外感，是指外感六淫，即风寒暑湿燥火。在分析六淫的时候，根据其属性分类，一个是物理性的病因，比如受凉，或者受热，比如说真正的中暑（热射病）；另一个是生物性的病因，比如病毒、细菌、寄生虫等各种微生物，这些都属于生物性的致病因素。在中医里还有一些具有传染性的疾病，我们说是感受了疫疠之气，或疠气，实际上疠气和六淫是分不开的，即可以用风寒暑湿燥火来概括统领。所以《伤寒论》讲的外感病基本上是与这些因素相关的。

另外要补充的是，虽然物理性病因直接导致的疾病不传染，但是生物感染性疾病通常都是在物理性因素的基础上发生的。如果冬天干燥少雪，在这种物理性因素的条件下，很多微生物泛滥，人体抵抗不住就会发生感染，出现流感。这就是生物性因素与物理性因素合同致病。

二、伤寒为何容易导致恶寒发热

伤寒，指的是伤于寒邪所致的疾病。古人之所以将此书命名为“伤寒论”，而不称“伤热论”，这一定是有依据的。那伤于寒邪以后，为何容易出现恶寒发热呢？

1. 人类最适宜环境温度是25~26℃。在这个温度下，人体没有冷热感，感觉非常舒适。

这种环境对人类来讲，除了体质极度虚弱的人之外，大多数人不穿衣服也不会感到凉，睡觉时不着衣覆被也不会感到冷，在这种环境中生活就不容易生病。但就我们实际的生存环境而言，是不可能长期维持在最适宜温度的，而是常在最适宜温度以下的。冬季自不必说，夏天我们会以各种方式避暑，现在由于空调的使用，室内的温度常在25℃以下。古人虽然没有空调制冷，但是夏季会饮用井水，也会使用储存的冰，这些都易引起受凉。另外，当处于温度较高的环境中时，人体对微生物的抵抗力在一定范围内是增强的。因此，虽然有在夏季发生的疾病，但总体而言，人类在夏季由于温度高而生的病是偏少的。如果在夏季贪食生冷，或空调开得太冷，那还是归于受凉所致。综上，可见我们现实的生存环境常是低于最适温度的。正因如此，我们在日常生活中也常强调注意及时增加衣被，防止受凉。

2. 最适温度的个体差异问题　对于最适温度，存在个体差异，这是必须要知道的。《伤寒论》讨论疾病，一定会谈到个体差异。个体差异问题主要有以下几个方面：

（1）阳气偏差：影响个体在最适温度方面存在差异的因素，概括起来，最根本的就是阳气的偏差。这是由于人体抵抗外界的寒冷就是靠机体的阳气。因此，人体阳气虚弱，就易怕冷；人体阳气充盛，则更耐寒。所以说最适温度也要因人而异，阳气虚的人，即使处于最适温度中，也会觉得冷，因此我们也能见到在夏季穿得很厚的人。

（2）年龄：年龄也是产生个体差异主要的因素之一。随着年龄的增大，大多数人会越来越怕冷。相对于年轻人来讲，中老年人会穿得更厚一些。小儿生机勃勃，为纯阳之体，他们体内的阳气相对来讲比较旺盛，会耐寒一些。

（3）胖瘦：一般规律来讲，瘦人比胖人怕冷，瘦人穿得多，胖人穿得少。为什么体型的胖瘦会有冷热差异呢？因为胖人，相当于隔热层厚，体内的热量不容易散出去，所以胖人主观感觉不怕冷，只是皮肤摸上去稍冷。而瘦人散热快，阳气耗散比较厉害，就容易怕冷。

（4）运动：人在运动前后对温度的感受是不一样的。刚运动完，好像也不怕冷了，甚至在寒冬只穿个背心也照样跑步。同样一个人如果在不运动的状态，就得穿上衣服，因为此时体内的阳气处于收敛的状态，人自然就会觉得冷了。

（5）耐寒锻炼：有无耐寒锻炼，对个体差异有较大的影响。冬泳的人，相对于冬天只能洗热水澡的人，一定是冬泳的人更耐寒，而洗热水澡的人易怕冷。再比如，有的人习惯于喝凉水，而有的人长期习惯于喝温度较高的水，如果突然喝微温的水都会感觉不舒服。

（6）饮食与药物的种类和量：饮食种类不同，耐寒能力会不一样。比如出门之前喝点酒，就会耐寒；吃完红焖羊肉，或大量的葱、姜、肉桂、大料炖好的肉，就会耐寒。反之，饥饿状态，或进食素食，相对于肉食者就不耐寒。当然这是针对人类而言，对于不同饮食习性的动物，饮食种类的不同影响应该也会不同。再谈药物，服用了热性的药物就更耐寒。药物性质对人体寒热的影响是比较大的，正因如此，中医在用药时，首先要辨证，辨寒热，再决定用热药或凉药。

总之，通过了解个体的差异，我们要知道在谈适宜温度时，不能一概而论，应当具体到每一个人。因为我们在治病的时候是一个一个地治，而不是一群一群地治，所以一定要从以上几个方面来分析某一个人的最适宜温度是多少，这样才能更准确地指导患者养生和医生用药。

3. 疾病状态时的最适温度　感染性疾病初期，经常出现“表有热（体温升高）”和“里有寒（怕冷）”共见的情况，这主要是由寒邪伤阳气（怕冷）和邪正斗争（身热）导致的。

疾病状态时，人体的最适温度会发生变化。当发生感染后，人体的最适温度会升高。比如：感冒后会怕冷，需要增加衣物；腹泻时也会有身上凉的感觉。

在感染性疾病的情况下，人体处在一种“表有热，里有寒”的状态。如《伤寒论》“伤寒脉浮滑，此以表有热，里有寒，白虎汤主之”（176）这一条文，困扰了历代医家。很多人认为“表有热，里有寒”有误，应为“表有寒，里有热”，而欲修改原文。实际上，“表有热”指的是体温增高，“里有寒”指的是自觉怕冷。因为内在有寒，人才会怕冷，外在有热，体温才会升高。这六个字描述的是感染性疾病初始的状态。

寒邪易伤阳气，阳气不足，里就有寒了。那么，为什么表又有热了呢？这是邪正斗争的缘故。就好比打仗，一定是前线最激烈，而后方相对平静。寒伤阳气，故“里有寒”；邪正斗争，故“表有热”。这实际上就是寒邪侵入后，人体的正邪关系状态，也是伤寒为何容易导致恶寒发热。

人对温度的感受，也就是冷热的感觉，是以人体最深部的温度为准，与人体的体温调定点的高低相关，中枢把体温确定在36.5~37.2℃之间。一般来讲，人体发生感染后体温会升高，这是中枢体温调定点提高带来的，当体温调定点升高后，为了使机体核心温度达到体温调定点设置的温度，人体会增加产热、减少散热，这就是我们发生身热的过程。在中心体温尚未达到体温调定点时，我们会感到冷，当中心体温逐渐升高达到体温调定点时，机体的产热和散热达到了新的较高水平的平衡，这时候我们就不会觉得冷，而会觉得热。

三、恶寒、恶热、发热、厥的内涵

《伤寒论》中经常用到恶寒、恶热、发热和厥这些词，若不知其真实内涵而随意解释，便难以理解原文。因此，这是在进行原文讲解之前，要向大家交代的第三个问题。

1. 恶寒　怕冷＋近衣被不解。

恶寒，首先是主观上感觉冷，再者是增加衣服还会觉得冷。这是一个真正的恶寒。往往此时，与恶寒初起相伴随的体温尚未升高，然后体温逐渐升高，高到一定程度时恶寒才能消失。只要具备了怕冷和近衣被不解，即为恶寒。

2. 恶热　主观怕热。

恶热为主观上怕热，但体温不一定升高。

恶寒、恶热是疾病的两个阶段，一开始是恶寒伴随体温逐渐升高，然后到体温高伴随有怕热的感觉。

3. 发热　体温升高。

发热，就是指体温升高了。恶寒、发热伴随出现，那代表着体温升高；不恶寒、但恶热，那体温不一定升高。

4. 厥　皮肤温度降低＋从指趾端开始向近心端发展。

“厥”字，需要准确把握。在内科教材中有“厥证”，“晕厥”也叫“厥”。实际上，《伤寒论》中的“厥”有两个特点，一为皮肤温度是降低的，摸上去发凉；二是从指趾端（手指和脚趾的末端）开始向近心端发展。具有这种特点的才称“厥”，若整个身体是凉的，不能称“厥”，但如果是从指趾端开始逐渐发展到全身凉，这是“厥”。为什么“晕厥”也用“厥”字？以心源性晕厥为例，患者的四肢很快也会凉了，因此“晕厥”也用了“厥”字。总之，要理解，《伤寒论》中的“厥”一定是指从四肢末端开始皮肤温度降低。

四、《伤寒论》的基本体系

第四个要交代的问题就是《伤寒论》这本书的基本体系是什么，以此来把握其整体性，了解其整体面貌。《伤寒论》的基本体系包括以下三个。

（一）根据机体内在阳气盛衰确立的三阴三阳体系

1. 太阳病

2. 少阳病

3. 阳明病

4. 太阴病

5. 厥阴病

6. 少阴病

《伤寒论》使用这个体系来描述疾病，“三阴三阳”的疾病包括“太阳病”“少阳病”“阳明病”“太阴病”“厥阴病”“少阴病”，其中每个病描述的都是一类病，这是整个体系的构架。之所以要根据阳气的盛衰来确立该体系，是因为寒邪伤阳气，而人体阳气的盛衰会影响到是否受寒。

（二）根据外邪性质确立的中风、伤寒及相关体系

对于一个疾病的判断，只知道“三阴三阳”是不够的，还需要知道所感受外邪的性质。因此，《伤寒论》根据外邪性质确立了中风、伤寒及相关的体系。也就是说，从致病的外邪性质而言，《伤寒论》里讲的都是中风、伤寒以及与其相关的疾病。

1. 中风　风邪作为一类病因，其所致的疾病为“中风”，“中风”是贯穿“三阴三阳”所有病里的，具体包括：①太阳中风；②少阳中风；③阳明中风；④太阴中风；⑤厥阴中风；⑥少阴中风。

往往学过《伤寒论》后，提到中风就只知太阳中风，而不知“三阴三阳”病都有中风，这是需要强调的。

2. 伤寒　也是贯穿在每一个疾病里，具体包括：①太阳伤寒；②少阳伤寒；③阳明伤寒；④太阴伤寒；⑤厥阴伤寒；⑥少阴伤寒。

3. 其他　痉、湿、暍、温病、火邪。

这里还有一个“其他”，是和中风、伤寒相关的病。痉、湿、暍，在《金匮要略》里已经讲过了，但在我们重新编排的《伤寒论》中，有些条文还需要再讲一遍，因为这样我们才能够明白太阳病的完整体系是怎样的。所以我们把痉、湿、暍的条文再拿回来讲一遍。

火邪、火逆，在《伤寒论》和《金匮要略》里都提到了，如桂枝去芍药加蜀漆牡蛎龙骨救逆汤相关条文的“医以火迫劫之”。火邪这种病，是怎么导致的呢？实际上这是医源性疾病，也就是《伤寒论》里常讲的“误治”，比如在古代生病后用火烤或用火针等，这些都属于火邪，可以导致火逆这一类病。

根据阳气的盛衰确立三阴三阳体系，根据外邪性质确立的以风、寒为主的病因体系，这是《伤寒论》的两个核心内容。

（三）“脉证治”内容结构体系

《伤寒论》以什么样的形式来表现以上两大体系呢？“脉证治”是其内容结构体系。《伤寒论》的每一篇都是“辨 ×× 病脉证并治第 ×”的形式。

辨，就是辨别是什么病，即太阳病、少阳病、阳明病、太阴病、厥阴病、少阴病。整个内容体系就是按照脉、证、治来展开，每一篇里都是讲这三个方面。

1. 脉　脉象。

古人特别注重脉的原因在于，脉是反映整体阳气状态、判断整体气血阴阳变化的主要依据。再结合其他临床表现，才能分析出机体的寒热虚实。脉，体现的是在中医整体观念指导下的临床疾病信息的采集方法。

2. 证　症状与体征。

张仲景书中的“证”，与现代中医学确定的辨证论治的“证”的含义是不一样的。在古代，“证”和现在的“症”是等同的，也就是疾病的症状及体征，包括医生能够察知到的客观体征，以及患者自己主观感觉到的症状。

现代教材中对于“证”的定义，我个人并不认同，因为那个概念是虚的。实际上，“证”是指证据，辨证论治即辨证据论治，是指根据客观证据去指导治疗，而不是根据主观想象出来的“证”。诊断和治疗是要有依据的，症状、体征就是直接的证据，除此之外，证据还包括以往的治疗措施，就是在治疗中是否用过汗法、下法、吐法等，这也属于证据。所以，《伤寒论》中常有条文涉及“吐之后”“发汗后”“下之后”出现的临床表现及其治疗。

3. 治　具体方药与用法。

最后还要落实到“治”，而“治”需要落实到具体的方药、具体的药物用量以及具体的煎服方法上，即某病用某方，某方由某些药物组成，这其中药物的用量往往容易被忽略，所以“具体”两个字很重要。《伤寒论》作为临床指导性很强的医籍，我们学习的时候不能忽视其中给出的药物剂量以及药物煎服法，比如：麻黄要先煮、去上沫；葛根、茯苓要久煎。这些涉及实际操作的细节，书中描述得很具体，我们依法操作才能达到最好的效果。

对于《伤寒论》内容结构体系里“脉、证、治”，若能都真正地掌握了，那么就能把《伤寒论》用到很好。

以上就是第一讲，我们讲了《伤寒论》的这四个基本问题。第二讲，我们要根据张仲景的原文来阐释“表”“里”以及“半表半里”的内涵。

第二讲 | 表里内外的内涵与证治

第一节 表里的内涵

一、“表”的本质与表现

（一）“表”是部位

【原文】二阳并病，太阳初得病时，发其汗，汗先出不彻，因转属阳明，续自微汗出，不恶寒。若太阳病证不罢者，不可下，下之为逆，如此可小发汗。设面色缘缘正赤者，阳气怫郁在表，当解之、熏之。(48)

从这一条原文中，可以明确看出“表”是指部位。“面色缘缘正赤”是指面部通红，首先，面部不就是表面吗？再者，原文紧接着就将这种现象解释为“阳气怫郁在表”。“表”就是指表面。

确定了“表”是部位，那“表”具体涉及哪些部位呢。在人体，皮肤是“表”，那其他地方是不是“表”呢？在以往的认识中，都认为胃肠道是“里”，那胃肠道是“表”还是“里”？另外，《伤寒论》讲三阴三阳病，那么太阳、阳明、少阳、太阴、厥阴、少阴中，哪个是“表”，哪个是“里”？这些问题，我们都需要搞清楚。

（二）“表”涉及的部位

1. 太阳　首先，从三阴三阳来讲，“表”基本上只涉及太阳病。也就是说《伤寒论》里讲的表证只在太阳病里才会有。

【原文】太阳病，脉浮而动数，浮则为风，数则为热，动则为痛，数则为虚，头痛发热，微盗汗出，而反恶寒者，表未解也。(134)

原文明确提到了“表”，上文所述的是太阳病的表现，认为太阳病所表现出来的这些症状存在，就是“表未解”。由此可见，太阳病和“表”是明确相关的。

【原文】太阳病，下之微喘者，表未解故也。桂枝加厚朴杏子汤主之。(43)

该条原文也提示我们太阳病和“表”是相关的。再查阅阳明病、少阳病、太阴病、少阴病以及厥阴病的条文，没有一个病与“表”是明确相关联的。也就是说，太阳为“表”，其他部位与“表”不相关。

2. 呼吸、消化、泌尿道　从解剖部位上来讲，“表”与呼吸系统、消化系统及泌尿系统相关。

【原文】伤寒表不解，心下有水气，干呕，发热而咳，或渴，或利，或噎，或小便不利，少腹满，或喘者，小青龙汤主之。(40)

“表不解”，即表证未解，也就是病在“表”。那这条原文所涉及的部位有哪些呢？“咳”“喘”与呼吸系统相关；“干呕”涉及消化系统，“利”即下利，腹泻，“噎”为吞咽困难，“少腹满”，以上这些都涉及消化系统；“小便不利”涉及泌尿系统。通过这条原文，我们就知道表证涉及这么多的部位。

这样我们就清楚了，从三阴三阳来讲，太阳是“表”；从病变的解剖部位来讲，太阳涉及呼吸、消化、泌尿系统。

（三）“表”证的临床特征

表证的临床特征是需要掌握的，因为在临床上，我们需要根据其特征来辨识和判断出表证。我们常说“有一分恶寒，便有一分表证”，那张仲景的书里真的是这么讲的吗？表证只有恶寒吗？其实不是的。接下来我们就看一看表证都包括哪些症状。

1. 恶寒

【原文】太阳病，脉浮而动数，浮则为风，数则为热，动则为痛，数则为虚，头痛发热，微盗汗出，而反恶寒者，表未解也。(134)

“反恶寒者，表未解也”，这告诉我们只要有恶寒的存在，就说明“表未解”。这也就是后人所说的“有一分恶寒，便有一分表证”的依据。

【原文】阳明病，脉迟，汗出多，微恶寒者，表未解也，可发汗，宜桂枝汤。(234)

阳明病出现“脉迟，汗出多”，如果此时还有轻微的恶寒，这提示表证未解。这里，有读者可能会提出疑问，前面我们讲太阳为“表”，而此条文则以“阳明病”冠首，那是不是“阳明病”与表也相关呢？实际上，当一个“脉迟，汗出多”的“阳明病”还伴随有“微恶寒”时，这提示此为太阳与阳明合病。阳明为里，我们讲到“里”的时候大家会更清楚。

【原文】伤寒大下后，复发汗，心下痞，恶寒者，表未解也。不可攻痞，当先解表，表解乃可攻痞。解表宜桂枝汤，攻痞宜大黄黄连泻心汤。(164)

这三条原文都明确提示：“恶寒者，表未解。”也就是前人总结的“有一分恶寒，便有一分表证”，因此，表证的第一个临床特征就是恶寒。

2. 小便清

【原文】伤寒不大便六七日，头痛有热者，与承气汤。其小便清者，知不在里，仍在表也，当须发汗。若头痛者必衄，宜桂枝汤。(56)

表证的第二个特征就是小便清，即小便清亮，而不发红、不发浊。原文“小便清者，知不在里，仍在表也”，告诉我们，通过“小便清”可以判断病不在里，“小便清”是表证的临床表现之一。

3. 喘

【原文】太阳病，下之微喘者，表未解故也。桂枝加厚朴杏子汤主之。(43)

表证的第三个特征是“喘”，“喘”指呼吸气短，气不够用的感觉。有“微喘”的存在，就提示表还没有解。

4. 面色缘缘正赤

【原文】二阳并病，太阳初得病时，发其汗，汗先出不彻，因转属阳明，续自微汗出，不恶寒。若太阳病证不罢者，不可下，下之为逆，如此可小发汗。设面色缘缘正赤者，阳气怫郁在表，当解之、熏之。(48)

“面色缘缘正赤”就是面红，这也是表证的一个特征。

5. 脉促

【原文】太阳病，桂枝证，医反下之，利遂不止，脉促者表未解也。喘而汗出者，葛根黄芩黄连汤主之。(34)

脉促即是脉数，也是外感初期常见的症状。

关于表证的临床表现，根据张仲景《伤寒杂病论》里所有原文，我们只能得出如上结论。在我们确定表证的表现以后，才有依据重新编排那些没有标明太阳病、阳明病、少阳病、太阴病、厥阴病、少阴病的条文。

二、“里”的本质与表现

(一)“里”是部位

“里”与“表”一样，都是指部位。其判断依据，我们来看原文。

【原文】伤寒十余日，热结在里，复往来寒热者，与大柴胡汤。但结胸，无大热者，此为水结在胸胁也，但头微汗出者，大陷胸汤主之。(136)

“热结在里”，提示的是热邪聚集在某一个部位，这个部位就是“里”。

【原文】伤寒发汗已，身目为黄。所以然者，以寒湿在里不解故也。以为不可下也，于寒湿中求之。(259)

【原文】阳明病，发热汗出者，此为热越，不能发黄也。但头汗出，身无汗，剂颈而还，小便不利，渴引水浆者，此为瘀热在里，身必发黄，茵陈蒿汤主之。(236)

“寒湿在里”告诉我们寒湿在何处，“瘀热在里”告诉我们瘀热在哪里，通过这些条文可知“里”指的是一个部位。

（二）"里"与三阴三阳的关系

"里"只有涉及阳明、少阴部位的条文，未见涉及太阳、少阳、太阴、厥阴的依据。

【原文】少阴病，脉细沉数，病为在里，不可发汗。（285）

【原文】阳明病，发热汗出者，此为热越，不能发黄也。但头汗出，身无汗，剂颈而还，小便不利，渴引水浆者，此为瘀热在里，身必发黄，茵陈蒿汤主之。（236）

【原文】阳明病，谵语发潮热，脉滑而疾者，小承气汤主之。因与承气汤一升，腹中转气者，更服一升，若不转气者，勿更与之。明日又不大便，脉反微涩者，里虚也，为难治，不可更与承气汤也。（214）

《伤寒论》涉及"里"的条文，通篇中明确冠有三阴三阳病的仅有以上3条。分析后发现"里"只涉及阳明和少阴，因此说，在《伤寒论》中只要提到"里"，即为阳明或少阴。传统有看法认为三阴病俱为里证，这在原文中是找不到依据的。以上结论也成为我们重新编排条文的依据。

（三）"里"证的临床特征

从临床上来讲，里证见于哪些病呢？根据以前的解释，我们可能会认为只要没恶寒，那就属于里证阶段了。那"半表半里"算"里"，还是算"表"？在临床上，凭借有无恶寒来划分"表""里"的这种二分法是不可行的。在《伤寒论》中，里证的临床表现都有什么呢？一共有七组，下面来看原文。

1. 痞（气痞）

【原文】伤寒大下后，复发汗，心下痞，恶寒者，表未解也。不可攻痞，当先解表，表解乃可攻痞。解表宜桂枝汤，攻痞宜大黄黄连泻心汤。（164）

里证的表现，第一个就是"痞"。我们已经知道恶寒是表证的特征，在同时见到"痞"和"恶寒"的情况下，原文提示我们"表未解，不可攻痞""表解乃可攻痞"，这就说明"痞"是里证的特征。

【原文】脉浮而紧，而复下之，紧反入里，则作痞，按之自濡，但气痞耳。（151）

"紧反入里，则作痞"，入里之后才产生"痞"。"气痞"指的是感觉堵闷，上下不通，但摸上去局部是软的，按压不觉胀满。

"痞"是里证的第一个特征，那原文中其他涉及"痞"的条文，我们就可以按里证来处理。

2. 身黄目黄（寒湿在里）

【原文】伤寒发汗已，身目为黄。所以然者，以寒湿在里不解故也。以为不可下也，于寒湿中求之。（259）

"身目为黄"就是现在说的黄疸。原文中明确讲"以寒湿在里不解故

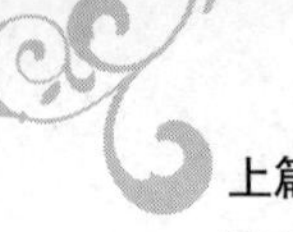

也”,因此身黄目黄也是里证的表现。

3. 结胸(水热里结)

【原文】伤寒十余日,热结在里,复往来寒热者,与大柴胡汤。但结胸,无大热者,此为水结在胸胁也,但头微汗出者,大陷胸汤主之。(136)

结胸是里证的一个表现,结胸是指邪气、病灶聚集在胸膈,会引起呼吸困难。之后再细讲。

4. 脉滑而厥(里热)

【原文】伤寒脉滑而厥者,里有热,白虎汤主之。(350)

“脉滑而厥”就是脉滑而四肢摸上去是凉的,见到该临床表现就可以判断是里证。

5. 但头汗出、小便不利、渴引水浆、发黄(瘀热在里)

【原文】阳明病,发热汗出者,此为热越,不能发黄也。但头汗出,身无汗,剂颈而还,小便不利,渴引水浆者,此为瘀热在里,身必发黄,茵陈蒿汤主之。(236)

“但头汗出”就是只有头上出汗,其他地方不出汗;“小便不利”就是尿少;“渴饮水浆”即口渴多饮。再加上发黄,这些都属于里证,原文描述的是瘀热在里的表现。

6. 尺中脉微、脉微涩(里虚)

【原文】脉浮数者,法当汗出而愈。若下之,身重心悸者,不可发汗,当自汗出乃解。所以然者,尺中脉微,此里虚,须表里实,津液自和,便自汗出愈。(49)

原文“尺中脉微,此里虚”,明确地告诉我们“尺中脉微”是里证的一个特征。

【原文】阳明病,谵语发潮热,脉滑而疾者,小承气汤主之。因与承气汤一升,腹中转气者,更服一升,若不转气者,勿更与之。明日又不大便,脉反微涩者,里虚也,为难治,不可更与承气汤也。(214)

“脉反微涩者,里虚也”,所以说,脉弱是里证的表现,而且是里虚的一个特征。

7. 脉阳微而汗出多(阳绝于里)

【原文】脉阳微而汗出少者,为自和也,汗出多者,为太过。阳脉实,因发其汗,出多者,亦为太过。太过者,为阳绝于里,亡津液,大便因硬也。(245)

脉阳微并且汗出多,这是里证的表现。“脉阳微”指的是寸脉微,以后会在具体的条文中讲解。“阳绝于里”指里边阳气很弱,就表现阳脉微而汗出多。

三、半表半里的本质与表现

我们已经清楚了“表”“里”均为部位，了解了“表”“里”分别与三阴三阳的关系及在《伤寒论》所描述的“表证”“里证”的临床表现。但我们中国传统认识问题的方式都是“一分为三”，那就一定有一个既非表也非里的，也就是“半表半里”。

（一）“无表里证”疾病部位

我们认识问题都应该是一分为三，如果一个疾病，既没有表证也没有里证，那定位在哪里？只能在“半表半里”，也就是在表里之间。

（二）半表半里的临床表现

发热、脉浮数、消谷善饥、大便难、视物不清。

以上五个临床表现可同时见于半表半里。其中，发热、脉浮数、大便难还不属于半表半里的特征性表现，但消谷善饥、视物不清这两个症状是半表半里的特征性表现，是与表证、里证都不相同的表现。

【原文】病人无表里证，发热七八日，虽脉浮数者，可下之。假令已下，脉数不解，合热则消谷喜饥，至六七日不大便者，有瘀血，宜抵当汤。（257）

“病人无表里证”是指患者既没有表证，也没有里证。从这条原文中可知抵当汤是治疗半表半里病的，而并非治疗太阳蓄血、热入血室的。只有这样，我们也才能将半表半里与现代临床解剖部位之间的关系搞明白。

【原文】伤寒六七日，目中不了了，睛不和，无表里证，大便难，身微热者，此为实也。急下之，宜大承气汤。（252）

这一条也提到“无表里证”，“目中不了了”指的是看东西昏花、看不清楚。

四、表里同病的本质与表现

有表证、里证、半表半里证，那存不存在既有表、又有里的情况呢？存不存在表证、里证以及半表半里证同时出现的情况呢？一定有。

（一）表里同病的病位本质——“表－半表半里－里”

表证、里证以及半表半里证都存在，提示表、里、半表半里三个部位都有病变，就是“表里同病”。表与里皆病，是跨不过去两者中间的半表半里部位的。

（二）表里同病伤寒的临床表现

“表里同病”的时候，临床表现较多：表（恶寒）－里（头汗出、手足冷、心下满、口不欲食、大便硬、脉细、脉沉）。首先，我们来看表里同病伤寒的临床表现。这里强调了“伤寒”。《伤寒论》中所讲的疾病，从病因学上来分类，主要有中风导致的疾病和伤寒导致的疾病两大类，会在以后有专篇讲解。

表里同病的临床表现，表证有恶寒，里证有头汗出、手足冷、心下满、口不欲食、大便硬、脉细、脉沉。其实，其中的大便硬又是半表半里证。具体见如下条文。

【原文】伤寒五六日，头汗出，微恶寒，手足冷，心下满，口不欲食，大便硬，脉细者，此为阳微结，必有表，复有里也。脉沉，亦在里也。汗出为阳微。假令纯阴结，不得复有外证，悉入在里，此为半在里半在外也。脉虽沉紧，不得为少阴病。所以然者，阴不得有汗，今头汗出，故知非少阴也，可与小柴胡汤。设不了了者，得屎而解。(148)

(三) 伤寒表虚里实的临床表现

【原文】伤寒四五日，脉沉而喘满。沉为在里，而反发其汗，津液越出，大便为难，表虚里实，久则谵语。(218)

脉沉+表(喘满)+里(大便为难+谵语)。这仍然是表里同病，表是虚的，里是实的。这一条也出现了"大便难"，因此"表虚里实"仍然涉及三个部位(表－半表半里－里)。

(四) 伤寒表里俱虚的临床表现

1. 表(太阳病)+泻下+发汗+里(冒)

【原文】太阳病，先下而不愈，因复发汗，以此表里俱虚，其人因致冒，冒家汗出自愈。所以然者，汗出表和故也。里未和，然后复下之。(93)

"冒"就是头脑不清楚，看东西模模糊糊。这条原文提示我们，太阳病先后使用泻下和发汗导致了表里俱虚，然后就出现了头昏、视物不清的这样一种状况。

2. 表(太阳病+发热+恶寒)+发汗+泻下+里(心下痞)

【原文】太阳病，医发汗，遂发热恶寒，因复下之，心下痞，表里俱虚，阴阳气并竭。无阳则阴独，复加烧针，因胸烦，面色青黄，肤瞤者，难治；今色微黄，手足温者，易愈。(153)

为了得出对《伤寒论》中"表""里""半表半里"等内涵的可靠理解，我无一遗漏地引用了《伤寒论》中所有与其相关的条文，而并非选取部分条文来证明我的观点。

第二节　表里病证的治疗

有关治疗的内容，大家通过这一篇先进行一个概览式的了解，在之后的具体章节中会有详细的条文讲解。

一、“表证”的治疗

（一）太阳表证治疗

1. 喘【桂枝加厚朴杏子汤】

【原文】太阳病，下之微喘者，表未解故也。桂枝加厚朴杏子汤主之。（43）

如果是以“喘”为主要表现的太阳表证，就用桂枝加厚朴杏子汤。张仲景书中的内容是很实在的，桂枝加厚朴杏子汤治喘效果是极好的，《贾海忠中医体悟》一书中举过一个案例，大家有兴趣可以查阅。

2. 脉浮紧 + 无汗 + 发热 + 身疼痛【麻黄汤】

【原文】太阳病，脉浮紧，无汗，发热，身疼痛，八九日不解，表证仍在，此当发其汗。服药已微除，其人发烦目瞑，剧者必衄，衄乃解。所以然者，阳气重故也。麻黄汤主之。（46）

这一条大家都比较熟悉，麻黄汤主治“脉浮紧、恶寒、发热、身疼痛”的伤寒表证。

3. 脉促 + 喘 + 汗出 + 下利不止【葛根黄芩黄连汤】

【原文】太阳病，桂枝证，医反下之，利遂不止，脉促者表未解也。喘而汗出者，葛根黄芩黄连汤主之。（34）

此条原文所述的内容，一般不会被当作表证，但其实这就是一个表证。“喘”提示表证存在；“脉促者表未解也”，脉促提示表证未解。

现在常用葛根芩连汤来治疗腹泻，其实通过原文可见，张仲景原用其治疗“喘而汗出”。当然，原文也有下利，而且是医生使用下法导致的腹泻。如果临床上遇到患者因疾病本身而出现腹泻，同时有喘，用葛根芩连汤也没有问题。

原文中明确提出太阳病表证治疗的条文，有以上3条，涉及的方剂为桂枝加厚朴杏子汤、麻黄汤、葛根芩连汤。实际上，还有很多类方也是用于治疗太阳病表证的，只不过其所在条文没有明示“太阳病”，这些条文我们会在太阳病篇详细讲解。

（二）呼吸、消化、泌尿伤寒表证的治疗

这三个系统的伤寒表证治疗，实际上就是通过小青龙汤一条原文总结出来的。

1. 恶寒 + 干呕 + 发热 + 咳嗽【小青龙汤】　出现恶寒、干呕、发热、咳嗽，涉及呼吸系统、消化系统。干呕可能存在两种情况，一是消化道本身有问题，二是咳嗽严重的时候也会引起恶心。总之，见到上述症状，使用小青龙汤原方。

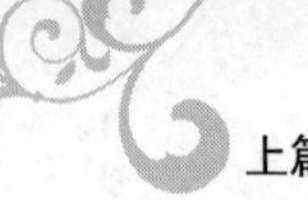

2. 恶寒+干呕+发热+咳嗽+喘【小青龙汤-麻黄+杏仁】 在上条“恶寒、干呕、发热、咳嗽”的基础上，又增加一个“喘”的表现，原文说使用小青龙汤，去麻黄，加杏仁。实际上，按照我的临床经验来讲，麻黄也不需要去，直接用小青龙汤加杏仁即可。

3. 恶寒+干呕+发热+咳嗽+口渴【小青龙汤-半夏+天花粉】 有上述呼吸道、消化道症状，又出现口渴的，治疗使用小青龙汤，去半夏，加天花粉。

4. 恶寒+干呕+发热+咳嗽+噎【小青龙汤-麻黄+附子】 噎，指的是吞咽困难，吞咽不利加附子，这个需要引起我们的注意，一般的认识中，没有见到附子有治疗吞咽困难的功效，但张仲景明确讲附子可以治噎。当食管有炎症时，吞咽动作容易刺激食管、引起痉挛，此时通过附子的麻醉止痛作用，食管就不容易产生痉挛。因此，张仲景的加减法都是有学问的，不可忽视。

5. 恶寒+干呕+发热+咳嗽+下利【小青龙汤-麻黄+荛花】 下利就是腹泻，可见小青龙汤可以治疗呼吸道、消化道同时感受风寒导致的疾病。根据我的临床经验，麻黄可以不去。荛花即芫花，散剂冲服本是攻下逐水，按照《伤寒论》记载，芫花焙黄后煎煮使用就不会泻下，反而可以止泻了。现代临床很少这么使用了。

6. 恶寒+干呕+发热+咳嗽+小便不利+少腹满【小青龙汤-麻黄+茯苓】 小便不利，是指小便量少，再加上少腹胀满，治疗使用小青龙汤，去麻黄，加茯苓。

【原文】伤寒表不解，心下有水气，干呕，发热而咳，或渴，或利，或噎，或小便不利，少腹满，或喘者，小青龙汤主之。(40)

麻黄(去节) 芍药 细辛 干姜 甘草(炙) 桂枝(各三两，去皮) 五味子(半升) 半夏(半升，洗)

上八味，以水一斗，先煮麻黄，减二升，去上沫，内诸药，煮取三升，去滓，温服一升。若渴，去半夏，加栝楼根三两；若微利，去麻黄，加荛花，如一鸡子，熬令赤色；若噎者，去麻黄，加附子一枚，炮；若小便不利，少腹满者，去麻黄，加茯苓四两；若喘，去麻黄，加杏仁半升，去皮尖。且荛花不治利，麻黄主喘，今此语反之，疑非仲景意。

小青龙汤是伤寒表证使用最广泛的一个方子。以上为不同情况下小青龙汤的加减使用法，在临床上价值很大。该条文提示我们小青龙汤的适应证是非常广泛的，从口腔到肛门的整个消化道以及呼吸道疾病，小青龙汤都可以治疗，根据具体情况灵活加减即可。

二、“里证”的治疗

里证的治疗,包括阳明里证的治疗和少阴里证的治疗。

(一) 阳明里证的证治

1. 阳明瘀热的治疗　这里的“瘀热”,是指病机。

头汗出 + 身无汗 + 小便不利 + 渴引水浆【茵陈蒿汤】

【原文】阳明病,发热汗出者,此为热越,不能发黄也。但头汗出,身无汗,剂颈而还,小便不利,渴引水浆者,此为瘀热在里,身必发黄,茵陈蒿汤主之。(236)

2. 阳明潮热的治疗　这里的“潮热”,是指症状。

(1) 脉迟 + 汗出 + 不恶寒 + 身必重 + 短气 + 腹满 + 喘 + 潮热 + 手足濈然汗出 + 大便硬【大承气汤】

【原文】阳明病,脉迟,虽汗出不恶寒者,其身必重,短气腹满而喘,有潮热者,此外欲解,可攻里也。手足濈然汗出者,此大便已硬也,大承气汤主之。(208)

“阳明病,脉迟,虽汗出不恶寒者”说明病已在里了,治疗使用大承气汤。

(2) 谵语 + 潮热 + 脉滑疾【小承气汤】

【原文】阳明病,谵语发潮热,脉滑而疾者,小承气汤主之。因与承气汤一升,腹中转气者,更服一升,若不转气者,勿更与之。明日又不大便,脉反微涩者,里虚也,为难治,不可更与承气汤也。(214)

“谵语”就是言语错乱,开始说胡话了;“疾”指脉跳得特别快。

里证的治疗方法,原文中明确提到“阳明病”的只有茵陈蒿汤、大承气汤和小承气汤。

(二) 少阴里证的证治

1. 治禁　脉细沉数禁汗。

【原文】少阴病,脉细沉数,病为在里,不可发汗。(285)

脉“细沉数”说明机体血容量不足,当少阴病见到脉细沉数时是不能发汗的。

2. 证治　下利清谷 + 厥 + 汗出【通脉四逆汤】

【原文】下利清谷,里寒外热,汗出而厥者,通脉四逆汤主之。(370)

通脉四逆汤是明确用来治疗少阴病的方子,针对低血容量性休克非常有效。

(三) 伤寒中风在里的证治

1. 伤寒热结在里　往来寒热【大柴胡汤】

2. 伤寒水结胸胁　结胸＋无大热＋头微汗【大陷胸汤】

【原文】伤寒十余日，热结在里，复往来寒热者，与大柴胡汤。但结胸，无大热者，此为水结在胸胁也，但头微汗出者，大陷胸汤主之。(136)

这条原文中包括了“伤寒热结在里”和“伤寒水结胸胁”两种伤寒在里的情况。大陷胸汤，在临床上很少有人用过，我有幸用过，效果很好，具体讲原文的时候我们会细讲。

3. 中风湿滞胃肠　下利呕逆＋发作有时＋头痛＋心下痞硬满＋胁下痛＋干呕＋短气＋汗出＋不恶寒【十枣汤】

【原文】太阳中风，下利呕逆，表解者，乃可攻之。其人漐漐汗出，发作有时，头痛，心下痞硬满，引胁下痛，干呕短气，汗出不恶寒者，此表解里未和也，十枣汤主之。(152)

中风即感受风邪，不是指半身不遂的中风，这在后续的章节中有专门的讲解。至于半身不遂的中风与感受风邪之间的关系，我们计划今后进行专题讲解。古人之所以将半身不遂称为中风，其实是非常有道理的。中风湿滞胃肠的表现就是条文中描述的，用十枣汤治疗。这个方子效果也是极好的。

4. 伤寒瘀热在里　身黄【麻黄连轺赤小豆汤】

【原文】伤寒瘀热在里，身必黄，麻黄连轺赤小豆汤主之。(262)

刚才讲治疗阳明瘀热在里，使用茵陈蒿汤。这里又提到一个麻黄连轺赤小豆汤可以治疗身黄。

5. 伤寒里热　脉滑＋肢冷【白虎汤】

【原文】伤寒脉滑而厥者，里有热，白虎汤主之。(350)

有关白虎汤的条文，适应证很多、各不相同，之后我们会细讲。

6. 伤寒寒湿在里治禁　不可下。

【原文】伤寒发汗已，身目为黄。所以然者，以寒湿在里不解故也。以为不可下也，于寒湿中求之。(259)

这一条是寒湿在里的治疗禁忌，不可以使用下法治疗，应当“于寒湿中求之”，就是用温化的办法来治疗。

7. 伤寒里虚

(1) 阳虚：脉浮＋自汗出＋小便数＋心烦＋微恶寒＋脚挛急＋厥＋咽中干＋烦躁＋吐逆【甘草干姜汤】

伤寒，阳虚在里，使用甘草干姜汤治疗。

(2) 阴虚：伤寒脉浮＋自汗出＋小便数＋心烦＋微恶寒＋脚挛急【芍药甘草汤】

伤寒，阴虚在里，使用芍药甘草汤治疗。脚挛急，就是指腿抽筋。

（3）胃热：伤寒脉浮＋自汗出＋小便数＋心烦＋微恶寒＋谵语【调胃承气汤】

伤寒，里有胃热，出现谵语，应使用调胃承气汤治疗。

（4）津伤阳虚：脉浮＋自汗出＋小便数＋心烦＋微恶寒＋重发汗＋烧针【四逆汤】

伤寒，使用了错误治疗，“重发汗”即反复发汗，然后又用烧针治疗，会导致津液不足、阳气虚弱，用四逆汤治疗。

【原文】伤寒脉浮，自汗出，小便数，心烦，微恶寒，脚挛急，反与桂枝，欲攻其表，此误也，得之便厥，咽中干，烦躁，吐逆者，作甘草干姜汤与之，以复其阳。若厥愈足温者，更作芍药甘草汤与之，其脚即伸。若胃气不和，谵语者，少与调胃承气汤。若重发汗，复加烧针者，四逆汤主之。（29）

这条原文讲解了伤寒里虚的各种情况及其所使用的基本方。

（四）里虚治禁

身重＋心悸＋尺中脉微：不可发汗。

【原文】脉浮数者，法当汗出而愈。若下之，身重心悸者，不可发汗，当自汗出乃解。所以然者，尺中脉微，此里虚，须表里实，津液自和，便自汗出愈。（49）

三、半表半里证治

（一）半表半里瘀热

发热＋脉数＋消谷喜饥＋六七日不大便【抵当汤】

【原文】病人无表里证，发热七八日，虽脉浮数者，可下之。假令已下，脉数不解，合热则消谷喜饥，至六七日不大便者，有瘀血，宜抵当汤。（257）

抵当汤是治疗半表半里瘀热的代表方剂。

（二）半表半里实证

目中不了了＋睛不和＋大便难＋身微热【大承气汤】

【原文】伤寒六七日，目中不了了，睛不和，无表里证，大便难，身微热者，此为实也。急下之，宜大承气汤。（252）

大承气汤是治疗半表半里实证的，正因为半表半里接近于里，所以大承气汤既治里，也治半表半里。

（三）半表半里＋里证

有半表半里证和里证，也就是没有表证了。下面我们来看原文中的条文。

1. 寒证　昼日烦躁不得眠+夜而安静+身无大热+脉沉微【干姜附子汤】

【原文】下之后，复发汗，昼日烦躁不得眠，夜而安静，不呕不渴，无表证，脉沉微，身无大热者，干姜附子汤主之。(61)

这是一个“半表半里+里证”的寒证，使用干姜附子汤治疗。我在临床上遇到过这样的患者，使用确有疗效。

2. 寒热虚实错杂　脉浮细+嗜卧【小柴胡汤】

【原文】太阳病，十日以去，脉浮细而嗜卧者，外已解也。设胸满胁痛者，与小柴胡汤。脉但浮者，与麻黄汤。(37)

小柴胡汤的组方本身就能处理寒热虚实错杂的情况，再通过对其中的药物进行加减、剂量进行调整，就使其临床应用格外广泛。

3. 热证　渴欲饮水【白虎加人参汤】

【原文】伤寒脉浮，发热无汗，其表不解，不可与白虎汤。渴欲饮水，无表证者，白虎加人参汤主之。(170)

四、表里同病证治

(一) 表未解已入里

表证还没消失，里证已经出来了。什么是“解”？与“解”对的是“结”，结在一起，才需要解开。《伤寒论》里有结病吗？结胸病是什么？心中微结是什么？心下支结是什么？结热是什么？结，就是指邪气聚集在某处；解，就是把邪气散开，使之不再结聚于机体内。

1. 先解表后治里　邪气还没有从表离开，就已经入里了，此时应该先解表、后治里，这是治疗原则。

(1) 脉迟+汗多+微恶寒【桂枝汤】

【原文】阳明病，脉迟，汗出多，微恶寒者，表未解也，可发汗，宜桂枝汤。(234)

条文中讲“宜桂枝汤”，而非“桂枝汤主之”，即用桂枝汤治疗是可以的，但并非唯一的治疗方式。

(2) 心下痞+恶寒【先解表宜桂枝汤，后攻痞宜大黄黄连泻心汤】

【原文】伤寒大下后，复发汗，心下痞，恶寒者，表未解也。不可攻痞，当先解表，表解乃可攻痞。解表宜桂枝汤，攻痞宜大黄黄连泻心汤。(164)

这条原文讲的也是表未解、已入里。恶寒提示有表证，“心下痞”表示已经入里，这种情况就先用桂枝汤解表后，再用大黄黄连泻心汤攻痞。大黄黄连泻心汤是治疗痞证的，也就是治疗疾病刚刚入里的方子。

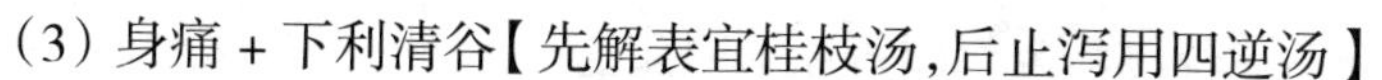

（3）身痛＋下利清谷【先解表宜桂枝汤，后止泻用四逆汤】

【原文】伤寒，医下之，续得下利清谷不止，身疼痛者，急当救里；后身疼痛，清便自调者，急当救表。救里宜四逆汤，救表宜桂枝汤。（91）

"身痛"指病在表，"下利清谷"指已入里。"清"是"圊"的假借字，"圊便"就是解大便的意思。

2. 先温里后解表　还有先治里、后解表的情况。一般是先有里证的表现，或者是里证的表现为主、表证的表现为次时所选用的治法。

下利＋腹胀满＋身痛【先温里止泻宜四逆汤，后攻表治身痛宜桂枝汤】

【原文】下利，腹胀满，身体疼痛者，先温其里，乃攻其表。温里宜四逆汤，攻表宜桂枝汤。（372）

此时，下利是突出表现，所以先用四逆汤温里止泻，后用桂枝汤治疗身痛，这是表里先后的治疗。

3. 表里同治　化瘀除热：表证＋脉微沉＋发狂＋少腹硬满＋小便自利【抵当汤】

【原文】太阳病六七日，表证仍在，脉微而沉，反不结胸，其人发狂者，以热在下焦，少腹当硬满，小便自利者，下血乃愈。所以然者，以太阳随经，瘀热在里故也。抵当汤主之。（124）

（二）表里同病

1. 伤寒表里同病　表（微恶寒）＋里（头汗出＋手足冷＋心下满＋口不欲食＋大便硬＋脉细＋脉沉紧）【小柴胡汤】

【原文】伤寒五六日，头汗出，微恶寒，手足冷，心下满，口不欲食，大便硬，脉细者，此为阳微结，必有表，复有里也。脉沉，亦在里也。汗出为阳微。假令纯阴结，不得复有外证，悉入在里，此为半在里半在外也。脉虽沉紧，不得为少阴病。所以然者，阴不得有汗，今头汗出，故知非少阴也，可与小柴胡汤。设不了了者，得屎而解。（148）

一般说小柴胡汤治疗半表半里，其实小柴胡汤是治疗伤寒表里同病的方子，正因为能治表里同病，那当然可以治疗半表半里证，这也是小柴胡汤被广泛应用的原因。

2. 中风表里同病　表（恶寒＋发热）＋里（烦＋渴欲饮水＋水入则吐）【五苓散】

【原文】中风发热，六七日不解而烦，有表里证，渴欲饮水，水入则吐者，名曰水逆。五苓散主之。（74）

中风之后也可以出现表里同病。教材中应该没讲过使用五苓散治疗中风，但张仲景原文的确就是这么讲的。五苓散是治疗中风、有表里证的代表方，其适应证非常广，我在《贾海忠中医体悟》一书中讲五苓散时涉及过一部分，在具体条文的讲解中，我们再详细阐述。

3. 太阳病表里同病　表（恶寒）+ 里（下利不止 + 心下痞硬）【桂枝人参汤】

【原文】太阳病，外证未除，而数下之，遂协热而利，利下不止，心下痞硬，表里不解者，桂枝人参汤主之。（163）

4. 伤寒表里俱热　表（恶风）+ 里（大渴 + 舌上干燥 + 烦）【白虎加人参汤】

【原文】伤寒若吐若下后，七八日不解，热结在里，表里俱热，时时恶风，大渴，舌上干燥而烦，欲饮水数升者，白虎加人参汤主之。（168）

5. 伤寒表热里寒

（1）表热为主：脉浮滑【白虎汤】

表热里寒而以表热为主者的特征是脉浮滑。

【原文】伤寒脉浮滑，此以表有热，里有寒，白虎汤主之。（176）

之前讲伤寒里热证时，有条文："伤寒脉滑而厥者，里有热，白虎汤主之。"（350）而这条又讲"表有热，里有寒"，也是用白虎汤治疗。很多人因为无法理解而想篡改这一条文，但这样不利于理解原文。

其实"表有热里有寒"是没有问题的。也就是说，原文告诉我们只要存在表热明显、脉浮滑，就可以使用白虎汤。"表有热"，即体表有热，例如"面色缘缘正赤"。"里有寒"，是指内在怕冷的感觉，其实是热邪入里导致的"里有寒"的感觉。现代生理病理学告诉我们，外邪侵入人体后，会导致体温调定点升高，出现内在怕冷的感觉。这种情况可以用白虎汤治疗。

我在临床上治疗银屑病时，除了用小青龙汤，也会合用白虎汤。为什么呢？因为受到"表有热"的启发。尤其是红皮型银屑病，白虎汤的使用与否，疗效是大不相同的。总之，白虎汤既清表热，也清里热，也清半表半里的热。就是说，不管哪个部位有热，都可以使用白虎汤。大家都知道，张锡纯用石膏的范围特别广，并非只在所谓的"阳明经证"中使用。张锡纯认为清热力量不够时，还得配点阿司匹林。所以，该条文不需篡改，结合临床实践，可以验证原文是没有错的。

（2）里寒为主：脉浮迟 + 下利清谷【四逆汤】

表热里寒的表里同病，当以里寒为主时，治疗使用四逆汤。

【原文】脉浮而迟，表热里寒，下利清谷者，四逆汤主之。（225）

6. 表虚里实　表（汗出）+ 里（谵语 + 大便硬）【大承气汤】

【原文】汗出谵语者，以有燥屎在胃中，此为风也。须下者，过经乃可下之。下之若早，语言必乱，以表虚里实故也。下之愈，宜大承气汤。（217）

第三节　内外的内涵与证治

在《伤寒论》里，我们还经常读到“内”“外”，那“内”“外”是什么？与“表”“里”又有何关系？这些问题也是需要了解的。

一、“内”的内涵与证治

“内”即是“里”。见以下原文：

【原文】阳明内结（30）

【原文】附子、术并走皮内，逐水气未得除（去桂加白术汤方后注）（174）

【原文】火气虽微，内攻有力（116）

【原文】太阳病，吐之，但太阳病当恶寒，今反不恶寒，不欲近衣，此为吐之内烦也（121）

【原文】膈内拒痛　阳气内陷（134）

【原文】津液内竭（233）

【原文】其人内有久寒（352）

【原文】内拘急（353）

【原文】不更衣，内实，大便难者，此名阳明也（181）

以上这些条文高度提示了“内”就是“里”，这个解释基本上是没有歧义的。

二、“外”的内涵与证治

“外”是“中、里、内”的对应，也指“表”。刚才讲“内”即是“里”，那“里”和“中”有区别吗？实际上，除了都可以表达“内”的含义以外，两者还是具有一定的区别。“中”是真正的核心，真正的里。而“里”，比如我们常说胃肠道在里边，但实际胃肠道并不是人体真正的核心。

（一）“外”是“中、里、内”的对应

【原文】病常自汗出者，此为荣气和。荣气和者，外不谐，以卫气不共荣气谐和故尔。以荣行脉中，卫行脉外，复发其汗，荣卫和则愈。宜桂枝汤。（53）

“外”与“中”在同一条文里对比出现，在这一条里，“中”“外”分别是指血管里边和血管外边。

【原文】阳明病，下之，其外有热，手足温，不结胸，心中懊憹，饥不能食，

但头汗出者，栀子豉汤主之。（228）

【原文】阳明病，其人多汗，以津液外出，胃中燥，大便必硬，硬则谵语，小承气汤主之。若一服谵语止者，更莫复服。（213）

【原文】伤寒大吐大下之，极虚，复极汗者，其人外气怫郁，复与之水，以发其汗，因得哕。所以然者，胃中寒冷故也。（380）

以上三条的“中”“外”，均是表达一个相对的里外。

【原文】既吐且利，小便复利，而大汗出，下利清谷，内寒外热，脉微欲绝者，四逆汤主之。（389）

内外对应，实际上就是“里寒外热”。

【原文】半在里半在外也。（148）

（二）“外”指表

“外”指表的含义，有以下两个方面：

1. 指表现　“外”不是指部位，而是指表现。

【原文】问曰：阳明病外证云何？答曰：身热，汗自出，不恶寒，反恶热也。（182）

“阳明病外证”，并不是指阳明的表证，而是指阳明病表现出来的症状，和“表证”的内涵是不一样的。

【原文】若不渴，外有微热者，去人参，加桂枝三两，温覆微汗愈。（小柴胡汤方后注加减法）（96）

“外有微热”，也是指体表，表现出来有体温增高的。

2. 指表证　“外”也指表证的“表”。

【原文】太阳病，十日以去，脉浮细而嗜卧者，外已解也。设胸满胁痛者，与小柴胡汤。脉但浮者，与麻黄汤。（37）

【原文】太阳病，外证未解，脉浮弱者，当以汗解，宜桂枝汤。（42）

【原文】太阳病，外证未解，不可下也，下之为逆。欲解外者，宜桂枝汤。（44）

【原文】太阳病，先发汗不解，而复下之，脉浮者不愈。浮为在外，而反下之，故令不愈。今脉浮，故在外，当须解外则愈，宜桂枝汤。（45）

【原文】下之后，复发汗，必振寒，脉微细。所以然者，以内外俱虚故也。（60）

【原文】伤寒十三日不解，胸胁满而呕，日晡所发潮热，已而微利。此本柴胡证，下之以不得利，今反利者，知医以丸药下之，此非其治也。潮热者，实也，先宜服小柴胡汤以解外，后以柴胡加芒硝汤主之。（104）

【原文】太阳病不解，热结膀胱，其人如狂，血自下，下者愈。其外不解者，尚未可攻，当先解其外。外解已，但少腹急结者，乃可攻之，宜桃核承气

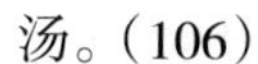

汤。(106)

【原文】伤寒六七日,发热微恶寒,支节烦疼,微呕,心下支结,外证未去者,柴胡桂枝汤主之。(146)

【原文】伤寒五六日,头汗出,微恶寒,手足冷,心下满,口不欲食,大便硬,脉细者,此为阳微结,必有表,复有里也。脉沉,亦在里也。汗出为阳微。假令纯阴结,不得复有外证,悉入在里,此为半在里半在外也。脉虽沉紧,不得为少阴病。所以然者,阴不得有汗,今头汗出,故知非少阴也,可与小柴胡汤。设不了了者,得屎而解。(148)

【原文】太阳病,外证未除,而数下之,遂协热而利,利下不止,心下痞硬,表里不解者,桂枝人参汤主之。(163)

【原文】阳明病,脉迟,虽汗出不恶寒者,其身必重,短气腹满而喘,有潮热者,此外欲解,可攻里也。手足濈然汗出者,此大便已硬也,大承气汤主之;若汗多,微发热恶寒者,外未解也,其热不潮,未可与承气汤;若腹大满不通者,可与小承气汤,微和胃气,勿令至大泄下。(208)

【原文】阳明中风,脉弦浮大而短气,腹都满,胁下及心痛,久按之气不通,鼻干不得汗,嗜卧,一身及目悉黄,小便难,有潮热,时时哕,耳前后肿,刺之小差,外不解,病过十日,脉续浮者,与小柴胡汤。(231)

【原文】少阴病,下利清谷,里寒外热,手足厥逆,脉微欲绝,身反不恶寒,其人面色赤,或腹痛,或干呕,或咽痛,或利止脉不出者,通脉四逆汤主之。(317)

【原文】下利清谷,里寒外热,汗出而厥者,通脉四逆汤主之。(370)

【原文】吐利止,而身痛不休者,当消息和解其外,宜桂枝汤小和之。(387)

这里的外证治疗可以并入"表证"治疗。

通过了解本讲的内容,再读《伤寒论》的条文时,可以避免很多的歧义。这是由于本讲所整理和总结出的所有内容完全是基于张仲景的原著,既不是我们主观臆想的,也不是根据《说文解字》或其他医家所言,均为张仲景所讲。

第三讲 三阴三阳内涵的研究

想要明确“三阴三阳”的内涵,就必须以原文为依据来论证。我们讲的每一个结论,都是根据原文得出,而不是我个人主观得出的。中医界之所以对“三阴三阳”内涵的认识分歧较多,是因为每个医家的关注点不同而仅重视了原文的部分表达,这就如同盲人摸象,最后得出结论时便会各执一词。这一讲,实际上就是对“三阴三阳”内涵的论证。

第一节 三阴三阳之为病

在《伤寒论》中,“三阴三阳”病的各篇中均有以“××之为病”起首的一条,也就是后世所谓的提纲证。这6条原文是三阴三阳病的纲领,非常重要。那我们首先就从纲领中来把握三阴三阳的部分内涵。

实际上,三阴病和三阳病是各有规律的,三阳病的极端指向是“胃家实”,三阴病的最终指向为“脉微细,但欲寐”,“极端指向”就如终点一样。

(一)以“胃家实”为极端指向的三阳病

【原文】太阳之为病,脉浮,头项强痛而恶寒。(1)

“脉浮”“恶寒”是全身症状,而不具有确切的病位特征。“头项强痛”提示明确病位。

【原文】少阳之为病,口苦、咽干、目眩也。(263)

“口”“咽”“目”均为明确的部位。

【原文】阳明之为病,胃家实是也。(180)

该条明确指出“胃”的部位。

由此可见,三阳病是根据临床特征的一个分类,三阳病都有确切的部位而且涉及的部位各不相同。这提示我们,三阳的内涵不能脱离部位来谈。

(二)以“脉微细,但欲寐”为极端指向的三阴病

【原文】厥阴之为病,消渴,气上撞心,心中疼热,饥而不欲食,食则吐蛔,下之利不止。(326)

“消渴”即口渴多饮,这是全身症状的一个局部表现,比如出汗多也会

造成口渴多饮，因此不能说病位在口腔。而“气上撞心，心中疼热”的部位特征是很明显的，“气上撞心”是指有气从腹部往上顶的感觉，“心中疼热”是指心下、胃脘部觉得热痛。“饥而不欲食”指有饥饿感但吃得少，饥饿是由于进食减少，再结合“气上撞心，心中疼热”来看，进食减少是因为存在消化道的病变而导致进食后有不适。由此可见，厥阴病的表现也有明确的部位特征。

【原文】太阴之为病，腹满而吐，食不下，自利益甚，时腹自痛。若下之，必胸下结硬。(273)

腹满、腹泻、腹痛，这些太阴病的症状的部位特征也很明显，就是腹腔里的疾病。

【原文】少阴之为病，脉微细，但欲寐也。(281)

“脉微细，但欲寐”似乎没能体现出具体的部位。其实少阴病的病变部位就通过“脉微细”体现了出来，少阴病很特殊，其病变部位就在血脉。那为何“脉”在太阳病中不算部位特征，而在少阴病却可作为部位特征呢？下文会给出讲解。

由此可见，三阴病也都有确切的部位而且涉及的部位各不相同。这提示我们，三阴的内涵也不能脱离部位来谈。

重要结论：三阴三阳皆有特定的病位特征，因此可以认为三阴三阳应当指部位。

三阴三阳不是指时间特征、顺序特征或者功能状态特征，通过原文我们就可以看出其部位特征。

第二节　三阴三阳的关系

了解“三阴三阳”的内涵，须找出原文中所有与“三阴三阳”相关的条文，通过分析其中的关系来把握其内涵。举个实际的例子来帮助大家理解，如果我们想全面了解某个人，一定会了解其社会属性，比如其家人、同事、师徒分别是谁，而并不是仅仅着眼在一个孤立的个体上。正所谓“人的本质是一切社会关系的总和”，把握关系才能勾勒出一个人相对完整的全貌。研究《伤寒论》的“三阴三阳”亦是如此，要想梳理清楚“三阴三阳”的关系，答案也需从原文中去寻找。

(一) 阴阳传变的顺序与标志

三阴三阳病之间存在着变化、传变，这说明它们之间一定不是割裂开来的，而是具有一种规律性的联系。

1. 病邪传变次序——先阳后阴

先阳后阴,也即指从阳病发展到阴病,这是其变化的顺序。

2. 阴不受邪的标志——能食而不呕

【原文】伤寒三日,三阳为尽,三阴当受邪。其人反能食而不呕,此为三阴不受邪也。(270)

"伤寒三日,三阳为尽",是指一般情况下,伤寒三日以后,病邪在三阳就传变完了、经历完了。"三阴当受邪",此时病邪开始传入三阴。"其人反能食而不呕"指患者由"不能食"变成了"能食",由"呕吐"变成了"不呕",标志着病邪还没有传到三阴,病还在三阳。

(二)三阳传变的顺序与标志

1. 太阳首先受邪　太阳病,是三阴三阳疾病的开头。

2. 邪从太阳传出的标志　恶心、烦躁、脉数急。

【原文】伤寒一日,太阳受之,脉若静者为不传。颇欲吐,若躁烦,脉数急者,为传也。(4)

"伤寒一日,太阳受之",疾病第一日,首先是太阳部位伤于寒邪。"脉若静者为不传",如果脉象平静,说明病邪没有进一步地扩散。"颇欲吐"即恶心想吐;"若躁烦"中的"若"指"或",伴或不伴烦躁;"脉数急者"就是脉搏特别快。见到脉搏快、烦躁、恶心,这说明疾病已经传变至其他部位。

【原文】伤寒二三日,阳明、少阳证不见者,为不传也。(5)

这两条联系起来看,如果发生传变,是会从太阳传到少阳或阳明。这说明太阳是第一道防线。那少阳和阳明,哪个是第二道防线呢?我们继续来看。

3. 阳明是传变的终点　阳明病是三阳病传变的终点,前面我们刚讲过太阳是首先受邪的部位,那少阳应该就是在此两者之间的部位。这样一来,我们可以明白三阳之间的部分关系。

【原文】问曰:恶寒何故自罢?答曰:阳明居中,主土也,万物所归,无所复传,始虽恶寒,二日自止,此为阳明病也。(184)

原文讲阳明是"万物所归",就如自然界的土地一样,万物从中生长而出,最终也要重回大地之中,阳明部位也具有类似的特点,疾病传至此,便不再继续传变了。"始虽恶寒,二日自止",指太阳表证消失,"此为阳明病也",就是病邪从太阳传到阳明了,这里未提及少阳,说明太阳是可以直接传到阳明的。

【原文】太阳病,头痛至七日以上自愈者,以行其经尽故也。若欲作再经者,针足阳明,使经不传则愈。(8)

恶寒、头痛七日后自愈了,其原因是"以行其经尽故也"。这条中有一个“经”字,很多人将之理解为经络,即认为疾病在太阳经走完就自愈了,继而推广到认为“三阴三阳”的实质是经络。实际上,“经”并不是经络的意思,如果“三阴三阳”的实质就是经络,那为何三阴三阳病不称为“三阴三阳经病”,比如:“太阳病”为何不称为“太阳经病”呢?我们说“三阴三阳”的实质不是经络,是不是就与经络无关呢?人身各部位怎么可能与经络无关呢?这是不可能的。但要将“三阴三阳”解成“经络”,那也的确是不对的。

实际上,“以行其经尽故也”中“经”应作“经历”“经过”来讲,在这里具体是指自然病程。有一部分邪气所致的感染性疾病具有自限性,感染之后可能会自愈,自愈的时限在 7 日及以上,尤其是第一次感染,如果是第二次感染,可能 3~5 日就能好。这是因为人体内淋巴细胞的激活、抗体的产生,需要这么长的时间。“若欲作再经者,针足阳明,使经不传则愈”是讲如果疾病反复,这时候针刺足阳明经穴位,调节足阳明胃经以提高机体的抗病能力,阻断疾病的进程,促进疾病痊愈。这实际上是一种预防思想,即“先安未受邪之地”。

(三)三阳转属的标志

转属的意思是以某部位病为主,涉及其他部位。

三阳之间可以互相转变,在疾病传变过程中,怎么判断是太阳病、阳明病,还是少阳病呢?标志是什么?下面来看,疾病在三阳之间转属的客观指征。

1. 太阳转属阳明标志　太阳可以直接转属阳明,转属的标志有如下两个:

(1)汗出濈濈然:指全身持续汗出。

【原文】本太阳初得病时,发其汗,汗先出不彻,因转属阳明也。伤寒发热无汗,呕不能食,而反汗出濈濈然者,是转属阳明也。(185)

“本太阳初得病时”,即刚刚得病,外受风寒;“发其汗”,一般情况是用麻黄汤发汗;“汗先出不彻”,就是汗出得不彻底;“因转属阳明也”,指疾病进一步发展,进入到阳明。

“伤寒发热无汗,呕不能食,而反汗出濈濈然者,是转属阳明也”,首先来看“呕不能食”。之前我们讲过“能食而不呕”是疾病尚未传入三阴的标志,但“呕不能食”既可能出在三阴病,也可能出现在三阳病,这一条恰好是佐证。“伤寒发热无汗”是太阳病的表现,“呕不能食”可以说是向阳明的过渡阶段,然后出现了“汗出濈濈然”,这提示已经转属阳明了,是转属阳明的一个标志。

【原文】二阳并病,太阳初得病时,发其汗,汗先出不彻,因转属阳明,续

自微汗出，不恶寒。(48)

该条的"二阳并病"，指的是太阳和阳明同时生病。什么是并病？就是"并列"地生病，两者同时存在，也就是说，一个还没结束，另一个已经出现了，从而见到两者同时存在的情况。如果是传递，就有先后次序，就不是这样的了。"续自微汗出"指连续地出汗，一直有汗，不是阵发的，与更年期综合征的那种阵发的烘热汗出不一样，"续自微汗出"也是转属阳明的标志。

(2) 不恶寒而渴：不怕冷而且渴欲饮水，是第二个转属阳明的标志。实际上，这与第一个标志"汗出"是一致的，因为出汗后水液丢失，所以出现口渴。条文的内容在此不展开讲，具体的章节中再详述。

【原文】太阳病，寸缓关浮尺弱，其人发热汗出，复恶寒，不呕，但心下痞者，此以医下之也。如其不下者，病人不恶寒而渴者，此转属阳明也。小便数者，大便必硬，不更衣十日，无所苦也。渴欲饮水，少少与之，但以法救之。渴者，宜五苓散。(244)

【原文】二阳并病，太阳初得病时，发其汗，汗先出不彻，因转属阳明，续自微汗出，不恶寒。(48)

2. 太阳转属少阳的标志　太阳还可以传变到少阳，转属的标志有三个：①胁下硬满；②干呕不能食；③往来寒热。

【原文】本太阳病不解，转入少阳者，胁下硬满，干呕不能食，往来寒热，尚未吐下，脉沉紧者，与小柴胡汤。(266)

这一条原文讲得非常明确，太阳病转属少阳，其表现有"胁下硬满""干呕不能食""往来寒热"。胁下，指肋缘下，此处触按上去发硬，能看到胀满，或自觉亦胀。

3. 太阳转属太阴的标志　腹满时痛。

太阳病还能转入太阴，标志是觉得腹部胀满疼痛。

【原文】本太阳病，医反下之，因而腹满时痛者，属太阴也，桂枝加芍药汤主之。大实痛者，桂枝加大黄汤主之。(279)

"转属"中的"转"，我们知道，是指从一处变动到另一处，那这一条"属太阴也"中的"属"是什么意思呢？"属"就是联系的意思，指病邪已经到太阴了。这条原文讲解了太阳病转入太阴后的临床表现和治疗。

(四) 三阳并病的标志

并病的意思是某部位疾病还存在，另一部位疾病已经凸显。

1. 太阳阳明并病的标志　①太阳证罢(不恶寒)；②但发潮热、汗出(手足漐漐汗出、续自微汗出)大便难、谵语。

【原文】二阳并病，太阳证罢，但发潮热，手足漐漐汗出，大便难而谵语

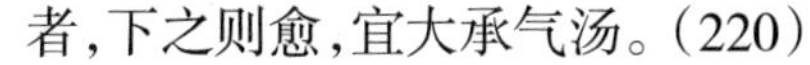

者，下之则愈，宜大承气汤。(220)

"太阳证罢"指的是恶寒消失，而太阳病的其他症状还存在。

【原文】二阳并病，太阳初得病时，发其汗，汗先出不彻，因转属阳明，续自微汗出，不恶寒。(48)

2. 太阳与少阳并病的标志　①头项强痛；②眩冒、心下痞硬、呕不能食。

【原文】太阳与少阳并病，头项强痛，或眩冒，时如结胸，心下痞硬者，当刺大椎第一间、肺俞、肝俞，慎不可发汗，发汗则谵语、脉弦。五日谵语不止，当刺期门。(142)

"结胸"的"结"就是"系"的意思，在胸腹部正常的时候，呼吸是自然的。而当该部位病变，吸气时产生疼痛而不能自然呼吸，胸膈部位就如被捆住、被束缚，因此称"结胸"。先对条文进行一个大概的了解，之后会在具体的章节中详细讲解。

【原文】太阳少阳并病，心下硬，颈项强而眩者，当刺大椎、肺俞、肝俞，慎勿下之。(171)

【原文】太阳少阳并病，而反下之，成结胸，心下硬，下利不止，水浆不下，其人心烦。(150)

(五) 三阳合病的标志

合病的意思是不同部位同时出现疾病。

1. 太阳与阳明合病的标志

(1) 自下利：张仲景的书中常见到"自利""自下利"等表述。古代常用的治疗方法有汗、吐、下，如果是医生使用下法之后出现的腹泻，则不能称为"自下利"。只要症状表现前冠有"自"字的，比如"自汗出"，这一类症状都不是医生的治疗行为导致的。"自下利"是指疾病原本就有下利的表现，或患者本身就有下利。

【原文】太阳与阳明合病者，必自下利，葛根汤主之。(32)

(2) 但呕

【原文】太阳与阳明合病，不下利，但呕者，葛根加半夏汤主之。(33)

"不下利，但呕"，即只有呕吐，没有腹泻。"但呕"是与"不下利"相对而言，但并不是指除呕吐外没有其他症状，否则凭何诊断为太阳病、阳明病呢？

(3) 喘而胸满

【原文】太阳与阳明合病，喘而胸满者，不可下，宜麻黄汤。(36)

2. 太阳与少阳合病的标志　①自下利；②呕。

【原文】太阳与少阳合病，自下利者，与黄芩汤；若呕者，黄芩加半夏生

姜汤主之。(172)

出现下利和呕的时候,还要想到有可能是太阳与少阳合病。

3. 阳明与少阳合病的标志　必下利。

【原文】阳明少阳合病,必下利。其脉不负者,为顺也。负者,失也,互相克贼,名为负也。脉滑而数者,有宿食也,当下之,宜大承气汤。(256)

"脉不负"就是脉不弱。如果脉滑数,说明有宿食,应当用泻下的方法,使用大承气汤。宿食,实际上就是伤食隔夜后发病。

4. 三阳合病的标志

(1) 身重(太阳)(阳明)、腹满(阳明)、难以转侧(太阳)(阳明)、面垢(阳明)、谵语(阳明)、口腔感觉异常(太阳、阳明、少阳)、遗尿(太阳、阳明、少阳):腹满、面垢及谵语,是见于阳明病的表现;身重、难以转侧,在太阳病或阳明病中均可出现;而口腔感觉异常和遗尿,在三阳病中均可见到。

【原文】三阳合病,腹满身重,难以转侧,口不仁,面垢,谵语遗尿。发汗则谵语,下之则额上生汗,手足逆冷。若自汗出者,白虎汤主之。(219)

三阳合病的时候是用白虎汤治疗,不仅是在所谓的"阳明经证"时才可用。从主观上认定白虎汤只能用于阳明病而去篡改原文,这是不尊重事实的,是不可取的。

(2) 脉浮大(太阳)、嗜睡(少阳)、盗汗(阳明)

【原文】三阳合病,脉浮大,上关上,但欲眠睡,目合则汗。(268)

"但欲眠睡"即嗜睡,指的是"默默"的状态,是少阳病的表现。

(六) 总结

根据原文中所有明确"三阴三阳"关系的条文进行归纳总结,可以得出以下结论:

1. 太阳、阳明、少阳三者彼此直接相关,故病变有"传、转、并、合"的情况;三阳之间是彼此直接联系的,不需要跨越别的来相联系;少阳并不是就在阳明和太阳之间,而是这三者两两之间均为直接相关。

2. 起始于太阳的病变可以直接关联阳明、少阳、太阴,故有太阳转属阳明、太阳转属少阳、太阳转属太阴。

3. 阳明是疾病传变的终点,故云"无所复传"。

4. 太阳病变可以转属太阴,"腹满时痛"是其标志。

5. 少阴、厥阴与太阳、阳明、少阳、太阴的关系在原文中没有找到,可能是病邪特点所决定。

6. 阳明也可以是三阴病传变的终点,故三阴病均有承气汤证。

进一步得出结论:三阴三阳之间有空间联系、时间联系规律。

第三节　三阴三阳病症状表

将《伤寒论》所有涉及三阴三阳的条文（即明确标有太阳、阳明、少阳、太阴、少阴、厥阴的条文，而不包括没有明确标明是太阳、阳明、少阳、太阴、少阴、厥阴的条文）拿出来，总结其中的症状，目的在于帮助我们从临床表现中来把握三阴三阳的内涵。

此表至关重要，是掌握《伤寒论》三阴三阳的金钥匙（表1）。

表1　三阴三阳病症状表

	症状	太阳	少阳	阳明	少阴	厥阴	太阴
0	死				√		
1	发热	√	√	√	√		
2	身热	√		√	√		
3	日晡潮热			√			
4	寒热往来		√	√			
5	稍活动即身热	√					
6	热多寒少	√					
7	自汗	√		√			
8	盗汗	√					
9	无汗	√		√	√		
10	但头汗出	√		√			
11	额上微汗出			√			
12	汗出	√		√	√		
13	恶寒	√		√	√		
14	恶寒而蜷				√		
15	恶风	√					
16	不恶寒	√		√	√		
17	恶热			√			
18	痉	√					
19	背强	√					

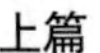

续表

	症状	太阳	少阳	阳明	少阴	厥阴	太阴
20	脉浮	√		√	√		√
21	脉紧	√		√	√		
22	脉浮数	√					
23	脉滑疾			√			
24	脉浮紧	√		√			
25	脉弦浮大			√			
26	脉弦细		√				
27	脉浮弱	√					
28	脉浮细	√					
29	脉浮缓						√
30	脉阴阳俱紧	√			√		
31	脉阴阳俱停	√					
32	脉阴阳俱浮	√					
33	脉阳浮阴弱	√					
34	脉缓	√					√
35	脉微缓	√					
36	脉沉	√			√		
37	脉沉细	√			√		
38	脉细沉数				√		
39	脉沉结	√					
40	脉微	√			√		√
41	脉微弱	√					
42	脉微细				√		
43	脉阳微阴浮				√		
44	脉微细沉				√		
45	脉弱	√					√
46	脉弦细芤迟	√					
47	脉迟	√		√	√		
48	脉弦迟				√		

续表

	症状	太阳	少阳	阳明	少阴	厥阴	太阴
49	脉无				√		
50	脉阳微阴涩而长						√
51	面红			√	√		
52	面黄			√			
53	头眩	√	√	√	√		
54	头痛	√	√	√			
55	头昏		√		√		
56	头项强痛	√	√				
57	项背强	√					
58	腰痛	√					
59	一身尽疼	√			√		
60	关节疼痛	√					
61	骨节疼痛	√		√	√		
62	四肢微急难以屈伸	√					
63	四肢烦疼						√
64	四肢沉重疼痛				√		
65	身重	√		√			
66	身瞤动	√					
67	振振欲擗地	√					
68	小便不利	√		√	√		
69	小便难	√		√			
70	小便自利				√		
71	小便色白				√		
72	尿血				√		
73	大便干硬			√			
74	不大便			√	√		
75	大便稀			√			
76	身黄	√		√			√
77	身色如熏黄	√					

续表

	症状	太阳	少阳	阳明	少阴	厥阴	太阴
78	目黄			√			
79	目赤		√				
80	舌上白胎			√			
81	口渴	√		√	√	√	
82	消渴					√	
83	口不渴						√
84	口干			√	√		
85	但欲漱水不欲咽			√			
86	小便结束时身冷汗毛竖起	√					
87	手足逆冷	√		√	√		
88	手足自温						√
89	口苦		√	√			
90	张口口干	√					
91	鼻鸣	√					
92	鼻干			√			
93	耳前后肿			√			
94	耳聋		√				
95	咽干		√	√	√		
96	咽痛			√	√		
97	咽中生疮				√		
98	声音嘶哑				√		
99	喘	√		√	√		
100	短气	√		√			
101	咳嗽			√	√		
102	心中懊侬			√			
103	心痛			√			
104	心悸				√		
105	心下悸	√					

续表

	症状	太阳	少阳	阳明	少阴	厥阴	太阴
106	气上撞心					√	
107	心中疼热					√	
108	胸满		√		√		
109	胸胁满			√			
110	心下硬满	√	√	√			
111	心下痛				√		
112	腹满			√			√
113	腹胀				√		
114	腹痛				√		√
115	胁下痛	√		√			
116	胁下硬满			√			
117	恶心				√		
118	干呕	√	√		√		
119	呕吐	√	√	√	√	√	√
120	下利	√	√	√	√		√
121	下利清谷				√		
122	下利脓血				√		
123	泄利下重				√		
124	能食			√			
125	不能食			√			√
126	饥而不欲食					√	
127	少腹硬满	√					
128	嗜睡	√			√		
129	心烦	√	√	√	√		
130	嗜卧	√		√	√		
131	不能卧但欲起	√					
132	心烦不得眠				√		
133	烦躁	√			√		
134	不烦而躁				√		

续表

	症状	太阳	少阳	阳明	少阴	厥阴	太阴
135	狂躁	√		√			
136	谵语			√	√		
137	健忘			√			
138	打鼾	√					
139	言语困难	√					
140	衄	√		√			
141	下血			√			
142	出血	√		√	√		
143	食则吐蛔					√	

第四节 三阴三阳与死证的关系

这一节主要从死证特点中把握三阴三阳的内涵。

1. 阳明病心下硬满，错误攻下导致下利不止才会有死证，表明阳明病本身没有死证。

阳明是所有病最终的一个归宿，不再复传。也就是说，如果是自然的传变，发展到了阳明病这一步，一般不会死的。但如果此时使用了错误的治疗，就可能导致患者死亡。

【原文】阳明病，心下硬满者，不可攻之。攻之，利遂不止者死，利止者愈。(205)

2. 在三阴三阳病中只有少阴病明确记载了死证，说明少阴病是最严重的寒邪感染性疾病。

感染性疾病中，什么情况下会出现死亡？当感染性休克、循环系统衰竭、血容量不足了，才会死人。“脉微细，但欲寐”所描述就是休克早期的状态。循环功能衰竭，也就是人体最核心部位的功能衰竭。所以说“少阴”还是一个部位，而“脉微细”反映出的恰恰是少阴病的病位特征，指的就是整个循环系统。

【原文】少阴病，吐利，躁烦，四逆者死。(296)

【原文】少阴病，下利止而头眩，时时自冒者死。(297)

【原文】少阴病，四逆，恶寒而身蜷，脉不至，不烦而躁者死。(298)

【原文】少阴病，六七日，息高者死。(299)

"息高"指喘，表明呼吸困难，心肺功能都出现了衰竭。

【原文】少阴病，脉微细沉，但欲卧，汗出不烦，自欲吐，至五六日自利，复烦躁，不得卧寐者死。(300)

【原文】少阴病，吐利，手足厥冷，烦躁欲死者，吴茱萸汤主之。(309)

结论：只有寒邪侵入最深之处才可能置人于死地。在三阴三阳之中，全书只明确了阳明死证和少阴死证，因此少阴是人体的核心，阳明接近少阴。

我们前面讲"表""里"内涵的时候时，讲过"里"指的就是阳明和少阴，只有病邪深入到人体最里时，才可能置人于死地。阳明死证是误治所致，这是因为阳明接近少阴，与少阴的联系紧密，因此阳明病误治可以导致死证。

少阴的部位比较特殊，是血液循环系统，包括血液本身。在少阴病条文中，常见到感染性休克，以及血容量不足导致的休克。

通过本讲以上几个方面的解读，我们可以明确"三阴三阳"均为病变的部位，那么这些部位具体指的是哪里呢？"三阴三阳"之间还有没有更深刻的内涵？后文会逐步展开来讲。

第五节　三阴三阳与病邪关系研究

探明"三阴三阳"的内涵，需要进行全方位的考察研究，这样才能尽可能确保结论的可靠性。本节就是要从"三阴三阳"与病邪的关系中去把握其内涵。

一、伤寒

所谓的"伤寒"，就是伤于寒邪。下面来看伤寒与三阴三阳的关系。

(一) 寒伤太阳

【原文】太阳病，或已发热，或未发热，必恶寒，体痛，呕逆，脉阴阳俱紧者，名为伤寒。(3)

此条说明，寒邪可以伤到太阳。

【原文】伤寒一日，太阳受之，脉若静者为不传。颇欲吐，若躁烦，脉数急者，为传也。(4)

原文很明确，寒邪首先侵犯太阳，然后可以再发生传变。

【原文】太阳伤寒者，加温针，必惊也。(119)

太阳伤寒，是不可以用温针治疗的，否则容易出现惊恐。

(二) 寒伤少阳

【原文】伤寒,脉弦细,头痛发热者,属少阳。少阳不可发汗,发汗则谵语,此属胃,胃和则愈,胃不和,烦而悸。(265)

寒邪也可以伤及少阳,而且可以进一步发生传变。

(三) 寒伤阳明

【原文】伤寒,其脉微涩者,本是霍乱,今是伤寒,却四五日,至阴经上,转入阴必利,本呕下利者,不可治也。欲似大便,而反失气,仍不利者,此属阳明也,便必硬,十三日愈。所以然者,经尽故也。下利后,当便硬,硬则能食者愈,今反不能食,到后经中颇能食,复过一经能食,过之一日当愈。不愈者,不属阳明也。(384)

这是寒伤阳明。

【原文】本太阳初得病时,发其汗,汗先出不彻,因转属阳明也。伤寒发热无汗,呕不能食,而反汗出濈濈然者,是转属阳明也。(185)

这是寒伤太阳、转属阳明。

【原文】伤寒转系阳明者,其人濈然微汗出也。(188)

这也是寒伤太阳、转属阳明。

【原文】伤寒脉浮而缓,手足自温者,是为系在太阴。太阴者,身当发黄,若小便自利者,不能发黄。至七八日,大便硬者,为阳明病也。(187)

这是寒伤太阴、转属阳明。

以上条文表明寒邪可以伤及三阳。

下面继续来看伤寒与三阴的关系。

(四) 寒伤太阴

【原文】伤寒脉浮而缓,手足自温者,系在太阴。太阴当发身黄。若小便自利者,不能发黄。至七八日,虽暴烦下利日十余行,必自止,以脾家实,腐秽去故也。(278)

结论:《伤寒论》中没有直接指出寒伤厥阴、寒伤少阴的任何条文,表明厥阴、少阴是不与外界直接接触的部位。

二、中风

下面来看中风与三阴三阳的关系。

(一) 风伤太阳

【原文】太阳病,发热,汗出,恶风,脉缓者,名为中风。(2)

【原文】太阳中风,阳浮而阴弱。阳浮者,热自发;阴弱者,汗自出。啬啬恶寒,淅淅恶风,翕翕发热,鼻鸣干呕者,桂枝汤主之。(12)

【原文】太阳中风，脉浮紧，发热恶寒，身疼痛，不汗出而烦躁者，大青龙汤主之。若脉微弱，汗出恶风者，不可服之。服之则厥逆，筋惕肉瞤，此为逆也。（38）

一般的观点都认为，太阳中风的临床表现是有汗的，但本条文明确讲太阳中风同样可以见到“脉浮紧”“无汗”“身疼痛”。那风邪和寒邪能否区分开来？是仅凭有汗、无汗来区分吗？我们之前的认识里可能就是这样的，但这其实是错误的。下两讲就是“风邪病脉证治”“寒邪病脉证治”，我们要把《伤寒论》中有关的全部条文归纳起来讲，包括脉象、症状和治疗方法，其实是很有规律的。而我们有很多误解的原因在于没有把《伤寒论》全部的原文搞清楚。

【原文】太阳病中风，以火劫发汗，邪风被火热，血气流溢，失其常度。两阳相熏灼，其身发黄。阳盛则欲衄，阴虚则小便难。阴阳俱虚竭，身体则枯燥，但头汗出，剂颈而还，腹满微喘，口干咽烂，或不大便，久则谵语，甚者至哕，手足躁扰，捻衣摸床。小便利者，其人可治。（111）

【原文】太阳中风，下利呕逆，表解者，乃可攻之。其人漐漐汗出，发作有时，头痛，心下痞硬满，引胁下痛，干呕短气，汗出不恶寒者，此表解里未和也，十枣汤主之。（152）

（二）风伤阳明

【原文】阳明中风，口苦咽干，腹满微喘，发热恶寒，脉浮而紧，若下之，则腹满、小便难也。（189）

【原文】阳明病，若能食，名中风，不能食，名中寒。（190）

【原文】阳明中风，脉弦浮大而短气，腹都满，胁下及心痛，久按之气不通，鼻干不得汗，嗜卧，一身及目悉黄，小便难，有潮热，时时哕，耳前后肿，刺之小差，外不解，病过十日，脉续浮者，与小柴胡汤。（231）

（三）风伤少阳

【原文】少阳中风，两耳无所闻，目赤，胸中满而烦者，不可吐下，吐下则悸而惊。（264）

（四）风伤太阴

【原文】太阴中风，四肢烦疼，阳微阴涩而长者，为欲愈。（274）

（五）风伤少阴

【原文】少阴中风，脉阳微阴浮者，为欲愈。（290）

（六）风伤厥阴

【原文】厥阴中风，脉微浮，为欲愈；不浮，为未愈。（327）

结论：风邪可以伤及三阴三阳任何部位。

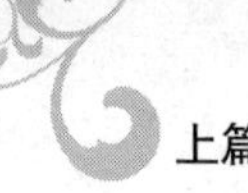

三、热暍火

《伤寒论》中主要讲的是伤寒和中风，湿邪、热邪也有提及，但很简略，并未展开，或有时在风、寒中捎带讲解。那下面来看一下其他邪气与三阴三阳的关系。热、暍、火的性质相同，故合篇于此。

（一）热伤太阳

【原文】太阳中热者，暍是也。其人汗出恶寒，身热而渴也。（《辨痉湿暍脉证第四》）

【原文】太阳中暍者，身热疼重，而脉微弱，此亦夏月伤冷水，水行皮中所致也。（《辨痉湿暍脉证第四》）

【原文】太阳中暍者，发热，恶寒，身重而疼痛，其脉弦细芤迟，小便已，洒洒然毛耸，手足逆冷，小有劳，身即热，口开，前板齿燥。若发汗，则恶寒甚；加温针，则发热甚；数下之，则淋甚。（《辨痉湿暍脉证第四》）

【原文】太阳病，二日反躁，凡熨其背，而大汗出，大热入胃，胃中水竭，躁烦，必发谵语。十余日振栗自下利者，此为欲解也。故其汗从腰以下不得汗，欲小便不得，反呕，欲失溲，足下恶风，大便硬，小便当数，而反不数及不多，大便已，头卓然而痛，其人足心必热，谷气下流故也。（110）

火邪，一般从哪里来的呢？热邪是外感的，而火邪往往是医源性的。在古代，“熨”读作wèi，熨法就是使用热的物体给人体加热，这是一种治疗行为。

【原文】太阳病中风，以火劫发汗，邪风被火热，血气流溢，失其常度。两阳相熏灼，其身发黄。阳盛则欲衄，阴虚则小便难。阴阳俱虚竭，身体则枯燥，但头汗出，剂颈而还，腹满微喘，口干咽烂，或不大便，久则谵语，甚者至哕，手足躁扰，捻衣摸床。小便利者，其人可治。（111）

【原文】太阳病六七日，表证仍在，脉微而沉，反不结胸，其人发狂者，以热在下焦，少腹当硬满，小便自利者，下血乃愈。所以然者，以太阳随经，瘀热在里故也。抵当汤主之。（124）

【原文】太阳病，发热而渴，不恶寒者为温病。若发汗已，身灼热者，名曰风温。风温为病，脉阴阳俱浮，自汗出，身重，多眠睡，鼻息必鼾，语言难出。若被下者，小便不利，直视，失溲。若被火者，微发黄色，剧则如惊痫，时瘛疭。若火熏之，一逆尚引日，再逆促命期。（6）

【原文】太阳病，以火熏之，不得汗，其人必躁，到经不解，必清血，名为火邪。（114）

（二）热伤阳明

【原文】阳明病，发热汗出者，此为热越，不能发黄也。但头汗出，身无

汗,剂颈而还,小便不利,渴引水浆者,此为瘀热在里,身必发黄,茵陈蒿汤主之。(236)

【原文】阳明病,被火,额上微汗出,而小便不利者,必发黄。(200)

(三)热伤少阴

【原文】少阴病,八九日,一身手足尽热者,以热在膀胱,必便血也。(293)

【原文】少阴病,咳而下利谵语者,被火气劫故也,小便必难,以强责少阴汗也。(284)

结论:《伤寒论》中没有发现直接描述热邪伤太阴、厥阴、少阳的原文。

至于热邪能不能伤及太阴、厥阴、少阴呢?应该能,只是书中没有描述,这是由于《伤寒论》主要讲的是伤寒和中风。因此,得出进一步结论的依据也不如伤寒和中风充分,故而难以据此判断三阴三阳的表里关系。

四、湿

湿伤太阳

【原文】太阳病,关节疼痛而烦,脉沉而细者,此名湿痹。湿痹之候,其人小便不利,大便反快,但当利其小便。湿家之为病,一身尽疼,发热,身色如似熏黄。湿家,其人但头汗出,背强,欲得被覆向火,若下之早,则哕、胸满、小便不利、舌上如胎者,以丹田有热,胸中有寒,渴欲得水,而不能饮,口燥烦也。(《辨痉湿暍脉证第四》)

结论:《伤寒论》中仅仅发现湿伤太阳的原文。没有发现湿邪伤及阳明、少阳、太阴、少阴、厥阴的条文。

五、津伤

这一部分,以往经常称为燥邪。通过原文的内容,由于其为自身津液的损伤,我将其概括为津伤。

三阳病汗吐下津伤转属阳明

【原文】问曰:病有太阳阳明,有正阳阳明,有少阳阳明,何谓也?答曰:太阳阳明者,脾约是也;正阳阳明者,胃家实是也;少阳阳明者,发汗利小便已,胃中燥烦实,大便难是也。(179)

这一条原文讲,阳明病是津液损伤导致的,但是来路有所不同,有太阳、有少阳。

【原文】问曰:何缘得阳明病?答曰:太阳病,若发汗,若下,若利小便,此亡津液,胃中干燥,因转属阳明。不更衣,内实,大便难者,此名阳明也。(181)

【原文】阳明病，本自汗出，医更重发汗，病已差，尚微烦不了了者，此必大便硬故也。以亡津液，胃中干燥，故令大便硬。当问其小便日几行，若本小便日三四行，今日再行，故知大便不久出。今为小便数少，以津液当还入胃中，故知不久必大便也。（203）

结论：津液损伤是阳明病的主要原因。

最终结论：

1. 风寒热湿诸邪均可伤及太阳，提示太阳是人体接触外界的最表浅部位（全消化道、呼吸道、泌尿道、皮肤、自主神经系统）。

从解剖的角度来讲，太阳涉及全消化道、呼吸道、泌尿道、皮肤以及自主神经系统。当然，除太阳以外的三阴三阳的病变，也可能涉及这些系统和部位，有关的具体内容我们在后面会讲解。

2. 寒伤太阳、少阳、太阴均可转属阳明，提示阳明在三阳之最里，与太阴为邻（阳明主要涉及全身神经系统）。

阳明病常见到大便干、神昏谵语等症状，这些症状的出现往往提示疾病已经影响到中枢神经系统，所以说阳明主要涉及的是神经系统，当然也涉及与它相关联的其他组织。

3. 太阳、少阳、阳明均可感受风寒，说明三阳直接对外。

4. 少阳主要涉及头面、口腔至十二指肠部位。

一般都认为，少阳指的是肝胆，与两胁部位密切相关。实际上，根据《伤寒论》原文，少阳主要涉及头面、口腔、食管及相关联的部位，少阳病的表现还涉及胃、十二指肠部位。

第六节　三阴三阳与脏腑对应关系研究

三阴三阳与中医讲的脏腑到底有没有关系呢？如果按照《黄帝内经》中讲的，似乎是有关系，那在《伤寒论》中能否得到证实呢？

（一）膀胱与太阳病的对应关系

太阳病与膀胱相关的原文仅一处如下：

【原文】太阳病不解，热结膀胱，其人如狂，血自下，下者愈。其外不解者，尚未可攻，当先解其外。外解已，但少腹急结者，乃可攻之，宜桃核承气汤。（106）

（二）小肠与太阳病的对应关系

通篇没有任何原文提示小肠与太阳病相关。

（三）胆与少阳病的对应关系

通篇没有任何原文提示胆与少阳病相关。

（四）三焦与少阳病的对应关系

通篇没有任何原文提示三焦与少阳病相关。

（五）大肠与阳明病的对应关系

通篇没有任何原文提示大肠与阳明病相关。

（六）胃与阳明病的对应关系

《伤寒论》中提示胃与阳明病有对应关系的条文非常多，这很容易引导大家将三阴三阳理解为对应的脏腑经络，并认为三阴三阳与经络脏腑是等同的。

1. 明确“胃家”与阳明病有关的原文

【原文】阳明之为病，胃家实是也。（180）

2. 明确胃与阳明病有关的原文

【原文】问曰：何缘得阳明病？答曰：太阳病，若发汗，若下，若利小便，此亡津液，胃中干燥，因转属阳明。不更衣，内实，大便难者，此名阳明也。（181）

【原文】阳明病，若中寒者，不能食，小便不利，手足濈然汗出，此欲作固瘕，必大便初硬后溏。所以然者，以胃中冷，水谷不别故也。（191）

【原文】阳明病，不能食，攻其热必哕。所以然者，胃中虚冷故也。以其人本虚，攻其热必哕。（194）

【原文】阳明病，本自汗出，医更重发汗，病已差，尚微烦不了了者，此必大便硬故也。以亡津液，胃中干燥，故令大便硬。当问其小便日几行，若本小便日三四行，今日再行，故知大便不久出。今为小便数少，以津液当还入胃中，故知不久必大便也。（203）

【原文】阳明病，脉迟，虽汗出不恶寒者，其身必重，短气腹满而喘，有潮热者，此外欲解，可攻里也。手足濈然汗出者，此大便已硬也，大承气汤主之；若汗多，微发热恶寒者，外未解也，其热不潮，未可与承气汤；若腹大满不通者，可与小承气汤，微和胃气，勿令至大泄下。（208）

【原文】阳明病，其人多汗，以津液外出，胃中燥，大便必硬，硬则谵语，小承气汤主之。若一服谵语止者，更莫复服。（213）

【原文】阳明病，谵语有潮热，反不能食者，胃中必有燥屎五六枚也。若能食者，但硬耳，宜大承气汤下之。（215）

【原文】阳明病，脉浮而紧，咽燥口苦，腹满而喘，发热汗出，不恶寒，反恶热，身重。若发汗则躁，心愦愦，反谵语。若加温针，必怵惕烦躁不得眠；若下之，则胃中空虚，客气动膈，心中懊憹，舌上胎者，栀子豉汤主之。（221）

【原文】阳明病，汗出多而渴者，不可与猪苓汤，以汗多胃中燥，猪苓汤复利其小便故也。(224)

【原文】阳明病，胁下硬满，不大便而呕，舌上白胎者，可与小柴胡汤。上焦得通，津液得下，胃气因和，身濈然汗出解也。(230)

【原文】阳明病，下之，心中懊侬而烦，胃中有燥屎者，可攻。腹微满，初头硬，后必溏，不可攻之。若有燥屎者，宜大承气汤。(238)

3. 明确胃与太阳阳明病有关的原文

【原文】太阳病，二日反躁，凡熨其背，而大汗出，大热入胃，胃中水竭，躁烦，必发谵语。十余日振栗自下利者，此为欲解也。故其汗从腰以下不得汗，欲小便不得，反呕，欲失溲，足下恶风，大便硬，小便当数，而反不数及不多，大便已，头卓然而痛，其人足心必热，谷气下流故也。(110)

太阳病经过误治以后，出现胃部的病变，这是一个转属关系。

【原文】太阳病三日，发汗不解，蒸蒸发热者，属胃也，调胃承气汤主之。(248)

太阳病发汗以后的转属关系。

【原文】太阳病，脉浮而动数，浮则为风，数则为热，动则为痛，数则为虚，头痛发热，微盗汗出，而反恶寒者，表未解也。医反下之，动数变迟，膈内拒痛，胃中空虚，客气动膈，短气躁烦，心中懊侬，阳气内陷，心下因硬，则为结胸，大陷胸汤主之。若不结胸，但头汗出，余处无汗，剂颈而还，小便不利，身必发黄。(134)

（七）心与少阴病的对应关系

1. 明确“心烦与少阴病”有关的原文

【原文】少阴病，欲吐不吐，心烦，但欲寐，五六日自利而渴者，属少阴也，虚故引水自救。若小便色白者，少阴病形悉具。小便白者，以下焦虚有寒，不能制水，故令色白也。(282)

【原文】少阴病，得之二三日以上，心中烦，不得卧，黄连阿胶汤主之。(303)

【原文】少阴病，下痢，咽痛，胸满，心烦，猪肤汤主之。(310)

【原文】少阴病，下利六七日，咳而呕渴，心烦不得眠者，猪苓汤主之。(320)

2. 未明确“心烦与少阴病”有关的原文

【原文】太阳少阳并病，而反下之，成结胸，心下硬，下利不止，水浆不下，其人心烦。(150)

3. 明确“心中不适与少阴病”有关的原文

【原文】少阴病，饮食入口则吐，心中温温欲吐，复不能吐。始得之，手

足寒，脉弦迟者，此胸中实，不可下也，当吐之。若膈上有寒饮，干呕者，不可吐也，当温之，宜四逆汤。(324)

4. 未明确“心中不适与少阴病”有关的原文

【原文】厥阴之为病，消渴，气上撞心，心中疼热，饥而不欲食，食则吐蛔，下之利不止。(326)

【原文】阳明病，无汗，小便不利，心中懊侬者，身必发黄。(199)

【原文】阳明病，脉浮而紧，咽燥口苦，腹满而喘，发热汗出，不恶寒，反恶热，身重。若发汗则躁，心愦愦，反谵语。若加温针，必怵惕烦躁不得眠；若下之，则胃中空虚，客气动膈，心中懊侬，舌上胎者，栀子豉汤主之。(221)

【原文】阳明病，下之，其外有热，手足温，不结胸，心中懊侬，饥不能食，但头汗出者，栀子豉汤主之。(228)

【原文】阳明病，下之，心中懊侬而烦，胃中有燥屎者，可攻。腹微满，初头硬，后必溏，不可攻之。若有燥屎者，宜大承气汤。(238)

5. 无“心悸与少阴”相关的原文。

(八) 肾与少阴病的对应关系

通篇没有任何原文提示肾与少阴病相关。

(九) 肝与厥阴病的对应关系

通篇没有任何原文提示肝与厥阴病相关。

(十) 心包与厥阴病的对应关系

通篇没有任何原文提示心包与厥阴病相关。

(十一) 肺与太阴病的对应关系

通篇没有任何原文提示肺与太阴病相关。

(十二) 脾与太阴病的对应关系

通篇没有任何原文提示脾与太阴病相关。

重要结论：三阴三阳疾病与脏腑无确切对应关系。

所以用脏腑经络来解释三阴三阳是不符合《伤寒论》原意的。

第七节　三阴三阳病欲解时与脏腑对应关系研究

我们还可以从疾病欲解时辰中把握三阴三阳的内涵(表2)。

【原文】太阳病欲解时，从巳至未上。(9)

【原文】阳明病欲解时，从申至戌上。(193)

【原文】少阳病欲解时，从寅至辰上。(272)

【原文】太阴病欲解时，从亥至丑上。(275)

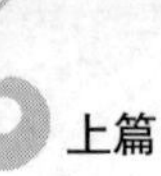

【原文】少阴病欲解时,从子至寅上。(291)

【原文】厥阴病欲解时,从丑至卯上。(328)

表2　三阴三阳欲解时与脏腑时辰对应关系表

	三焦	胆	肝	肺	大肠	胃	脾	心	小肠	膀胱	肾	心包
	21—23时	23—1时	1—3时	3—5时	5—7时	7—9时	9—11时	11—13时	13—15时	15—17时	17—19时	19—21时
	亥	子	丑	寅	卯	辰	巳	午	未	申	酉	戌
太阴												
少阴												
厥阴												
少阳												
太阳												
阳明												

重要结论:

1. 可以认为三阴三阳疾病与脏腑无确切对应关系。

“子午流注”理论常被用于解决一些发作具有时间规律的疑难病,但通过上表的对比,我们可以得知《伤寒论》的三阴三阳欲解时与脏腑经络不具有确切的对应关系,因此我们基本可以放弃使用脏腑经络学说来解“三阴三阳”。

2. 可以认为三阴三阳疾病能否缓解与阳气盛衰有关。

寒邪损伤人的阳气,因此三阴三阳疾病能否缓解与阳气的充盛相关:阳气盛时,疾病就欲解;阳气弱时,疾病就不容易好。三阳病的欲解时几乎都是白天,三阴病的欲解时是在夜间。为什么呢?其实,这与我们人体阳气运行的规律有关。

人体的卫气是“昼行于阳,夜行于阴”。在白天,人体的阳气出表抵御寒邪,卫外之气功能强,抗邪能力就强,因此三阳病在白天易愈。虽然夜间自然界的阳气最弱,但人体的阳气在夜间是入里的,所以三阴病在夜间易愈。

①太阳病欲解时辰在自然界阳气最盛的(巳午未)时区;

②少阳病欲解时辰在自然界阳气上升的(寅卯辰)时区;

③阳明病欲解时辰在自然界阳气下降的(申酉戌)时区;

④厥阴欲解时辰在自然界阴气减弱到阳气始升的(丑寅卯)时区;

⑤太阴病欲解时辰在自然界阴气最盛阳气最弱的(亥子丑)时区;

⑥少阴病欲解时辰在自然界阴气转弱向阳的(子丑寅)时区。

3. 抵御寒邪的主要正气是体内阳气　无论三阴三阳哪个部位生病,哪里阳气聚集足够,哪里寒邪致病即易痊愈。

只有当人体阳气运行是“昼行于阳夜行于阴”时,才会出现以上“欲解时”的规律。证之于《黄帝内经》,人体阳气运行规律确实如此。

以上的阳气,实际上侧重于指卫气,哪里卫气充盛,哪里的病就容易好。

第八节　关于三阴三阳的最终结论

1. 三阴三阳是部位的划分。

2. 三阴三阳与脏腑经络的确切关系不能得到确认。

3. 三阴三阳是人体自身的六个层面部位。

以下涉及的组织脏器,是解剖学、组织学、胚胎学的定位概念,而非中医传统的脏腑定位。当我们了解了这样的定位以后,在现代的临床中再遇到相关部位的病变,便可迅速地从相应的三阴三阳病中找出解决方案。这样一来,就可以将《伤寒论》真正地运用到现代临床当中。这是真正能服务于临床实践的结论。

(1) 太阳部位:外胚层源组织(皮肤及其自主神经)及中胚层源组织(肌肉、结缔组织)以及内胚层源的全消化道、呼吸道及肺、生殖道、泌尿道的黏膜层。

(2) 少阳部位:内外胚层交界处器官(头面、口咽、食管)及胃、十二指肠的黏膜及黏膜下组织。

内、外胚层的组织之间有一个交界延伸的部位。头面部的组织来源于外胚层和中胚层,没有来源于内胚层的。皮肤的表皮是复层鳞状上皮,从口腔到食管中段以上的组织也是复层鳞状上皮。通过食管、胃、十二指肠的黏膜及黏膜下层,就开始逐步进入里了。

(3) 阳明部位:内、外胚层源神经组织。

注意:这里的神经组织不仅是来源于外胚层的,还包括来源于内胚层的,比如肠道自身有的一套神经组织。因此在阳明部位产生病变时,并不表现为腹泻,而是会出现“胃家实”,胃肠不蠕动、不排泄了,这是影响到了肠道的神经;还会出现神昏谵语,这是影响到全身神经组织了,尤其是大脑。

（4）太阴部位：内胚层源胃肠道的黏膜下层。

太阴病的表现是腹满、腹痛、呕吐、腹泻，都是消化系统胃肠道本身的症状。

（5）厥阴部位：内胚层源肝、胆、胰腺、生殖系统。

消化系统中，消化管的部分是可以直接与外界相通的，能够直接感受邪气，而肝、胆、胰腺是不直接与外界接触的，但从胃肠道深入之后进去就是肝、胆、胰腺。所以，厥阴就是太阴再深一步，也就是消化系统的感染再进一步深入，可以通过门静脉系统影响到肝脏、胆囊，还可影响到胰腺、生殖系统。

（6）少阴部位：中胚层源血管、血液、心、肾。

少阴是全身之里，因此少阴部位的病情是最重的，会出现循环衰竭、休克，所有死证的条文都见于少阴病。

4. 人体阳气在三阴三阳各部位的阳气（卫气）分布有昼夜规律。

5. 外邪侵入的路径只能是由外入内、由浅入深。

外邪从体表侵入，只能由太阳部位（或）少阳部位→阳明部位步步深入；

外邪从体内侵入，只能由太阴部位→厥阴部位→少阴部位步步深入。

这里的“体内”，指的是在身体内部可与外界直接接触的部位，比如消化道、生殖道、泌尿道。

外邪由浅入深，少阴病和阳明病都是很重的病，因为这两者为人体之里，但最重的还是少阴部位。

第四讲｜风邪病脉证治

在《伤寒论》中，有两大主线，其一为三阴三阳，即太阳、阳明、少阳、太阴、厥阴、少阴；其二为风邪病脉证治与寒邪病脉证治。两大主线的关系如同横向之“纬线”有六条分线，即三阴三阳；纵向之“经线”有两条分线，即中风、伤寒。接下来讲的是风邪病脉证治。

（一）风邪伤卫气

【原文】脉浮而紧，浮则为风，紧则为寒，风则伤卫，寒则伤荣，荣卫俱病，骨节烦疼，当发其汗，而不可下也。(《辨不可下病脉证并治第二十》)

风伤“卫”，寒伤“荣”，“荣”即为“营”。原文明确指出，风邪侵袭人体，损伤的是卫气。

（二）风邪致病内因为阳微

风邪致病需要内因，阳气不足时才容易“中风”。

【原文】脉濡而紧，濡则卫气微，紧则荣中寒，阳微卫中风，发热而恶寒，荣紧胃气冷，微呕心内烦。(《辨不可下病脉证并治第二十》)。

【原文】脉濡而弱，弱反在关，濡反在巅，微反在上，涩反在下。微则阳气不足，涩则无血。阳气反微，中风汗出，而反躁烦；涩则无血，厥而且寒。阳微则不可下，下之则心下痞硬。(《辨不可下病脉证并治第二十》)。

（三）风病脉象是浮脉

【原文】脉浮而紧，浮则为风，紧则为寒，风则伤卫，寒则伤荣，荣卫俱病，骨节烦疼，可发其汗，宜麻黄汤。(《辨可发汗病脉证并治第十六》)

【原文】问曰：证象阳旦，按法治之而增剧，厥逆，咽中干，两胫拘急而谵语。师曰：言夜半手足当温，两脚当伸。后如师言。何以知此？答曰：寸口脉浮而大，浮为风，大为虚，风则生微热，虚则两胫挛。病证象桂枝，因加附子参其间，增桂令汗出，附子温经，亡阳故也。厥逆，咽中干，烦躁，阳明内结，谵语，烦乱，更饮甘草干姜汤，夜半阳气还，两足当热，胫尚微拘急，重与芍药甘草汤，尔乃胫伸，以承气汤微溏，则止其谵语，故知病可愈。(30)

【原文】太阳病，脉浮而动数，浮则为风，数则为热，动则为痛，数则为虚，头痛发热，微盗汗出，而反恶寒者，表未解也。医反下之，动数变迟，膈内拒痛，胃中空虚，客气动膈，短气躁烦，心中懊侬，阳气内陷，心下因硬，则为

结胸,大陷胸汤主之。若不结胸,但头汗出,余处无汗,剂颈而还,小便不利,身必发黄。(134)

(四)风邪致病种类

1. 太阳中风
2. 少阳中风
3. 阳明中风
4. 太阴中风
5. 厥阴中风
6. 少阴中风
7. 中风热入血室　指的是感受风邪后,进一步发展为热入血室。
8. 风寒　指的是风邪和寒邪同时作用于人体。
9. 风温　指的是风邪和温邪同时作用于人体。
10. 风湿　指的是风邪和湿邪同时作用于人体。

风邪可伤及的部位是贯穿三阴三阳的,“风为百病之长”,无所不至。

(五)中风病特征

1. 无死证　除非风邪极重,在《伤寒论》原文中没有找到感受风邪能导致死证的条文,而感受寒邪最终出现死证的情况有很多。

2. 无时间演变特征　《伤寒论》中,寒邪伤人的传变规律是很明确的,一般先伤太阳,之后进一步传变。原文中并未提及风邪的传变规律。

(六)太阳中风证治

1. 热汗恶风　“热”指发热,“汗”指汗出。

【原文】太阳病,发热汗出者,此为荣弱卫强,故使汗出,欲救邪风者,宜桂枝汤。(95)

中风症见发热、汗出、恶风应用桂枝汤。“救”是指祛除,祛除病邪,比如“救火”,指的是灭火而不是烧火的意思。

【原文】太阳病,头痛,发热,汗出,恶风,桂枝汤主之。(13)

【原文】太阳病,头痛发热,汗出恶风寒者,属桂枝汤证。(《辨可发汗病脉证并治第十六》)

【原文】太阳病,发汗,遂漏不止,其人恶风,小便难,四肢微急,难以屈伸者,桂枝加附子汤主之。(20)

综上,“发热”“汗出”“恶风”无疑是桂枝汤的适应证。

2. 脉缓汗出恶风

【原文】太阳病,发热,汗出,恶风,脉缓者,名为中风。(2)

在我们的固有思维中,认为只有“发热”“汗出”“恶风”“脉缓”是中风,其实这只是中风的一个类型,并非全部,不能说不具备这四种表现就不是中风。

【原文】太阳中风，阳浮而阴弱。阳浮者，热自发；阴弱者，汗自出。啬啬恶寒，淅淅恶风，翕翕发热，鼻鸣干呕者，桂枝汤主之。(12)

【原文】太阳中风，阳浮而阴弱，阳浮者，热自发，阴弱者，汗自出，啬啬恶寒，淅淅恶风，翕翕发热，鼻鸣干呕者，属桂枝汤证。(《辨可发汗病脉证并治第十六》)

上述两条条文表述的含义是一致的，只是版本不同，表述上略有差异。

3. 脉紧无汗中风

【原文】太阳中风，脉浮紧，发热恶寒，身疼痛，不汗出而烦躁者，大青龙汤主之。若脉微弱，汗出恶风者，不可服之。服之则厥逆，筋惕肉瞤，此为逆也。(38)

“脉紧、无汗”通常被认为是伤寒的标志，然而此条原文表明“中风”也会表现出“脉紧、无汗”。很多学者认为上述条文与麻黄汤过于类似，考虑为传抄错误而想篡改原文，但当分析完整部《伤寒论》后，便可得知中风的表现不只局限于“发热”“汗出”“恶风”“脉缓”，在不同部位会有不同的临床表现，治疗方法也不仅是桂枝汤，还有大青龙汤。

4. 项强汗出恶风

【原文】太阳病，项背强几几，反汗出恶风者，桂枝加葛根汤主之。(14)

“几几”读“jǐjǐ”更合适一些。此条文是后世医家用葛根治疗颈部肌肉僵硬的原始依据。

5. 项强无汗恶风

【原文】太阳病，项背强几几，无汗恶风，葛根汤主之。(31)

【原文】太阳病，项背强几几，无汗恶风者，属葛根汤证。(《辨可发汗病脉证并治第十六》)

“项强”“无汗”时用葛根汤，“项强”“有汗”时用桂枝加葛根汤。

6. 呕利胁痛汗出中风

【原文】太阳中风，下利呕逆，表解者，乃可攻之。其人漐漐汗出，发作有时，头痛，心下痞硬满，引胁下痛，干呕短气，汗出不恶寒者，此表解里未和也，十枣汤主之。(152)

上述条文所述的临床表现可见于胸膜炎患者，当胸膜炎影响到膈肌时，患者会出现胁痛剧烈、“心下痞硬满”，十枣汤对此类病的治疗效果很好。

7. 中风火劫身黄

【原文】太阳病中风，以火劫发汗，邪风被火热，血气流溢，失其常度。两阳相熏灼，其身发黄。阳盛则欲衄，阴虚小便难。阴阳俱虚竭，身体则枯燥，但头汗出，剂颈而还，腹满微喘，口干咽烂，或不大便，久则谵语，甚者至

哕，手足躁扰，捻衣摸床。小便利者，其人可治。（111）

感受了风邪后，再加火热之邪，可致黄疸，此条文表明发黄亦与中风有关。虽然本条原文中没有治疗方案，但是我们可以根据《伤寒论》中与黄疸有关的条文来治疗。

8. 太阳风病预后

【原文】风家，表解而不了了者，十二日愈。（10）

"风家"指经常被风邪所伤的患者；"表解"指邪气已微，逐渐被解除了；"不了了"指疾病迁延不愈；"十二日愈"就是"风家"中风的自然病程大概是十二日。

（七）少阳中风证治

两耳无所闻，目赤，胸中满而烦

【原文】少阳中风，两耳无所闻，目赤，胸中满而烦者，不可吐下，吐下则悸而惊。（264）

这条原文未提及方子，但根据《伤寒论》原文，与其所述症状关联起来分析，小柴胡汤在此处是适用的。

（八）阳明中风证治

1. 能食

【原文】阳明病，若能食，名中风，不能食，名中寒。（190）

阳明中风和阳明伤寒的区别就在于是否"能食"。

2. 口苦咽干，腹满微喘，发热恶寒，脉浮而紧

【原文】阳明中风，口苦咽干，腹满微喘，发热恶寒，脉浮而紧，若下之，则腹满、小便难也。（189）

3. 脉弦浮大、短气、腹都满、胁下及心痛、久按之气不通、鼻干、不得汗、嗜卧、一身及目悉黄、小便难、潮热、时时哕、耳前后肿

【原文】阳明中风，脉弦浮大而短气，腹都满，胁下及心痛，久按之气不通，鼻干不得汗，嗜卧，一身及目悉黄，小便难，有潮热，时时哕，耳前后肿，刺之小差，外不解，病过十日，脉续浮者，与小柴胡汤。（231）

"腹都满"指整个腹部都是胀满的状态。

4. 汗出谵语

【原文】汗出谵语者，以有燥屎在胃中，此为风也。须下者，过经乃可下之。下之若早，语言必乱，以表虚里实故也。下之愈，宜大承气汤。（217）

大承气汤是治疗"谵语"的有效方剂。

（九）太阴中风证治

1. 四肢烦疼

【原文】太阴中风，四肢烦疼，阳微阴涩而长者，为欲愈。（274）

太阴中风，当脉象出现“阳微阴涩”时，表明疾病即将痊愈。这里需要记住的是“四肢烦疼”是太阴中风的一个特征。

2. 下利、谷不化、腹中雷鸣、心下痞硬而满、干呕、心烦不得安

【原文】伤寒中风，医反下之，其人下利日数十行，谷不化，腹中雷鸣，心下痞硬而满，干呕心烦不得安。医见心下痞，谓病不尽，复下之，其痞益甚。此非结热，但以胃中虚，客气上逆，故使硬也，甘草泻心汤主之。(158)

(注：太阴之为病，腹满而吐，食不下，自利益甚，时腹自痛。若下之，必胸下结硬。出自273条)。

“甘草泻心汤”一条虽然未明言为太阴病，但是结合太阴病提纲证条文分析，可将其列入太阴病。

寒邪、风邪伤及太阴时的表现，结合太阴中风的临床表现，实际上是胃肠道感染、消化不良，甘草泻心汤是太阴中风的代表方子。

(十) 厥阴中风证治

1. 发热、烦、有表里证、渴欲饮水、水入则吐

【原文】中风发热，六七日不解而烦，有表里证，渴欲饮水，水入则吐者，名曰水逆。五苓散主之。(74)

(注：厥阴之为病，消渴，气上撞心，心中疼热，饥而不欲食，食则吐蛔，下之利不止。出自326条)。

厥阴病提纲讲得很明确，根据其描述的厥阴病特征，我们把“五苓散”的这个条文归到厥阴病中。

五苓散是治疗厥阴中风的代表方剂，这条原文描述的实际上是风邪引起的急性胃炎，主要特点是吐。

2. 脉微浮

【原文】厥阴中风，脉微浮，为欲愈；不浮，为未愈。(327)

(十一) 少阴中风证治

1. 脉濡而弱、汗出、躁烦

【原文】脉濡而弱，弱反在关，濡反在巅，微反在上，涩反在下。微则阳气不足，涩则无血。阳气反微，中风汗出，而反躁烦；涩则无血，厥而且寒。阳微则不可下，下之则心下痞硬。(《辨不可下病脉证并治第二十》)

(注：少阴之为病，脉微细，但欲寐也。出自281条)。

少阴中风，我们也是根据少阴病提纲证“脉微细，但欲寐”，也就是脉微细、精神不振，而将上述条文归入其中。

因其信息量太大，此处暂不展开阐述，后文分论中我们再详细解析。少阴中风没有具体的治疗方案，但可以用桂枝汤加减、四逆汤合桂枝汤，或桂枝加附子汤治疗。桂枝加附子汤的适应证是大汗出、脉弱，此种情况可以使

用，至于治疗“烦躁”的方案需要根据患者的具体情况来定。

2. 脉阳微阴浮

【原文】少阴中风，脉阳微阴浮者，为欲愈。(290)

(十二) 中风热入血室证治

由于热入血室无法归入三阴三阳中，故单独列于此。

1. 妇人、发热恶寒、经水适来、得之七八日热除而脉迟身凉、胸胁下满如结胸状、谵语

【原文】妇人中风，发热恶寒，经水适来，得之七八日，热除而脉迟身凉，胸胁下满，如结胸状，谵语者，此为热入血室也，当刺期门，随其实而取之。(143)

妇人中风可用针灸治疗，针刺期门可解决感染热退后的胸胁不适及谵语等症状。“血室”就是子宫，“热入血室”实际上是妇科宫腔感染，可以与其他部位的感染并存。

2. 妇人、七八日续得寒热发作有时、经水适断

【原文】妇人中风，七八日续得寒热，发作有时，经水适断者，此为热入血室，其血必结，故使如疟状，发作有时，小柴胡汤主之。(144)

“经水适断”指中风又恰好遇上停经，此为“热入血室”，也就是指经期前后的感染。小柴胡汤是治疗中风“热入血室”的代表方。

(十三) 风寒证治

1. 往来寒热，胸胁苦满，默默不欲饮食，心烦喜呕，或胸中烦而不呕，或渴，或腹中痛，或胁下痞硬，或心下悸，小便不利，或不渴，身有微热，或咳

【原文】伤寒五六日，中风，往来寒热，胸胁苦满，默默不欲饮食，心烦喜呕，或胸中烦而不呕，或渴，或腹中痛，或胁下痞硬，或心下悸，小便不利，或不渴，身有微热，或咳者，小柴胡汤主之。(96)

小柴胡汤既祛风又散寒，可以治疗由风邪或者寒邪引起的多系统的感染。“往来寒热”提示为感染性疾病；“胸胁苦满”“默默不欲饮食”“心烦喜呕”为消化系统症状；“渴”指津伤；“腹中痛”为腹腔组织、器官感染；“咳”为呼吸系统症状。可见小柴胡汤的适应证非常广泛，几乎可以治疗全身的感染，历代医家无不将其作为重点方剂，使用小柴胡汤加味就可应对临床很多问题，因此小柴胡汤整个条文甚至包括方后注加减法都非常重要。

【原文】伤寒中风，有柴胡证，但见一证便是，不必悉具。凡柴胡汤病证而下之，若柴胡证不罢者，复与柴胡汤，必蒸蒸而振，却复发热汗出而解。(101)

“蒸蒸而振”指寒战。

2. 脉迟浮弱、恶风寒、手足温、不能食、胁下满痛、面目及身黄、颈项强、

小便难

【原文】伤寒四五日，身热恶风，颈项强，胁下满，手足温而渴者，小柴胡汤主之。(99)

【原文】得病六七日，脉迟浮弱，恶风寒，手足温，医二三下之，不能食，而胁下满痛，面目及身黄，颈项强，小便难者，与柴胡汤，后必下重。本渴饮水而呕者，柴胡汤不中与也，食谷者哕。(98)

3. 下利、谷不化、腹中雷鸣、心下痞硬而满、干呕、心烦不得安

【原文】伤寒中风，医反下之，其人下利日数十行，谷不化，腹中雷鸣，心下痞硬而满，干呕心烦不得安。医见心下痞，谓病不尽，复下之，其痞益甚。此非结热，但以胃中虚，客气上逆，故使硬也，甘草泻心汤主之。(158)

伤寒、中风，以腹泻为突出表现时，使用甘草泻心汤治疗。前面讲小柴胡汤治疗伤寒、中风，但小柴胡汤所治疗的病证中腹泻不突出。实际上甘草泻心汤与小柴胡汤在药物组成上十分相似，甘草泻心汤与小柴胡汤的共同组成药物有半夏、人参、炙甘草、黄芩、生姜、大枣，差异是甘草泻心汤中还有干姜、黄连，小柴胡汤还有柴胡，差异很小，其实可以合方使用，疗效应当更佳。

(十四)风温证治

风温的有关内容在《伤寒论》中并未展开讲解，只是一笔带过，主要作为其他疾病的鉴别诊断，这也是后世温病学家展开补充的部分。

【原文】太阳病，发热而渴，不恶寒者为温病。若发汗已，身灼热者，名曰风温。风温为病，脉阴阳俱浮，自汗出，身重，多眠睡，鼻息必鼾，语言难出。若被下者，小便不利，直视，失溲。若被火者，微发黄色，剧则如惊痫，时瘛疭。若火熏之，一逆尚引日，再逆促命期。(6)

风温就是风邪和热邪共同为患。本条文中描述了风温的疾病特征与治疗禁忌，但张仲景没有给出具体的治疗方案，后世医家对此进行了补充、发挥与完善。

(十五)风湿证治

1. 一身尽疼痛

【原文】问曰：风湿相搏，一身尽疼痛，法当汗出而解。值天阴雨不止，医云此可发汗，汗之病不愈者，何也？答曰：发其汗，汗大出者，但风气去，湿气在，是故不愈也。若治风湿者，发其汗，但微微似欲出汗者，风湿俱去也。(《辨痉湿暍脉证第四》)

风邪与湿邪共同致病时，要用微汗的方法治疗，不可出汗过多，这是治疗原则。

2. 一身尽疼、发热日晡所剧

【原文】病者一身尽疼，发热，日晡所剧者，此名风湿。此病伤于汗出当风，或久伤取冷所致也。(《辨痉湿暍脉证第四》)

3. 身体疼烦、不能自转侧、不呕不渴、脉浮虚而涩

【原文】伤寒八九日，风湿相搏，身体疼烦，不能自转侧，不呕不渴，脉浮虚而涩者，桂枝附子汤主之。若其人大便硬，小便自利者，去桂加白术汤主之。(174)

4. 骨节烦疼、掣痛不得屈伸、近之则痛剧、汗出、短气、小便不利、恶风不欲去衣、或身微肿

【原文】风湿相搏，骨节烦疼，掣痛不得屈伸，近之则痛剧，汗出短气，小便不利，恶风不欲去衣，或身微肿者，甘草附子汤主之。(175)

风伤卫，结合现代医学“卫”究竟指的是什么呢？其实卫指的就是神经系统。其证有以下几点：太阳中风时表现的“汗出、恶风”即为体表自主神经功能失调；“项强”亦为神经系统功能异常的表现，“脑膜刺激征”即可为证；阳明中风表现的“烦躁、谵语”即为感染后中枢神经系统受到影响的表现。上述均为神经系统功能异常的表现。

《素问·痹论》曰：“卫者水谷之悍气也，其气慓疾滑利，不能入于脉也，故循皮肤之中，分肉之间，熏于肓膜，散于胸腹。”从功能特点上来看，人体内只有神经系统具有反应迅速的特点；从部位特点上来看，卫气护卫肌表，其实就是护卫人体所有对外的部分，当外邪侵袭机体时会先影响到卫气。

综上，我们可以认为“卫”即为神经。而根据风邪损伤人体的特点，可知“风邪”这一类病邪，具有对神经的高度亲和性。这启示我们，在临床中遇到神经系统疾病，可从本节的内容中选方。例如，面神经麻痹或者面肌痉挛，我常用葛根汤加味，效果很好。

第五讲 寒邪病脉证治

(一) 寒邪伤荣

【原文】脉浮而紧,浮则为风,紧则为寒,风则伤卫,寒则伤荣,荣卫俱病,骨节烦疼,当发其汗,而不可下也。(《辨不可下病脉证并治第二十》)

寒邪伤的部位是“荣”。“荣”,指荣养机体的物质,实际上就是我们讲的“营养”的“营”,在古代“营”和“荣”往往是可以互换使用的。

(二) 寒邪致病内因不明确

在前文中我们曾提到,风邪致病的内因为“阳气虚”,而在《伤寒论》中却未提及寒邪致病的内因。通过分析原文,伤寒的多数情况亦有阳气不足作为内因的。但根据原文,的确也存在没有阳气不足而伤寒的情况。由此可知,阳气虚不是寒邪致病的必要条件,这是寒邪与风邪的不同之处。

在此需要提出一个概念:非内伤条件性的病因即为“绝对病因”,此类邪气致病力强,无需正气虚即可致病,比如上文提到的寒邪,再如疫气(可引发一些烈性传染病)、金刃等,均为“绝对病因”。

如果阳气足时寒邪都可致病,说明寒邪的致病力非常强,是六淫当中最“厉害”的,这也是张仲景为什么不将此书称为《伤风论》而称之为《伤寒论》的原因所在。

寒邪除致病力强之外,还有一个特征就是易传变。“风伤卫”,“卫”实际上是指神经,每个神经的分布范围是固定的,风邪的致病范围也就相对固定。“寒伤营”,“荣行脉中”,“营”分布在血管里,可以随血液循环到达全身各处,所以寒邪易传变,而风邪无此特点。

(三) 寒病脉象为紧脉

【原文】脉浮而紧,浮则为风,紧则为寒,风则伤卫,寒则伤荣,荣卫俱病,骨节烦疼,当发其汗,而不可下也。(《辨不可下病脉证并治第二十》)

【原文】太阳病,或已发热,或未发热,必恶寒,体痛,呕逆,脉阴阳俱紧者,名为伤寒。(3)

寒邪致病的脉象是紧脉。紧脉是实脉,脉象有力是正气足的表现,正气充足都可受病,说明邪气强盛。但如果正气弱时被寒邪所伤,就会表现为弱脉了。

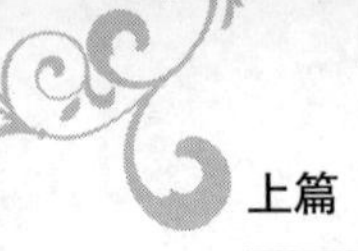

（四）寒邪致病种类

1. 太阳伤寒

2. 少阳伤寒

3. 阳明伤寒

4. 太阴伤寒

5. 少阴伤寒

6. 厥阴伤寒

“寒伤营”，寒邪可直接影响到血液、津液，所以寒邪易传变，基本涉及全部的三阴三阳，后文我们会逐一阐述。

（五）伤寒病特征

邪气强盛，相对而言对人体造成的伤害就会严重，所以寒邪致病有死证，而风邪致病是没有死证的。

1. 有死证

（1）重泻脉实者死

【原文】伤寒下利，日十余行，脉反实者死。（369）

（2）热泻汗不止者死

【原文】伤寒六七日不利，便发热而利，其人汗出不止者死。有阴无阳故也。（346）

（3）发热利甚厥重者死

【原文】伤寒发热，下利至甚，厥不止者死。（345）

伤寒后出现发热、严重腹泻、持续手足逆冷，此条描述的是临床中的休克持续状态，病情比较重，进一步发展，就有可能死亡。

举一个真实的案例帮助大家理解。我有一位肿瘤晚期的患者，有一天，家属突然发现其昏迷、意识不清，当时测体温为 39℃，我判断应该是发生感染了。当我见到患者时，她的意识已经恢复，能对答，体温已降至 38.7℃，脉象尚可，我当时摸了一下她的手脚，四肢是温暖的，家属说患者在此之前四肢是凉的。如果患者出现的是持续四肢逆冷，没有转温，那提示其抵抗力差，预后可能不会太好。那感染的部位在哪里呢？家属述患者意识不清时口角向外流东西，其他系统又没有感染的迹象，因此我判断病位应当在胃肠道，故嘱患者口服藿香正气口服液，两日即愈。

（4）热泻厥躁者死

【原文】伤寒发热，下利厥逆，躁不得卧者死。（344）

如果患者出现发热、下利、厥逆，但同时还较为安静，呼吸较为均匀，那么该患者还不至于死；反之，若出现烦躁不安，则为死证。

（5）厥逆脉虚误下者死

【原文】伤寒五六日，不结胸，腹濡，脉虚，复厥者，不可下，此亡血，下之死。（347）

“腹濡”即腹软，是虚弱的表现，出现腹软、脉虚、四肢厥冷，是由于“失血”引起阴血不足、津液不足，这种情况不可用泻下的方法治疗，否则会导致死证的出现。

（6）厥躁脉微者死

【原文】伤寒六七日，脉微，手足厥冷，烦躁，灸厥阴，厥不还者死。（343）

如出现上述临床表现，灸“厥阴俞”后，四肢仍不能温暖，即仍为休克状态，此亦为死证。

（7）日晡潮热失神者死

【原文】伤寒若吐若下后不解，不大便五六日，上至十余日，日晡所发潮热，不恶寒，独语如见鬼状。若剧者，发则不识人，循衣摸床，惕而不安，微喘直视，脉弦者生，涩者死。微者，但发热谵语者，大承气汤主之。若一服利，则止后服。（212）

患者出现谵语、意识不清、易惊、烦躁不安、双目直视、微喘的情况，如脉象有力者，因其正气尚足更有希望好转；如脉涩，则是危证。如果病情轻者，只有发热、神昏、谵语，使用大承气汤，腑气一通即愈。

（8）伤寒脉迟清热反能食者死

【原文】伤寒脉迟六七日，而反与黄芩汤彻其热。脉迟为寒，今与黄芩汤，复除其热，腹中应冷，当不能食，今反能食，此名除中，必死。（333）

伤寒脉迟、发热，医生用黄芩汤“彻其热”。“脉迟”说明是寒证，此时反用黄芩汤又伤了患者的中阳，本应不思食，现反能食，此为“回光返照”。我们不可认为“能食”就是疾病转愈的表现，此实为“除中”，“除中”也就是中气衰绝，亦为死证。

2. 有时间演变特征　详见下文。

风邪致病，一方面，中风未涉及死证；另一方面，中风虽涉及诸多病证，但未见到传变的情况。寒邪致病则不同，“寒伤荣”，因血液循环系统广布全身，寒邪伤人可波及全身，尤其是虚处更易受邪。在寒邪影响全身的过程中，便可见到寒邪的演变规律。寒邪的演变规律在《伤寒论》中记载得最为详细，这也不同于“中风”。

（六）伤寒病时间演变特征

1. 伤寒第一日

（1）伤寒传变脉证

【原文】伤寒一日，太阳受之，脉若静者为不传。颇欲吐，若躁烦，脉数

急者，为传也。(4)

寒邪首先伤及太阳。若脉象比较平静，接近“平脉”时，为“不传”，即邪气停留在表浅部位，尚未深入。第一日感受寒邪，可以通过脉象的态势，以及是否出现“躁烦”“欲吐”来判断邪气是否传变。

(2) 发热厥逆证治

【原文】伤寒一二日至四五日，厥者必发热，前热者后必厥，厥深者热亦深，厥微者热亦微。厥应下之，而反发汗者，必口伤烂赤。(335)

此条阐述的是伤寒“厥”与“发热”的关系：感受寒邪后出现四肢厥冷就一定会继发出现发热，如先出现发热就一定会继发四肢厥冷，四肢厥冷越重，发热温度越高；同样，厥冷轻微，体温也不会很高。厥冷与发热的程度是由正气强弱和寒邪轻重决定的，邪盛正强则厥热重，邪轻正强则厥热轻。对于“厥”，应使用“下法”祛邪，如果用“汗法”治疗，则徒伤正气，不利于祛邪，会出现口腔黏膜糜烂等情况。

2. 伤寒第二三日

(1) 伤寒传变指征

【原文】伤寒二三日，阳明、少阳证不见者，为不传也。(5)

伤寒第二到三日时，如果没有出现阳明、少阳部位的症状表现，说明疾病尚未传变，病变部位仍在太阳。

(2) 伤寒心悸而烦的治疗

【原文】伤寒二三日，心中悸而烦者，小建中汤主之。(102)

(3) 伤寒阳明脉象

【原文】伤寒三日，阳明脉大。(186)

(4) 伤寒少阳脉象

【原文】伤寒三日，少阳脉小者，欲已也。(271)

伤寒三日，有少阳病表现，此时若出现少阳脉小，说明疾病将愈；如脉大，则说明邪盛病未愈。

(5) 伤寒三阴不受邪的标志是能食而不呕

【原文】伤寒三日，三阳为尽，三阴当受邪。其人反能食而不呕，此为三阴不受邪也。(270)

能吃、无呕吐，这是疾病尚未传到三阴的标志。

3. 伤寒第四五日

(1) 伤寒颈项强胁下满的治疗

【原文】伤寒四五日，身热恶风，颈项强，胁下满，手足温而渴者，小柴胡汤主之。(99)

（2）伤寒欲自利的特征

【原文】伤寒四五日，腹中痛，若转气下趣少腹者，此欲自利也。（358）

伤寒四五日，如出现腹痛、肠鸣、矢气，这是疾病的自然病程，将要出现下利。原文中“趣”同“趋”，“下趣”，即向下移动。

（3）伤寒脉沉喘满误汗

【原文】伤寒四五日，脉沉而喘满。沉为在里，而反发其汗，津液越出，大便为难，表虚里实，久则谵语。（218）

在伤寒四五日时，可以出现喘促、腹胀满、胸闷的症状。

（4）伤寒传阴经（利）和阳明（矢气便硬）

【原文】伤寒，其脉微涩者，本是霍乱，今是伤寒，却四五日，至阴经上，转入阴必利，本呕下利者，不可治也。欲似大便，而反失气，仍不利者，此属阳明也，便必硬，十三日愈。所以然者，经尽故也。下利后，当便硬，硬则能食者愈，今反不能食，到后经中颇能食，复过一经能食，过之一日当愈。不愈者，不属阳明也。（384）

“至阴经上”是指病情到阴证阶段。该段的“经”字都是“经历、阶段”的意思。

4. 伤寒第五六日

（1）伤寒身热心中结痛的治疗

【原文】伤寒五六日，大下之后，身热不去，心中结痛者，未欲解也，栀子豉汤主之。（78）

“心中”指的是心下、胃脘部，此部位出现“结痛”。

（2）伤寒虚厥治禁

【原文】伤寒五六日，不结胸，腹濡，脉虚，复厥者，不可下，此亡血，下之死。（347）

（3）伤寒呕而发热的治疗、结胸的治疗、痞的治疗

【原文】伤寒五六日，呕而发热者，柴胡汤证具，而以他药下之，柴胡证仍在者，复与柴胡汤。此虽已下之，不为逆，必蒸蒸而振，却发热汗出而解。若心下满而硬痛者，此为结胸也，大陷胸汤主之。但满而不痛者，此为痞，柴胡不中与之，宜半夏泻心汤。（149）

有“柴胡汤证”而用了“泻法”治疗，此为误治，但只要柴胡证还在，仍可以使用柴胡汤治疗，出现寒战、发热、出汗后即转愈。

“心下满而硬痛”所指的情况实际上是较为严重的胃炎，甚至是胃穿孔，此时用大陷胸汤治疗。如“满而不痛者”，需用半夏泻心汤。

伤寒第五六日时疾病的传变越来越复杂，出现了以上所述的各种情况。

（4）伤寒胸胁满微结、尿少渴烦、但头汗出、往来寒热的治疗

【原文】伤寒五六日，已发汗，而复下之，胸胁满微结，小便不利，渴而不呕，但头汗出，往来寒热，心烦者，此为未解也，柴胡桂枝干姜汤主之。（147）

此条文的汗出特点为只有头部出汗，其他部位无汗。

（5）伤寒阳微结的治疗

【原文】伤寒五六日，头汗出，微恶寒，手足冷，心下满，口不欲食，大便硬，脉细者，此为阳微结，必有表，复有里也。脉沉，亦在里也。汗出为阳微。假令纯阴结，不得复有外证，悉入在里，此为半在里半在外也。脉虽沉紧，不得为少阴病。所以然者，阴不得有汗，今头汗出，故知非少阴也，可与小柴胡汤。设不了了者，得屎而解。（148）

（6）少阳伤寒中风证治

【原文】伤寒五六日，中风，往来寒热，胸胁苦满，默默不欲饮食，心烦喜呕，或胸中烦而不呕，或渴，或腹中痛，或胁下痞硬，或心下悸，小便不利，或不渴，身有微热，或咳者，小柴胡汤主之。（96）

这条原文明确提出小柴胡汤既治中风又治伤寒，此条文是小柴胡汤适应证极为广泛的理论基础，是中医医师必须熟练掌握的。

（7）阳明伤寒证治

【原文】伤寒若吐若下后不解，不大便五六日，上至十余日，日晡所发潮热，不恶寒，独语如见鬼状。若剧者，发则不识人，循衣摸床，惕而不安，微喘直视，脉弦者生，涩者死。微者，但发热谵语者，大承气汤主之。若一服利，则止后服。（212）

5. 伤寒第六七日

（1）伤寒热实结胸证治

【原文】伤寒六七日，结胸热实，脉沉而紧，心下痛，按之石硬者，大陷胸汤主之。（135）

（2）阳明伤寒与太阳伤寒证治

【原文】伤寒不大便六七日，头痛有热者，与承气汤。其小便清者，知不在里，仍在表也，当须发汗。若头痛者必衄，宜桂枝汤。（56）

本条条文提出了桂枝汤与承气汤的使用指征。

（3）少阴伤寒、唾脓、泄利、厥逆证治

【原文】伤寒六七日，大下后，寸脉沉而迟，手足厥逆，下部脉不至，喉咽不利，唾脓血，泄利不止者，为难治，麻黄升麻汤主之。（357）

在临床上遇到既有咽部的化脓性感染，又有腹泻的，就是这条原文所述的情况，说明患者的病情较重。这种情况，在古代可以见到，在现代临床中也较为常见，尤其是大量使用抗生素之后，出现了咽部感染与肠道感染并

见，症见唾脓血、泄泻，麻黄升麻汤就是处理这种复杂情况的好方子。

【原文】伤寒脉促，手足厥逆，可灸之。(349)

脉率快、四肢厥逆时，可以选用艾灸的方法治疗。

(4) 伤寒有阴无阳死证

【原文】伤寒六七日不利，便发热而利，其人汗出不止者死。有阴无阳故也。(346)

伤寒五六日之前没有涉及死证，五六日时有误治所致的死证，伤寒六七日时已经开始有向死证传变的可能了。

(5) 伤寒寒热微呕、心下支结、支节烦疼的治疗

【原文】伤寒六七日，发热微恶寒，支节烦疼，微呕，心下支结，外证未去者，柴胡桂枝汤主之。(146)

(6) 伤寒脉迟误治除中死证

【原文】伤寒脉迟六七日，而反与黄芩汤彻其热。脉迟为寒，今与黄芩汤，复除其热，腹中应冷，当不能食，今反能食，此名除中，必死。(333)

(7) 伤寒躁烦、无大热的机制

【原文】伤寒六七日，无大热，其人躁烦者，此为阳去入阴故也。(269)

(8) 阳明伤寒视昏、便难、身热的治疗

【原文】伤寒六七日，目中不了了，睛不和，无表里证，大便难，身微热者，此为实也。急下之，宜大承气汤。(252)

大承气汤的适应证除了前文提到的微热、大便难、谵语之外，还有视物昏花。

(9) 少阴伤寒灸治

【原文】伤寒六七日，脉微，手足厥冷，烦躁，灸厥阴，厥不还者死。(343)

6. 伤寒第七八日

(1) 脏厥与蛔厥的诊治鉴别

【原文】伤寒脉微而厥，至七八日肤冷，其人躁无暂安时者，此为脏厥，非蛔厥也。蛔厥者，其人当吐蛔，今病者静，而复时烦者，此为脏寒。蛔上入其膈，故烦，须臾复止，得食而呕，又烦者，蛔闻食臭出，其人常自吐蛔。蛔厥者，乌梅丸主之。又主久利。(338)

此条原文中，张仲景将蛔厥与脏厥进行了对比。“蛔厥”的临床表现一为吐蛔，二为四肢逆冷。其发病机制为“脏寒”，即病者大多情况下是安静状态，时有发作性烦躁。原文讲蛔厥可用乌梅丸治疗，但实际上乌梅丸也可治疗脏厥，关键是如何调整方中药物的剂量。

(2) 太阴伤寒黄疸

【原文】伤寒脉浮而缓，手足自温者，系在太阴。太阴当发身黄。若小

便自利者，不能发黄，至七八日，虽暴烦下利日十余行，必自止，以脾家实，腐秽去故也。(278)

太阴伤寒可能会出现黄疸，但如果小便正常，一般则不会发黄。

【原文】伤寒脉浮而缓，手足自温者，是为系在太阴。太阴者，身当发黄，若小便自利者，不能发黄。至七八日，大便硬者，为阳明病也。(187)

(3) 阳明伤寒黄疸证治

【原文】伤寒七八日，身黄如橘子色，小便不利，腹微满者，茵陈蒿汤主之。(260)

临床中黄疸的出现需要一个过程，一般是在受邪七八日以后。初起症见发热、腹部不适，一派伤寒的表现，医生一般会认为是胃肠道感染，往往忽略了肝炎的可能性，直到出现了黄疸才发现是肝炎。

(4) 伤寒表里俱热烦渴证治

【原文】伤寒若吐若下后，七八日不解，热结在里，表里俱热，时时恶风，大渴，舌上干燥而烦，欲饮水数升者，白虎加人参汤主之。(168)

7. 伤寒第八九日

(1) 伤寒风湿身痛证治

【原文】伤寒八九日，风湿相搏，身体疼烦，不能自转侧，不呕不渴，脉浮虚而涩者，桂枝附子汤主之。若其人大便硬，小便自利者，去桂加白术汤主之。(174)

(2) 伤寒中风身重烦惊谵语证治

【原文】伤寒八九日，下之，胸满烦惊，小便不利，谵语，一身尽重，不可转侧者，柴胡加龙骨牡蛎汤主之。(107)

(3) 伤寒中风惕痿

【原文】伤寒吐下后，发汗，虚烦，脉甚微。八九日心下痞硬，胁下痛，气上冲咽喉，眩冒，经脉动惕者，久而成痿。(160)

“眩”是眼前发黑，“冒”指头昏，因此“眩冒”并非眩晕；“经脉动惕”就是肌肉跳动。

我出门诊时曾遇到一患者，就诊时临床表现是全身多处的肌肉阵发性跳动，我推测可能是一个运动神经元病，渐冻人(肌萎缩侧索硬化)早期的症状就是全身多处肌肉跳动，后逐渐发展为肌肉萎缩而会有行走困难的表现。

8. 伤寒第十日

(1) 少阳伤寒里热结胸证治

【原文】伤寒十余日，热结在里，复往来寒热者，与大柴胡汤。但结胸，无大热者，此为水结在胸胁也，但头微汗出者，大陷胸汤主之。(136)

(2) 伤寒厥热与自愈

【原文】伤寒病，厥五日，热亦五日，设六日当复厥，不厥者自愈。厥终

不过五日，以热五日，故知自愈。（336）

9. 伤寒第十一日

伤寒厥热转归

【原文】伤寒发热四日，厥反三日，复热四日，厥少热多，其病当愈。四日至七日，热不除者，必便脓血。（341）

10. 伤寒第十二日

伤寒厥热转归

【原文】伤寒厥四日，热反三日，复厥五日，其病为进。寒多热少，阳气退，故为进也。（342）

11. 伤寒第十三日

（1）阳明伤寒谵语治疗

【原文】伤寒十三日，过经谵语者，以有热也，当以汤下之。若小便利者，大便当硬，而反下利，脉调和者，知医以丸药下之，非其治也。若自下利者，脉当微厥，今反和者，此为内实也，调胃承气汤主之。（105）

（2）少阳伤寒胸胁满呕、日晡潮热证治

【原文】伤寒十三日不解，胸胁满而呕，日晡所发潮热，已而微利。此本柴胡证，下之以不得利，今反利者，知医以丸药下之，此非其治也。潮热者，实也，先宜小柴胡汤以解外，后以柴胡加芒硝汤主之。（104）

12. 伤寒第十五日

伤寒厥热与转归

【原文】伤寒始发热六日，厥反九日而利。凡厥利者，当不能食，今反能食者，恐为除中，食以索饼。不发热者，知胃气尚在，必愈。恐暴热来出而复去也。后日脉之，其热续在者，期之旦日夜半愈。所以然者，本发热六日，厥反九日，复发热三日，并前六日，亦为九日，与厥相应，故期之旦日夜半愈。后三日脉之，而脉数，其热不罢者，此为热气有余，必发痈脓也。（332）

综合分析以上条文，死证均出现在伤寒第5~7日，也就是说伤寒的传变是有规律的，其可见表现和所用方药总结见表3。一般来讲，严重感染性疾病的病程大多是2周，最多不会超过3周，结局或是患者死亡，或是疾病痊愈。普通感冒的病程大多为1周。

表3 逐日伤寒证治表（明确伤寒）

伤寒日程	可见表现	所用方药
伤寒一日	脉静、颇欲吐、躁烦，脉数急、肢厥身热	
伤寒二日	肢厥身热、心悸而烦	小建中汤

续表

伤寒日程	可见表现	所用方药
伤寒三日	肢厥身热、心悸而烦、阳明脉大、少阳脉小	小建中汤
伤寒四五日	肢厥身热、恶风、颈项强、胁下满、手足温而渴、腹中痛、脉沉、喘满、下利、便硬	小柴胡汤
伤寒五日	肢厥身热、心中结痛、呕而发热、结胸(心下满而硬痛)痞(满而不痛)胸胁满微结、尿少、渴烦、但头汗出、往来寒热、阳微结(头汗出,微恶寒,手足冷,心下满,口不欲食,大便硬,脉细)脉沉、往来寒热、胸胁苦满、默默不欲饮食、心烦喜呕、胸中烦而不呕,或渴,或腹中痛,或胁下痞硬,或心下悸,小便不利,或不渴,身有微热,或咳;不大便五六日,日晡所发潮热,不恶寒,独语如见鬼状、发则不识人,循衣摸床,惕而不安,微喘直视,脉弦;死	小柴胡汤、柴胡汤、柴胡桂枝干姜汤、栀子豉汤、大陷胸汤、半夏泻心汤、大承气汤
伤寒六日	心中结痛、呕而发热、结胸(心下满而硬痛)、痞(满而不痛)、胸胁满微结、尿少、渴烦、但头汗出、往来寒热、阳微结(头汗出,微恶寒,手足冷,心下满,口不欲食,大便硬,脉细)、脉沉、往来寒热、胸胁苦满、默默不欲饮食、心烦喜呕、胸中烦而不呕,或渴,或腹中痛,或胁下痞硬,或心下悸,小便不利,或不渴,身有微热,或咳;不大便五六日,日晡所发潮热,不恶寒,独语如见鬼状、发则不识人,循衣摸床,惕而不安,微喘直视,脉弦。 结胸热实、脉沉紧、心下痛按之石硬;不大便六七日、头痛、发热、衄;寸脉沉迟、手足厥逆、下部脉不至、喉咽不利、唾脓血、泄利不止;脉促、手足厥逆;发热而利、汗出不止者;发热、微恶寒、支节烦疼、微呕、心下支结;除中;躁烦;目中不了了、睛不和、大便难、身微热;脉微、手足厥冷、烦躁、死	小柴胡汤、柴胡汤、柴胡桂枝干姜汤、柴胡桂枝汤、栀子豉汤、大陷胸汤、半夏泻心汤、大承气汤、承气汤、桂枝汤、麻黄升麻汤
伤寒七日	结胸热实、脉沉紧、心下痛按之石硬;不大便六七日、头痛、发热、衄;寸脉沉迟、手足厥逆、下部脉不至、喉咽不利、唾脓血、泄利不止;脉促、手足厥逆;发热而利、汗出不止者;发热、微恶寒、支节烦疼、微呕、心下支结;除中;躁烦;目中不了了、睛不和、大便难、身微热;脉微、手足厥冷、烦躁、死。 脏厥(脉微而厥、肤冷、躁无暂安时),蛔厥(吐蛔、静而复时烦、得食而呕);身黄、暴烦下利日十余行;身黄、大便硬、小便不利、腹微满;时时恶风、大渴、舌上干燥而烦、欲饮水数升	柴胡桂枝汤、大陷胸汤、大承气汤、承气汤、桂枝汤、麻黄升麻汤、乌梅丸、茵陈蒿汤、白虎加人参汤

续表

伤寒日程	可见表现	所用方药
伤寒八日	脏厥(脉微而厥、肤冷、躁无暂安时),蛔厥(吐蛔、静而复时烦、得食而呕);身黄、暴烦下利日十余行;身黄、大便硬、小便不利、腹微满;时时恶风、大渴、舌上干燥而烦、欲饮水数升。 身体疼烦不能自转侧、不呕不渴脉浮虚而涩、大便硬小便自利;胸满烦惊、小便不利、谵语、一身尽重不可转侧;虚烦、脉甚微、心下痞硬、胁下痛、气上冲咽喉、眩冒、经脉动惕	柴胡加龙骨牡蛎汤、乌梅丸、茵陈蒿汤、白虎加人参汤、桂枝附子汤、白术附子汤
伤寒九日	身体疼烦不能自转侧、不呕不渴脉浮虚而涩、大便硬小便自利;胸满烦惊、小便不利、谵语、一身尽重不可转侧;虚烦、脉甚微、心下痞硬、胁下痛、气上冲咽喉、眩冒、经脉动惕	桂枝附子汤、白术附子汤;柴胡加龙骨牡蛎汤
伤寒十日	往来寒热、结胸、但头微汗出	大柴胡汤、大陷胸汤
伤寒十一日	厥少热多;热不除、便脓血	
伤寒十二日	厥四日热反三日复厥五日	
伤寒十三日	谵语、下利、脉和; 胸胁满而呕、日晡潮热	小柴胡汤、柴胡加芒硝汤、调胃承气汤
伤寒十五日	发热六日厥反九日而利、不发热;脉数、发热、痈脓	

上表总结的是张仲景治疗伤寒用药的大体规律。通过这个表格,我们可以了解到伤寒的传变是有规律的。

综合以上内容,我们提炼出了伤寒的发病机制,即寒邪邪气重;寒邪可随血液循环系统传变到全身,进而表现出各种各样的症状。

(七)太阳伤寒证治

以下的条文,有些原先就在太阳病篇,有些是依据我们之前得出的结论而归入太阳病中的。

【原文】太阳病,或已发热,或未发热,必恶寒,体痛,呕逆,脉阴阳俱紧者,名为伤寒。(3)

【原文】伤寒一日,太阳受之,脉若静者为不传。颇欲吐,若躁烦,脉数急者,为传也。(4)

伤寒的传变,由太阳伤寒开始。所谓寒邪,包括物理性寒邪、化学性寒邪和生物性寒邪。伤寒,最多见的情况是在感受物理性寒邪的基础上,又感受了生物性寒邪。也就是在受凉后,又感染了寒冷环境中生存的微生物,从而导致了伤寒病的发生。伤寒能够出现传变特点，从病因的角度上来讲，主要是生物性寒邪的作用。

【原文】伤寒二三日，阳明、少阳证不见者，为不传也。（5）

【原文】伤寒发热，啬啬恶寒，大渴欲饮水，其腹必满，自汗出，小便利，其病欲解，此肝乘肺也，名曰横，刺期门。（109）

太阳伤寒见了以上症状，可以用针刺期门的方法治疗。

【原文】太阳伤寒者，加温针，必惊也。（119）

如果用温针法治疗太阳伤寒，易出现惊恐。在临床上儿童最多见，因为儿童感染发热时，中枢神经的兴奋性增强，任何导致体温升高、中枢神经兴奋的治疗方法都会诱发惊恐神志抽搐。

【原文】形作伤寒，其脉不弦紧而弱。弱者必渴，被火必谵语。弱者发热、脉浮，解之当汗出愈。（113）

如果使用火热疗法治疗伤寒则会出现谵语，火热疗法包括艾灸、熏烤、温针、火针等，皆属误治。

【原文】伤寒脉浮紧，不发汗，因致衄者，麻黄汤主之。（55）

【原文】伤寒发汗已解，半日许复烦，脉浮数者，可更发汗，宜桂枝汤。（57）

【原文】伤寒脉浮缓，身不疼，但重，乍有轻时，无少阴证者，大青龙汤发之。（39）

【原文】伤寒汗出而渴者，五苓散主之；不渴者，茯苓甘草汤主之。（73）

【原文】伤寒脉浮滑，此以表有热，里有寒，白虎汤主之。（176）

白虎汤不仅仅用于阳明病的治疗，太阳病同样可以使用。

【原文】伤寒无大热，口燥渴，心烦，背微恶寒者，白虎加人参汤主之。（169）

【原文】伤寒脉浮，医以火迫劫之，亡阳必惊狂，卧起不安者，桂枝去芍药加蜀漆牡蛎龙骨救逆汤主之。（112）

【原文】伤寒八九日，风湿相搏，身体疼烦，不能自转侧，不呕不渴，脉浮虚而涩者，桂枝附子汤主之。若其人大便硬，小便自利者，去桂加白术汤主之。（174）

【原文】伤寒解后，虚羸少气，气逆欲吐，竹叶石膏汤主之。（397）

【原文】伤寒发热，汗出不解，心中痞硬，呕吐而下利者，大柴胡汤主之。（165）

本条大柴胡汤证条文，我们将其列入太阳病中，但其实大柴胡汤证还涉及其他部位的病变。这里需要理解的是，虽然有些条文见于太阳病篇，但实际上其描述的不一定是纯粹的太阳病，往往可能交叉存在着其他部位的病变，这也是《伤寒论》中的传变、合病、并病等存在的原因。

（八）少阳伤寒证治

从口腔一直到胃，包括十二指肠在内的部位都属于少阳，这些部位伤于寒邪即称为“少阳伤寒”。

【原文】伤寒，脉弦细，头痛发热者，属少阳。少阳不可发汗，发汗则谵语，此属胃，胃和则愈，胃不和，烦而悸。（265）

【原文】伤寒表不解，心下有水气，干呕，发热而咳，或渴，或利，或噎，或小便不利，少腹满，或喘者，小青龙汤主之。（40）

【原文】伤寒心下有水气，咳而微喘，发热不渴。服汤已渴者，此寒去欲解也。小青龙汤主之。（41）

【原文】伤寒三日，少阳脉小者，欲已也。（271）

【原文】伤寒一二日至四五日，厥者必发热，前热者后必厥，厥深者热亦深，厥微者热亦微。厥应下之，而反发汗者，必口伤烂赤。（335）

【原文】伤寒发热四日，厥反三日，复热四日，厥少热多，其病当愈。四日至七日，热不除者，必便脓血。（341）

【原文】伤寒始发热六日，厥反九日而利。凡厥利者，当不能食，今反能食者，恐为除中，食以索饼。不发热者，知胃气尚在，必愈。恐暴热来出而复去也。后日脉之，其热续在者，期之旦日夜半愈。所以然者，本发热六日，厥反九日，复发热三日，并前六日，亦为九日，与厥相应，故期之旦日夜半愈。后三日脉之，而脉数，其热不罢者，此为热气有余，必发痈脓也。（332）

【原文】伤寒厥四日，热反三日，复厥五日，其病为进。寒多热少，阳气退，故为进也。（342）

【原文】伤寒病，厥五日，热亦五日，设六日当复厥，不厥者自愈。厥终不过五日，以热五日，故知自愈。（336）

【原文】伤寒四五日，身热恶风，颈项强，胁下满，手足温而渴者，小柴胡汤主之。（99）

口咽部发生感染时，颈部淋巴结以及咽后壁附近组织的炎症状态都会导致颈部不适，出现“颈项强”，并非所有的“颈项强”都是抽风。

【原文】伤寒五六日，中风，往来寒热，胸胁苦满，默默不欲饮食，心烦喜呕，或胸中烦而不呕，或渴，或腹中痛，或胁下痞硬，或心下悸，小便不利，或不渴，身有微热，或咳者，小柴胡汤主之。（96）

【原文】伤寒五六日，呕而发热者，柴胡汤证具，而以他药下之，柴胡证仍在者，复与柴胡汤。此虽已下之，不为逆，必蒸蒸而振，却发热汗出而解。若心下满而硬痛者，此为结胸也，大陷胸汤主之。但满而不痛者，此为痞，柴胡不中与之，宜半夏泻心汤。（149）

【原文】伤寒五六日，已发汗，而复下之，胸胁满微结，小便不利，渴而不

呕,但头汗出,往来寒热,心烦者,此为未解也,柴胡桂枝干姜汤主之。(147)

【原文】伤寒六七日,发热微恶寒,支节烦疼,微呕,心下支结,外证未去者,柴胡桂枝汤主之。(146)

【原文】伤寒八九日,下之,胸满烦惊,小便不利,谵语,一身尽重,不可转侧者,柴胡加龙骨牡蛎汤主之。(107)

【原文】伤寒六七日,结胸热实,脉沉而紧,心下痛,按之石硬者,大陷胸汤主之。(135)

【原文】伤寒十余日,热结在里,复往来寒热者,与大柴胡汤。但结胸,无大热者,此为水结在胸胁也,但头微汗出者,大陷胸汤主之。(136)

【原文】伤寒十三日不解,胸胁满而呕,日晡所发潮热,已而微利。此本柴胡证,下之以不得利,今反利者,知医以丸药下之,此非其治也。潮热者,实也,先宜小柴胡汤以解外,后以柴胡加芒硝汤主之。(104)

【原文】伤寒差以后,更发热,小柴胡汤主之。脉浮者,以汗解之;脉沉实者,以下解之。(394)

【原文】伤寒,阳脉涩,阴脉弦,法当腹中急痛,先与小建中汤。不差者,小柴胡汤主之。(100)

这里的腹中急痛当是上腹部拘急疼痛,病变多在胃。

【原文】伤寒中风,有柴胡证,但见一证便是,不必悉具。凡柴胡汤病证而下之,若柴胡证不罢者,复与柴胡汤,必蒸蒸而振,却复发热汗出而解。(101)

【原文】伤寒热少厥微,指头寒,默默不欲食,烦躁,数日小便利,色白者,此热除也,欲得食,其病为愈。若厥而呕,胸胁烦满者,其后必便血。(339)

【原文】伤寒胸中有热,胃中有邪气,腹中痛,欲呕吐者,黄连汤主之。(173)

(九)阳明伤寒证治

阳明部位指的是全身的神经系统,不论是中枢神经系统、外周自主神经系统,还是肠道本身自有的一套神经系统,其来源涉及外、中、内三胚层。无论何处受寒邪,进一步发展,寒邪可影响到该处的神经系统,凡神经系统受邪侵袭的病症均属阳明病。

《黄帝内经》所讲的“卫行脉外”之“卫”即指神经系统,“营行脉中”之“营”即指血液,神经系统不进入血管内,“营卫交汇”之处即在血管壁。当病邪穿过血管壁进入到血液时为少阴病,而尚未进入血管,但侵犯神经系统时为阳明病。纵览阳明病涉及条文所描述的临床表现,均与神经系统相关。

【原文】伤寒三日,三阳为尽,三阴当受邪。其人反能食而不呕,此为三阴不受邪也。(270)

【原文】伤寒三日,阳明脉大。(186)

【原文】本太阳初得病时,发其汗,汗先出不彻,因转属阳明也。伤寒发热无汗,呕不能食,而反汗出濈濈然者,是转属阳明也。(185)

异常“汗多”提示疾病已经影响到支配汗腺的神经,因此“汗出濈濈然”是转属阳明的标志了。

【原文】伤寒转系阳明者,其人濈然微汗出也。(188)

【原文】伤寒呕多,虽有阳明证,不可攻之。(204)

一提及阳明证,大家可能就想到“痞、满、燥、实、坚”,多使用承气汤下之,但此条言明,“虽有阳明证”,如遇“呕多”,不可使用“下法”。究其原因,胃肠道神经功能紊乱亦可“呕多”,此时用“下法”治疗并不妥当。

【原文】伤寒四五日,脉沉而喘满。沉为在里,而反发其汗,津液越出,大便为难,表虚里实,久则谵语。(218)

【原文】伤寒,其脉微涩者,本是霍乱,今是伤寒,却四五日,至阴经上,转入阴必利,本呕下利者,不可治也。欲似大便,而反失气,仍不利者,此属阳明也,便必硬,十三日愈。所以然者,经尽故也。下利后,当便硬,硬则能食者愈,今反不能食,到后经中颇能食,复过一经能食,过之一日当愈。不愈者,不属阳明也。(384)

为何阳明病会出现大便干?因其肠道神经功能受到影响,肠道蠕动减少,粪便停留于肠道的时间过长即会干结。

【原文】伤寒脉滑而厥者,里有热,白虎汤主之。(350)

【原文】伤寒脉浮,发热无汗,其表不解,不可与白虎汤。渴欲饮水,无表证者,白虎加人参汤主之。(170)

【原文】伤寒若吐若下后,七八日不解,热结在里,表里俱热,时时恶风,大渴,舌上干燥而烦,欲饮水数升者,白虎加人参汤主之。(168)

【原文】伤寒哕而腹满,视其前后,知何部不利,利之即愈。(381)

此条文的“前后”指前后二阴,即指代大小便。

【原文】伤寒,腹满谵语,寸口脉浮而紧,此肝乘脾也,名曰纵,刺期门。(108)

“谵语”为大脑神经功能异常的表现,只要出现了大脑神经功能异常的病变均属阳明病。

【原文】妇人伤寒,发热,经水适来,昼日明了,暮则谵语,如见鬼状者,此为热入血室。无犯胃气及上二焦,必自愈。(145)

【原文】伤寒不大便六七日,头痛有热者,与承气汤。其小便清者,知不

在里，仍在表也，当须发汗。若头痛者必衄，宜桂枝汤。(56)

该条所涉及的头痛为病邪影响到中枢神经系统，便秘为病邪影响到肠道神经。

【原文】伤寒六七日，目中不了了，睛不和，无表里证，大便难，身微热者，此为实也。急下之，宜大承气汤。(252)

我们的视觉主要是由神经系统来完成的，此条文“目中不了了，睛不和”亦为阳明证。

【原文】伤寒若吐若下后不解，不大便五六日，上至十余日，日晡所发潮热，不恶寒，独语如见鬼状。若剧者，发则不识人，循衣摸床，惕而不安，微喘直视，脉弦者生，涩者死。微者，但发热谵语者，大承气汤主之。若一服利，则止后服。(212)

使用大承气汤治疗上述情况时，如服一剂药病愈者，无需继续服药。

【原文】伤寒脉浮而缓，手足自温者，是为系在太阴。太阴者，身当发黄，若小便自利者，不能发黄。至七八日，大便硬者，为阳明病也。(187)

胃肠道的神经功能受到影响之后，蠕动减少，粪便在肠道停留时间越长，水分越容易被吸收，大便即变干。

【原文】伤寒七八日，身黄如橘子色，小便不利，腹微满者，茵陈蒿汤主之。(260)

黄疸的发生，从解剖部位来讲，直接发生在肝脏、胆囊，那是否本条应列入厥阴病篇？相近的解剖部位，由于功能活动相互协作、影响，很难截然分开。“黄疸”发生的时候，胃肠蠕动是减弱的，因此临床常见到黄疸患者食欲差、腹胀，本条文也提到“腹微满”，这是胃肠道神经系统受到影响的表现。

【原文】伤寒身黄发热，栀子柏皮汤主之。(261)

【原文】伤寒瘀热在里，身必黄，麻黄连轺赤小豆汤主之。(262)

【原文】伤寒发汗已，身目为黄。所以然者，以寒湿在里不解故也。以为不可下也，于寒湿中求之。(259)

【原文】伤寒十三日，过经谵语者，以有热也，当以汤下之。若小便利者，大便当硬，而反下利，脉调和者，知医以丸药下之，非其治也。若自下利者，脉当微厥，今反和者，此为内实也，调胃承气汤主之。(105)

【原文】伤寒吐后，腹胀满者，与调胃承气汤。(249)

【原文】伤寒大吐大下之，极虚，复极汗者，其人外气怫郁，复与之水，以发其汗，因得哕。所以然者，胃中寒冷故也。(380)

【原文】伤寒，医以丸药大下之，身热不去，微烦者，栀子干姜汤主之。(80)

这一条也归入阳明病，是由于此时的临床表现已经涉及“烦”，也就是已经影响到神经系统。

【原文】伤寒下后，心烦腹满，卧起不安者，栀子厚朴汤主之。（79）

【原文】伤寒五六日，大下之后，身热不去，心中结痛者，未欲解也，栀子豉汤主之。（78）

虽然这一条未明确提及心烦等神经系统受到影响的表现，但此条与上两条均属于栀子豉汤的类方，放在一起有利于分析相关联方剂的内在关系，故列于此。

（十）太阴伤寒证治

太阴病主要是指涉及都消化道黏膜下层的疾病。下述三条是明确标有“伤寒”的条文，其他未标明的条文会在各论中详述。

【原文】伤寒脉浮而缓，手足自温者，系在太阴。太阴当发身黄。若小便自利者，不能发黄，至七八日，虽暴烦下利日十余行，必自止，以脾家实，腐秽去故也。（278）

太阴伤寒，以腹泻为主要表现。

【原文】伤寒四五日，腹中痛，若转气下趣少腹者，此欲自利也。（358）

“转气”指肠鸣、矢气，是要腹泻的标志，仍然属于太阴病。

【原文】伤寒本自寒下，医复吐下之，寒格，更逆吐下，若食入口即吐，干姜黄芩黄连人参汤主之。（359）

根据此条描述，当感染涉及全消化道时，既有呕吐，又有腹泻时，干姜黄芩黄连人参汤是最佳选择。

吐泻并见，在《伤寒论》中可选用的方子有很多，比如葛根芩连汤、葛根芩连加半夏汤等。但属于太阴病，原文中明确标注是伤寒的，给出的方剂只有干姜黄芩黄连人参汤。

（十一）厥阴伤寒证治

厥阴主要涉及与十二指肠相关联的肝、胆、胰腺以及生殖系统。此处需要特别说明，生殖系统与十二指肠不关联，但是与小肠相关联，从胚胎发育角度来看，精原细胞就是从内胚层起源的，由此可见生殖系统与中医所说的脾胃有关，部分医家使用健脾治疗不孕症有效即是佐证。

【原文】伤寒厥而心下悸，宜先治水，当服茯苓甘草汤，却治其厥。不尔，水渍入胃，必作利也。（356）

【原文】伤寒若吐、若下后，心下逆满，气上冲胸，起则头眩，脉沉紧，发汗则动经，身为振振摇者，茯苓桂枝白术甘草汤主之。（67）

“心下逆满，气上冲胸”指上腹部胀满、胃气上逆，究其病因，在于十二指肠部位阻塞以致胃气不能通降，才会出现反流，其真正病位应是十二指肠。

比如临床常见的胆汁反流性胃炎，常规思路认为是肝胆病，实际上这种想法有误，缺乏系统性，其应为小肠病，小肠部位阻塞以致肝胆气滞，故出现胆汁反流，实际病位并不在胆囊本身。

【原文】伤寒大下后，复发汗，心下痞，恶寒者，表未解也。不可攻痞，当先解表，表解乃可攻痞。解表宜桂枝汤，攻痞宜大黄黄连泻心汤。（164）

桂枝汤、大黄黄连泻心汤均为调理胃肠的有效方剂。

【原文】伤寒发汗，若吐若下，解后，心下痞硬，噫气不除者，旋覆代赭汤主之。（161）

嗳气不止的原因仍为胃部以下腑气不通，病位属厥阴。我所讲的《伤寒论》条文是根据其病位所编排，每一条都有明确的病位，以便于方剂的学习运用。

【原文】伤寒五六日，头汗出，微恶寒，手足冷，心下满，口不欲食，大便硬，脉细者，此为阳微结，必有表，复有里也。脉沉，亦在里也。汗出为阳微。假令纯阴结，不得复有外证，悉入在里，此为半在里半在外也。脉虽沉紧，不得为少阴病。所以然者，阴不得有汗，今头汗出，故知非少阴也，可与小柴胡汤。设不了了者，得屎而解。（148）

小柴胡汤不仅可以治疗少阳病，还可治疗厥阴病。“得屎而解”，即下之则愈。

【原文】伤寒汗出解之后，胃中不和，心下痞硬，干噫食臭，胁下有水气，腹中雷鸣，下利者，生姜泻心汤主之。（157）

一旦出现“腹中雷鸣”，病位便可肯定在小肠了，如若病位在胃，则为振水音，绝不会出“腹中雷鸣”，所以说这条也属厥阴病篇。

【原文】伤寒中风，医反下之，其人下利日数十行，谷不化，腹中雷鸣，心下痞硬而满，干呕心烦不得安。医见心下痞，谓病不尽，复下之，其痞益甚。此非结热，但以胃中虚，客气上逆，故使硬也。甘草泻心汤主之。（158）

【原文】伤寒服汤药，下利不止，心下痞硬。服泻心汤已，复以他药下之，利不止，医以理中与之，利益甚。理中者，理中焦，此利在下焦，赤石脂禹余粮汤主之。复不止者，当利其小便。（159）

为保证原文的完整性，据此条文所述内容，亦可将其列入太阴病篇。我们一般将上下矛盾的症状，定位在中焦十二指肠，当然这个部位的病变并非孤立出现的，此处病变亦是由上而来，同时也会影响到下游。

【原文】伤寒有热，少腹满，应小便不利，今反利者，为有血也，当下之，不可余药，宜抵当丸。（126）

此条文所述已经涉及生殖系统，比如妇科附件感染，此类感染的途径往往是生殖道逆行感染，或血行感染，此类问题都可用抵当丸治疗。

在这分享一个使用抵当丸治疗生殖系统疾病的案例，男性患者，西医诊断为前列腺炎、前列腺增生，他的临床表现是先出现尿血，后继发排尿疼痛，自觉阴茎内缩，夜间剧痛，病程有三四年，久治不愈，根据其情况我判断为生殖系统疾病，属厥阴病，选用了抵当丸合当归贝母苦参丸，治疗不过两周，基本痊愈。

正是基于“生殖系统属厥阴”的认识，我们选用治疗厥阴病的方子才能获此良效。唯有将《伤寒论》原文与现代解剖明确联系起来，才能把古人的智慧运用到极致。

【原文】伤寒阴易之为病，其人身体重，少气，少腹里急，或引阴中拘挛，热上冲胸，头重不欲举，眼中生花，膝胫拘急者，烧裈散主之。(392)

“裈”即指内裤，“烧裈散”是将内裤焚烧后入药，历代的使用记载较少，现代研究也很少。

（十二）少阴伤寒证治

纵览《伤寒论》，只有少阴病有死证，结合现代医学，感染性疾病危重时进入休克状态，休克便是疾病影响到了血液以及循环系统。血液、血管、心脏和肾脏都属于少阴部位。若为重症，常见休克，极易导致死亡；若是轻症，也会见到这些部位和系统的异常。

【原文】伤寒二三日，心中悸而烦者，小建中汤主之。(102)

【原文】伤寒脉结代，心动悸，炙甘草汤主之。(177)

【原文】伤寒五六日，不结胸，腹濡，脉虚，复厥者，不可下，此亡血，下之死。(347)

【原文】伤寒先厥后发热而利者，必自止，见厥复利。(331)

在临床上能够引起四肢凉的原因多种多样，但究其最终环节，一定是影响了四肢的血液循环，否则不会出现四肢凉。

【原文】伤寒先厥后发热，下利必自止，而反汗出，咽中痛者，其喉为痹。发热无汗，而利必自止，若不止，必便脓血。便脓血者，其喉不痹。(334)

因“厥”故知疾病已至少阴，“咽中痛”提示咽部感染可以影响血液循环导致四肢逆冷，“便脓血”提示肠道感染也可影响血液循环系统导致四肢逆冷。

【原文】伤寒六七日，大下后，寸脉沉而迟，手足厥逆，下部脉不至，喉咽不利，唾脓血，泄利不止者，为难治，麻黄升麻汤主之。(357)

【原文】伤寒脉浮，自汗出，小便数，心烦，微恶寒，脚挛急，反与桂枝，欲攻其表，此误也，得之便厥，咽中干，烦躁，吐逆者，作甘草干姜汤与之，以复其阳。若厥愈足温者，更作芍药甘草汤与之，其脚即伸。若胃气不和，谵语者，少与调胃承气汤。若重发汗，复加烧针者，四逆汤主之。(29)

之所以将本条放入少阴病篇，是因为出现了“厥”，这是由于咽部感染影响到了血液循环系统。治疗循环功能衰竭的主方是四逆汤。

【原文】伤寒，医下之，续得下利清谷不止，身疼痛者，急当救里；后身疼痛，清便自调者，急当救表。救里宜四逆汤，救表宜桂枝汤。(91)

本条描述中有表证，故亦可放在太阳病篇，为了保留条文的全貌，尽量不将条文拆开，因此就可能会出现同一个条文分置多篇的情况。这里涉及鉴别诊断条文的编排顺序问题，我们会将该类条文放入后出现的方剂所在的篇章，比如该条涉及桂枝汤和四逆汤，就放入少阴病篇讲解，而不放入太阳病篇。

【原文】伤寒六七日，脉微，手足厥冷，烦躁，灸厥阴，厥不还者死。(343)

此处的“厥阴”是指厥阴俞穴。感染性休克经艾灸后厥逆不能缓解者，为死证。

【原文】伤寒吐下后，发汗，虚烦，脉甚微。八九日心下痞硬，胁下痛，气上冲咽喉，眩冒，经脉动惕者，久而成痿。(160)

“经脉动惕”是影响到神经的表现，本条也可放入阳明病篇。这一条文描述的实际上是消化道感染逐步发展，影响到了神经系统和血液循环系统。

【原文】伤寒脉微而厥，至七八日肤冷，其人躁无暂安时者，此为脏厥，非蛔厥也。蛔厥者，其人当吐蛔，今病者静，而复时烦者，此为脏寒。蛔上入其膈，故烦，须臾复止，得食而呕，又烦者，蛔闻食臭出，其人常自吐蛔。蛔厥者，乌梅丸主之。又主久利。(338)

将本条置于少阴病篇是因为“脏厥”，而实际上乌梅丸是厥阴病的主方。用乌梅丸治疗肝、胆、胰腺的疾病效果非常好。我在临床中治疗胰腺癌、胆管癌、肝胆疾病时都是以乌梅丸为主方，根据病患的寒热虚实加减调整，治疗效果非常好，也就说通过临床实践，又验证了我们的研究成果，即与十二指肠相关联的肝、胆、胰腺均属“厥阴”。

【原文】伤寒发热，下利厥逆，躁不得卧者死。(344)

此条描述的是因腹泻而致的循环功能衰竭。

【原文】伤寒发热，下利至甚，厥不止者死。(345)

【原文】伤寒下利，日十余行，脉反实者死。(369)

脉实，说明邪气盛。

【原文】伤寒脉促，手足厥逆，可灸之。(349)

出现手足厥逆时可以选用艾灸治疗。

【原文】伤寒六七日，无大热，其人躁烦者，此为阳去入阴故也。(269)

【原文】伤寒六七日不利，便发热而利，其人汗出不止者死。有阴无阳

故也。(346)

【原文】伤寒脉迟六七日,而反与黄芩汤彻其热。脉迟为寒,今与黄芩汤,复除其热,腹中应冷,当不能食,今反能食,此名除中,必死。(333)

我们把伤寒所致的这一类感染性疾病导致的死证,都放在了少阴病篇中,这完全是依据之前的研究结论。

根据上述内容分门别类整理成表格(表4),以便大家理解、记忆。

表4　三阳三阴伤寒证治表(明确伤寒)

病位	可见表现	所用方药
太阳	脉浮紧、衄;伤寒发汗已解半日许复烦、脉浮数;脉浮缓、身重;汗出而渴不渴,汗出不渴;脉浮滑;口燥渴、心烦、背微恶寒;脉浮、惊狂、卧起不安;身体疼烦不能自转侧、不呕不渴、脉浮虚而涩、若大便硬、小便自利;虚羸少气、气逆欲吐;发热、心中痞硬、呕吐而下利	麻黄汤、大青龙汤、桂枝汤、桂枝去芍药加蜀漆牡蛎龙骨救逆汤、桂枝附子汤、五苓散、茯苓甘草汤、白虎汤、白虎加人参汤、白术附子汤、竹叶石膏汤、大柴胡汤
少阳	伤寒表不解、心下有水气、干呕、发热而咳、或渴、或利、或噎、或小便不利、少腹满、或喘; 身热恶风、颈项强、胁下满、手足温而渴;往来寒热、胸胁苦满、默默不欲饮食、心烦喜呕、或胸中烦而不呕、或渴、或腹中痛、或胁下痞硬、或心下悸、小便不利、或不渴、身有微热、或咳;心下满而硬痛(结胸);心下满而不痛(痞);胸胁满微结、小便不利、渴而不呕、但头汗出、往来寒热、心烦;发热微恶寒、支节烦疼、微呕、心下支结、外证未去;胸满烦惊、小便不利、谵语、一身尽重、不可转侧; 结胸热实、脉沉而紧、心下痛,按之石硬;胸胁满而呕、日晡所发潮热、微利;阳脉涩阴脉弦、腹中急痛;腹中痛、欲呕吐	小青龙汤、小柴胡汤、柴胡桂枝干姜汤、柴胡桂枝汤、柴胡加龙骨牡蛎汤、柴胡加芒硝汤、半夏泻心汤、大陷胸汤、小建中汤、黄连汤
阳明	脉滑而厥;脉浮、发热无汗、渴欲饮水;表里俱热、时时恶风、大渴、舌上干燥而烦、欲饮水数升;不大便六七日、头痛、发热; 目中不了了、睛不和、大便难、身微热;不大便、日晡所发潮热、不恶寒、独语如见鬼状(谵语)发则不识人、循衣摸床、惕而不安、微喘直视、脉微; 身黄如橘子色、小便不利、腹微满;身黄发热;身黄;身目为黄;谵语、脉和;腹胀满;身热,微烦;心烦腹满,卧起不安;身热不去、心中结痛	白虎汤、白虎加人参汤、承气汤、大承气汤、茵陈蒿汤、栀子柏皮汤、麻黄连轺赤小豆汤、调胃承气汤、栀子干姜汤、栀子厚朴汤、栀子豉汤

续表

病位	可见表现	所用方药
太阴	食入口即吐	干姜黄芩黄连人参汤
厥阴	厥而心下悸；心下逆满、气上冲胸、起则头眩、脉沉紧、发汗则动经、身为振振摇；心下痞、恶寒；心下痞硬、噫气不除；头汗出、微恶寒、手足冷、心下满、口不欲食、大便硬、脉细；心下痞硬、干噫食臭、胁下有水气、腹中雷鸣、下利；下利日数十行、谷不化、腹中雷鸣、心下痞硬而满、干呕心烦不得安；下利不止、心下痞硬；身热、少腹满、小便利；身体重、少气、少腹里急、或引阴中拘挛、热上冲胸、头重不欲举、眼中生花、膝胫拘急	茯苓甘草汤、茯苓桂枝白术甘草、小柴胡汤、大黄黄连泻心汤、旋覆代赭汤、生姜泻心汤、甘草泻心汤、赤石脂禹余粮汤、抵当丸、烧裈散
少阴	心中悸而烦；脉结代、心动悸； 寸脉沉而迟、手足厥逆、下部脉不至、喉咽不利、唾脓血、泄利不止；脉浮、自汗出、小便数、心烦、微恶寒、脚挛急、厥、咽中干、烦躁、吐逆；厥愈足温；谵语；下利清谷不止、身疼痛	小建中汤、炙甘草汤、麻黄升麻汤、甘草干姜汤、芍药甘草汤、四逆汤、调胃承气汤

通过这个表格，我们就能得知寒邪所致三阴三阳病的症状及其主方的概貌。之后我们具体讲解三阴三阳病的时候，还会将既未标明中风也未标明伤寒的条文进行补充讲解。

第六讲 《伤寒论》方药剂量的问题

（一）重量单位的换算

1. 标准重量单位

《汉书·律历志》:

16 两 =1 斤;

24 铢 =1 两;

6 铢 =1 分;

1 钱匕 =5 铢。

（1）斤

吴承洛《中国度量衡史》:

(汉代)1 斤≈220g。

临床为计算方便,常按 1 斤 =240g 换算。

（2）两

1)《中国古代度量衡图集》:

(汉代)1 两≈15.6g。

2)《中国科学技术史·度量衡卷》:

(汉代)1 两≈13.8g。

在不同的史籍中对于剂量的考证结果存在一定的差异。综合以上证据,可将《伤寒论》中的“一两”近似于等于现代的 15g。这不同于现行教材将《伤寒论》中的“一两”换算成现代的 3.3g。3.3g 等于一两的用量实际上是明显偏小的,现代临床中少见“一剂知、二剂已”“覆杯即愈”这样的疗效,有可能源于现代剂量与原书剂量差距过大。有学者曾针对剂量问题做过动物实验,按照剂量、体重换算,一两换算成 15g 的疗效要优于一两换算成 3g 的疗效。

（3）分

(汉代)1 分≈3.45g。

（4）铢

根据《中国科学技术史·度量衡卷》

1 铢≈0.575g。

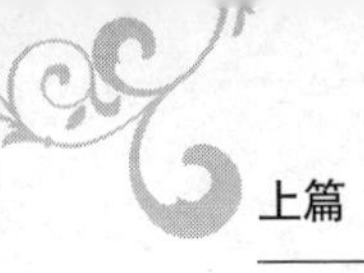

（5）钱匕

1 钱匕 =5 铢≈5×0.575g=2.875g。

2. 非标准重量单位

石膏鸡子大≈50~60g；

《伤寒论》中的鸡子指的是笨鸡蛋，“一斤”应是 10 个左右。

吴茱萸 1 升≈70g；

对于吴茱萸的临床运用，我们一般很难用到这个量，《中华人民共和国药典》（简称《药典》）规定的用量是 3~6g。因味道特殊，用至 6g 时已很难入口了，但当浓度到达一定值时就会超过人味觉的阈值，超过阈值之后人就无法清晰辨别了。如同我们的味觉感受甜味一样，吃 1 块糖的甜度也许与同时吃 10 块糖的甜度有区别，但假设 5 块糖的甜度已经达到了味觉能识别的最甜的浓度，那吃 5 块糖和同时吃 10 块糖，从味觉上来讲是一样的，不会因此再增加甜度。所以，70g 吴茱萸的味道可能与 7g 吴茱萸的味道差不多，但疗效会相差很多。

如果需要用到这个量该怎么办？可以让患者少量频服，如果部分使用之后病已愈，其余量便不必服完，如果部分使用之后病尚未痊愈且没有出现副作用，也可以将剩余量服完，如此操作是比较安全的。总而言之，对剂量的限定是为了保证用药的安全，使用“重剂缓投”的方法就可以避免因药量而出现的中毒问题。

酸枣仁 1 升≈112g；

我们在临床上使用酸枣仁汤的时候很少用到这个量，10g 基本上起不到作用，所以现在有些医生认为在辨证准确的基础上用酸枣仁汤的效果不好，其实是由于量没有用够。

杏仁 1 升≈112g；

现在认为杏仁有小毒，临床无人敢用如此大的剂量，所以止咳效果也没那么好。

蜀椒 1 合≈4.2g；

由于去掉了椒目的川椒很轻，实际上 4g 用量也不少，熬出药汁的味道是很大的，如果大家亲自尝过就知道，有时候都难以下咽。川椒的止痛效果很好，本身又是药食两用之品，我治疗肿瘤疼痛患者时可用至 30g，在与其他药物配伍使用的情况下，基本没有毒、副作用。

葶苈子 1 升≈124g；

葶苈子是非常安全的，我治疗心衰患者的起始剂量就是 30g，更大的剂量曾用至 40g、50g，疗效立竿见影。

赤小豆 1 升≈150g；

麻子仁 1 升≈100g；

麦冬 1 升≈90g；

芒硝 1 升≈124g；

五味子 1 升≈76g；

半夏 1 升≈84g；

生半夏实际上是很安全的，辨证准确的基础上，我使用至 90g 也从未出现过问题。其中的关键在于煎煮时间，要煎煮 1 个小时以上。但法律判决是以《药典》规定的剂量为依据，因此在患者不信任医生的情况下，医生可能不值得为此去冒风险。

大枣 1 枚≈2.5~10g；

瓜蒌实 1 枚≈70~120g；

诃子 1 枚≈4g；

杏仁 1 枚≈0.3g；

乌头 1 枚≈3~7g；

附子 1 枚≈15~30g；

枳实 1 枚≈20g；

《伤寒论》中的枳实，就是我们现在用的枳壳。

粳米 1 升≈160g；

厚朴 1 尺≈20g；

竹叶 1 把≈10g；

香豉 1 升≈124g；

乌梅 1 枚≈2.3g；

栀子 1 枚≈0.5g；

鸡子黄 1 枚≈12.5g。

（二）容量单位的换算

《汉书·律历志》：

2 龠（yuè）=1 合；

10 合 =1 升；

10 升 =1 斗；

10 斗 =1 斛。

（1）升

吴承洛《中国度量衡史》：

1 升≈200ml。

（2）合

1合≈20ml。

（3）斗

1斗≈2 000ml。

第七讲｜如何发现《伤寒论》方的潜在价值

学习《伤寒论》的意义，不能限于理解，更要从中发现其潜在价值。理解、记忆是读书的最基本要求；如果在此基础上，能够联系其他知识、临床经验而发现其潜在价值，这是更高要求。寻找潜在价值的两个途径，一是以原著为线索，合理地拓展其应用范围；二是将原著与现代临床实际相联通，明确其适应证。

（一）根据适应证，结合临床实际

例1：白虎加人参汤治疗糖尿病口渴多饮

白虎加人参汤方：知母（六两），石膏（一斤，碎绵裹），甘草（炙，二两），粳米（六合），人参（三两）。

上五味，以水一斗，煮米熟汤成，去滓，温服一升，日三服。

《伤寒论》中的人参均为党参。综合分析白虎加人参汤的五个条文，我们得出结论：白虎加人参汤应该是治疗糖尿病口渴多饮的有效方剂。详述于下。

【原文】服桂枝汤，大汗出后，大烦渴不解，脉洪大者，白虎加人参汤主之。（26）

"大烦渴"指渴得非常厉害。

【原文】伤寒若吐若下后，七八日不解，热结在里，表里俱热，时时恶风，大渴，舌上干燥而烦，欲饮水数升者，白虎加人参汤主之。（168）

【原文】伤寒无大热，口燥渴，心烦，背微恶寒者，白虎加人参汤主之。（169）

此处虽然"无大热"，但只要有"口燥渴"，依然可以使用白虎加人参汤。

【原文】伤寒脉浮，发热无汗，其表不解，不可与白虎汤；渴欲饮水，无表证者，白虎加人参汤主之。（170）

【原文】若渴欲饮水，口干舌燥者，白虎加人参汤主之。（222）

综合以上条文，口渴多饮是白虎加人参汤适应证里的一个共同症状。除了《伤寒论》所述的外感病，内伤病中有什么病可以表现为口渴多饮呢？糖尿病高渗状态、尿崩症均可见到，因此我们以原著为线索进行推测：白虎加人参汤可能对糖尿病口渴多饮和尿崩症有治疗作用。再通过临床反复的实践证明，白虎加人参汤用于糖尿病口渴多饮，疗效非常确切，症状可以得到迅速改善。这就是对《伤寒论》方潜在价值的发掘和验证过程的举例之一，根据其适应证，从外感病的治疗拓展到内伤病的治疗。

例2：五苓散治疗低血容量疾病

五苓散方：猪苓（去皮）、茯苓、白术（各十八铢），泽泻（一两六铢），桂枝（半两，去皮）。

上五味，捣为散，以白饮和服方寸匕，日三服，多饮暖水，汗出愈。

在学习《伤寒论》时，多数人只读条文正文而忽略了药物的煎服法，其实煎服法中蕴含着丰富的信息。

"方寸匕"约等于3~5g，"多饮暖水"就是服药后多饮热水。在现代临床上，对于水肿患者，我们会严格控制其水液摄入量，这就与五苓散的服用方法形成了鲜明的对比，这提示我们，将五苓散等同于利尿药的这种认识存在问题。至于水肿患者使用五苓散为什么有效，我会在下文详述。

【原文】太阳病，发汗后，大汗出，胃中干，烦躁不得眠，欲得饮水者，少少与饮之，令胃气和则愈。若脉浮，小便不利，微热消渴者，五苓散主之。（71）

首先，我们需要明确"小便不利"的真实含义是什么，通览《伤寒论》《金匮要略》中的"小便不利"，实指小便量少，而非尿频、尿急、尿痛、排尿困难。

根据本条描述，"大汗出"后人体的体液丢失、血容量减少，此时为维持循环血容量，机体会做出调节，减少肾脏血液灌注以减少尿量，防止脱水，所以"大汗出"后的"小便不利"是机体的正常反应。根据五苓散的特殊用法，服药后需"多饮暖水"，就是补充液体，通过胃肠道吸收来补充体液，当然在现代，我们可以通过输液来完成。血容量充足之后，肾脏灌注恢复，于是见到尿量增多。由此可见，虽然从结果上看，使用五苓散之后小便量增多，但其作用机制与西药利尿药完全不同，故不能将其当作利尿药。

【原文】发汗已，脉浮数，烦渴者，五苓散主之。（72）

【原文】伤寒汗出而渴者，五苓散主之；不渴者，茯苓甘草汤主之。（73）

【原文】中风发热，六七日不解而烦，有表里证，渴欲饮水，水入则吐者，名曰水逆。五苓散主之。（74）

"水入则吐"，也就是饮水即吐，该条文描述的实际是胃炎患者的临床表现，严重呕吐患者的体液丢失较多，出现血容量不足的，可以使用五苓散治疗。但是我们不可将五苓散单纯理解为一个扩充血容量的方子，根据此条文可知，五苓散首先是发挥了祛邪作用的，临床实践证明五苓散用于胃肠道感染具有很好的疗效。

【原文】本以下之，故心下痞，与泻心汤。痞不解，其人渴而口燥烦，小便不利者，五苓散主之。(156)

【原文】太阳病，寸缓关浮尺弱，其人发热汗出，复恶寒，不呕，但心下痞者，此以医下之也。如其不下者，病人不恶寒而渴者，此转属阳明也。小便数者，大便必硬，不更衣十日，无所苦也。渴欲饮水，少少与之，但以法救之。渴者宜五苓散。(244)

汗法、下法易伤津液，此时既有原发病又有治疗导致的血容量不足，此种情况可以用五苓散治疗。

【原文】霍乱，头痛发热，身疼痛，热多欲饮水者，五苓散主之；寒多不用水者，理中丸主之。(386)

注意，古人讲的霍乱不是特指现代的烈性传染病霍乱，而是指具有“上吐下泻”症状特点的疾病，包括食物中毒。

这条原文讲得很清楚，对于急性胃肠炎，血容量丢失口渴欲饮水、发热者，使用五苓散治疗；不热、不欲饮水可用理中丸治疗。

一般认为五苓散用于治疗“饮证”，即水饮内停，但通常没有再进一步探究水饮内停的部位和原因，实际上五苓散治疗的病证是胃肠道感染导致胃肠功能障碍，使本该通过消化道黏膜吸收入血的水液停于胃肠道。

综上可知，从中西医结合的角度来讲，五苓散可以调节胃肠功能，同时具有抗病原微生物的作用，胃肠道的吸收功能恢复后，再通过“多饮暖水”即可补充液体。所以进一步推演可知五苓散能够使血管外的水液进入到血液循环中。在临床中，在没有汗出或腹泻、呕吐等导致体液丢失的情况下，而有脉细、水肿的表现时，临床验证使用五苓散亦极为有效，疾病转愈的标志就是小便量恢复(增加)。见到使用五苓散可以消肿，而且尿量增加，故而后世医家误解五苓散为利水药。

当我们了解了五苓散治病的原理后，进一步推广，可将五苓散用于治疗各种低血容量的情况，比如低血容量性的低血压。而如果将五苓散等同于利尿药，那在低血压的时候，一定是不敢使用五苓散的。

另外，我们之所以可以肯定五苓散的疗效，是源于对《伤寒论》原文的全面理解，原文提示我们桂枝甘草汤、苓桂术甘汤可以治疗低血压，而上述两方中的主药即为桂枝(肉桂)，五苓散中也有肉桂，所以说对于脉细弱的低血压，五苓散同样有治疗作用。这就是挖掘《伤寒论》方潜在价值的第二个例子。

(二) 根据病因病机，结合临床实际

例 1：茵陈蒿汤治疗动脉粥样硬化性心脏病、脑血管病

【原文】伤寒七八日，身黄如橘子色，小便不利，腹微满者，茵陈蒿汤主

之。（260）

【原文】阳明病，发热汗出者，此为热越，不能发黄也。但头汗出，身无汗，剂颈而还，小便不利，渴引水浆者，此为瘀热在里，身必发黄，茵陈蒿汤主之。（236）

这两条条文均与黄疸有关，其病机是"瘀热在里"。如果瘀热在血管中呢？茵陈蒿汤可否用于瘀热在血脉而导致的一系列疾病呢？我在临床常使用四妙勇安汤合茵陈蒿汤治疗热瘀血脉的冠心病、脑血管疾病等，尤其伴有便秘的时候，效果很好。

例2：桂枝加葛根汤治疗神经系统感染性疾病

【原文】太阳病，项背强几几，反汗出恶风者，桂枝加葛根汤主之。（14）

桂枝加葛根汤方：桂枝汤中加入麻黄三两、葛根四两，上七味，以水一斗，先煮麻黄、葛根，减二升，去上沫，内诸药，煮取三升，去滓，温服一升，覆取微似汗，不须啜粥，余如桂枝法将息及禁忌。

"项背强几几"即为颈部肌肉僵硬不适，在临床上较为多见的原因是感染影响到脑神经，尤其是副神经。重者如"脑膜刺激征"可见颈项强直，轻者即可表现为颈部不适、肌肉僵硬。结合临床，无论是病毒性脑炎还是细菌性脑炎、脑膜炎，均可使用桂枝加葛根汤、葛根汤、瓜蒌桂枝汤等方剂治疗，我在临床上反复验证过，葛根是必用的，疗效确实很好。

我们据此进一步发挥，将桂枝加葛根汤等用于外周神经的感染性疾病，比如面神经麻痹、三叉神经痛等，其临床疗效也得到了验证。所以说桂枝加葛根汤对于各处神经系统的感染性疾病均有效，如此便不至于将桂枝加葛根汤的作用局限于"项背强几几"了。

（三）根据煎服法，结合临床实际

例：麻黄治疗睡眠呼吸暂停综合征

我曾自拟一方名为鼾畅饮，用于治疗鼻鼾、睡眠呼吸暂停综合征，鼾畅饮中的一个主药就是麻黄，用麻黄治疗鼾症也是受张仲景的启发，入肺经的中药有很多，为什么我偏偏选择了麻黄呢？

【原文】太阳中风，脉浮紧，发热恶寒，身疼痛，不汗出而烦躁者，大青龙汤主之。若脉微弱，汗出恶风者，不可服之。服之则厥逆，筋惕肉瞤，此为逆也。（38）

【原文】伤寒脉浮缓，身不疼，但重，乍有轻时，无少阴证者，大青龙汤发之。（39）

大青龙汤方：麻黄（六两，去节），桂枝（去皮）、炙甘草（各二两），生姜（三两），杏仁（四十枚，去皮尖），大枣（十枚），石膏（如鸡子大，碎）。

上七味，以水九升先煮麻黄，减二升，去上沫，内诸药，煮取三升，去滓，温服一升，取微似汗，汗出多者温粉粉之，一服汗者停后服，若复服汗多亡阳，遂虚恶风，烦躁不得眠也。

大青龙汤过量使用后会出现“烦躁不得眠”，过度兴奋才会烦，那么“烦”是由哪个药物引起的呢？是麻黄。现在药理研究证明麻黄有中枢兴奋作用。

睡眠呼吸暂停的机制就是睡眠过深，对大脑缺氧的感知能力差，气道塌陷、气道不通持续一段时间之后出现大脑缺氧，而大脑又因兴奋度降低无法做出反应，所以说这类患者还有一个明显的特点，就是持续脑缺氧后引发的晨起血压升高。结合麻黄的中枢兴奋作用和睡眠呼吸暂停综合征的机制，我想到让睡眠鼻鼾的患者在睡前服药，麻黄就会在睡眠过程中起到兴奋中枢的作用，使患者睡眠相对变浅，大脑便会正常感知到缺氧信号，自我调整，鼻鼾即会减少。现代药理研究讲麻黄具有α受体兴奋作用，可以升高血压，但打鼾患者在睡前使用，可以使晨起高血压降低，所以不能够单纯用药理知识来评判药物使用的对错，这其中的关键是用药时间。

麻黄对于其他中枢神经系统功能抑制的疾病，如嗜睡、遗尿等疾病也是有效的。遗尿的病理机制也是由于睡眠过深，大脑对膀胱刺激的反应减退，以致排尿了都没有意识到，使用麻黄后，患者大脑兴奋性提升，使其可正常感知到膀胱刺激而自主起夜排尿。

我们读经典，要从它的适应证、病因、病机以及药物煎服法等各环节中去寻找其潜在价值。我们所讲的《伤寒论》，会有专门的部分内容来谈它的潜在价值，这部分内容十分重要，我们读书就是要挖掘出其潜在价值再通过临床加以验证。

第八讲 《伤寒论》原著条文整理

本次讲解的条文是依据钱超尘、郝万山整理，人民卫生出版社2005年8月出版的《伤寒论》中的原文整理。之所以专门把本章列出来是为了向读者作出一个说明，我们所讲的《伤寒论》条文是在有依据的情况下重新编排的，并未按照现行的398条的排列次序讲解。

重新编排条文的依据：

根据我们的研究成果可知，三阴三阳指的是部位。所以我们会以三阴三阳为依据重新归类、编排条文。

1. 以明确的三阴三阳条文归类　将原文中明确标示有三阴三阳病的条文进行分类，即原文中明确标示出"太阳病""少阳病""阳明病""厥阴病""太阴病""少阴病"的条文。

2. 对照三阴三阳病内涵，探究未明确三阴三阳条文的归类　原文中未能明示"三阴三阳"归属的条文，我们将会根据本书研究的"三阴三阳病的内涵"，对其进行归类、编排。

3. 以方剂为线索，探究未明确条文的归类　还有一部分条文的行文过于简略，既没有明示三阴三阳定位，又没有确切的可辨识的症状描述，因而无法通过上述方式进行编排，此时需要通过条文中涉及的处方来进行编排。比如某条文涉及桂枝汤，我们已经知道涉及桂枝汤的大多数条文出现在太阳病篇，那我们便会优先将其放入太阳病篇中。

4. 以中风伤寒病因、临床特征为细目归类　我们在重新编排《伤寒论》时，会按照中风和伤寒的规律来分类三阴三阳的疾病。因此，三阴三阳各病篇中的原文讲解将按照"××之为病""××病中风""××病伤寒"的分目来展开。各篇中涉及"伤寒"的内容较多，届时我们会有细目来分类讲解，比如"阳明伤寒"中又分为"阳明谵语""阳明腹满"等内容。

接下来将要开始各论内容的讲解，在此已向大家交代清楚重新编排原文的依据和规律，后文不再赘述。

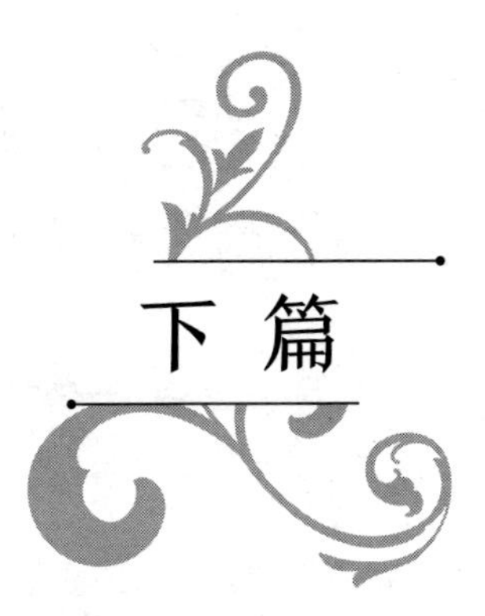

下篇

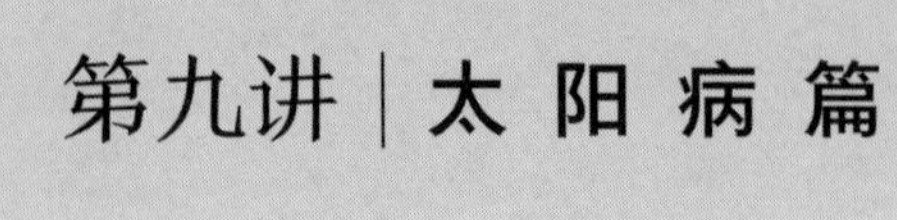

第九讲 | 太阳病篇

第一节 太阳之为病

【1】太阳之为病，脉浮，头项强痛而恶寒。（1）

【串讲】

太阳部位的病变，其特点有脉浮、头痛及颈项的僵硬疼痛，还有怕冷。这些属于感染性疾病的特征，不难理解。以上这些太阳病的特征需要牢记。比如脉浮，不论是太阳中风，还是太阳伤寒，都会见到脉浮，因此之后我们会看到《伤寒论》中有条文仅描述“脉浮”，就使用麻黄汤或桂枝汤。

【要点延伸】

①太阳病症状的部位特征：头部、颈项部。

②脉浮的机制：外邪首先伤及人体最表浅的部位，因此太阳病是三阴三阳病的第一个阶段，是外感病初期，此时：

A. 体液尚未丢失，血容量充足。

B. 外周血管收缩，中动脉血液不易流向外周而呈现充盈的状态。桡动脉即为中动脉，因此表现出浮脉。若血管不充盈，如细脉，则不易有浮象。

③头项强痛的机制：以往认为，足太阳膀胱经走行经过头项部，因此受邪后出现头项强痛，但根据我们对于原文的研究，没有发现三阴三阳与经络之间存在直接的对应关系，具体到太阳病，太阳与足太阳膀胱经也没有直接的对应关系，因此对“头项强痛”的机制，需要从另外的角度方可解释：

A. 头颈部位神经受到影响：能感知到“强痛”，则提示神经受到了影响。

B. 头颈部位软组织受到影响：在临床上，稍加留心即可发现，有些咽炎或扁桃体炎的患者会感到颈项不适，这其实是头面部感染影响到了病灶周围组织，或者是通过神经影响，或者是炎症直接影响，进而出现了“头项强痛”。

④恶寒的机制：机体抗御外邪的表现。

A. 体温调节中枢的体温调定点升高：体温调节中枢在下丘脑，下丘脑控制着体温调节，正常状态下的体温调定点设定在36.2~37.2℃，一旦机体感染外邪后体温调定点即会升高。

B. 体温相对于体温调定点偏低，此时便会感到冷。

C. 由于外周血流减少，体表温度降低。为了使体温达到体温调定点的要求，机体需要减少散热，那么外周血流是减少的，因此在感染性疾病初期，体表、四肢的温度是偏低的。机体保存热量使得体温升高，有利于免疫系统更好地被激活。我们不仅要知道恶寒是表证的标志之一，还要理解其产生的机制。

【2】伤寒一日，太阳受之，脉若静者为不传。颇欲吐，若躁烦，脉数急者，为传也。（4）

【串讲】

人体感受寒邪初期，寒邪先侵犯太阳部位，如果脉象平静，脉率不快，说明疾病没有进一步加重，还没有影响到阳明和少阳。如果患者出现恶心欲吐、烦躁，脉率加快，说明病邪已经深入，不限于太阳部位了。

【要点延伸】

①“伤寒一日，太阳受之”的启发：

A. 太阳部位是外邪最易侵入人体的部位，这是由于太阳部位在人体的最表层。

B. 皮肤、口鼻是外邪侵入人体的第一道关口，这是由于饮食、呼吸要经过口、鼻部位，因此多数情况下，病邪最容易从这些地方侵入机体。还有一类特殊的病邪通过皮肤侵入机体，比如皮肤细菌感染、蚊虫叮咬、金刃或其他外伤等。

②“脉若静者为不传”的启发：邪微正气足。这种状态是邪气初犯，正气尚足，这是太阳病的一个特点；或邪气本身就比较轻微。

③“颇欲吐，若躁烦，脉数急者，为传也”的启示：

A. 颇欲吐：提示病邪侵犯咽喉至胃。

B. 躁烦：提示严重影响大脑功能。

C. 脉数急：提示体温升高、心率加快、机体代谢旺盛、邪正交争剧烈。

D. 为传也：病情加重、病位进一步入里。

【3】伤寒二三日，阳明、少阳证不见者，为不传也。（5）

【串讲】

伤寒第二三日的时候，如果没有出现阳明部位和少阳部位的症状表现，说明疾病没有发生传变。

【要点延伸】

阳明、少阳都是紧邻太阳的部位，太阳病后容易深入到这两个部位。阳明涉及人体的整个神经系统，包括中枢神经系统与外周神经系统，这其中涵盖了自主神经系统，即植物神经；除此之外，也包括人体的消化道中自有的一套相对独立的肠神经系统。而少阳涉及的部位是从口咽部一直到胃。

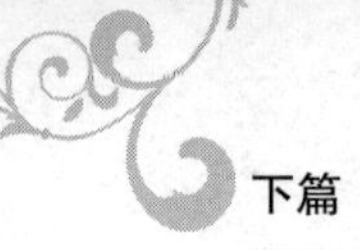

【4】病人身太热，反欲得近衣者，热在皮肤，寒在骨髓也；身大寒，反不欲近衣者，寒在皮肤，热在骨髓也。（11）

【串讲】

患者体表有高热，但仍然怕冷，说明体表热盛，但体内寒盛。转化成现代的语言，也就是说虽然体温升高，但尚未达到体温调定点，因此感觉怕冷。还有一种表现上相反的情况，患者体表、四肢温度低，却不欲加盖衣被，这类患者常表现为怕热，这提示体表寒盛、体内热盛。

【要点延伸】

①“病人身太热，反欲得近衣者，热在皮肤，寒在骨髓也”的启示：

A. 发热性外感病。

B. 中枢体温调定点升高。

C. 机体调节能力尚好。

D. 多伴有寒战怕冷表现。

②“身大寒，反不欲近衣者，寒在皮肤，热在骨髓也”的启示：

A. 无热性外感病。

B. 中枢体温调定点偏低。

C. 机体抵抗力较差。

D. 体温偏低但伴有怕热。

【小结】

在“太阳之为病”这一节，我们讲了四条原文。首先，需要明确“太阳之为病”的必见症状；其次，需要了解太阳病第一日、第二三日分别可能出现怎样的临床表现，以及如何判断是否传变；最后，根据临床表现了解寒热、表里的分布状态。

第二节　太阳中风病

《伤寒论》中贯穿着两条主线，一条是感受风邪，一条是感受寒邪，分别分布在三阴三阳六个部位。

一、太阳中风的基本表现

【1】太阳病，发热，汗出，恶风，脉缓者，名为中风。（2）

【串讲】

此条文描述了太阳部位感受风邪后表现出体温升高、有汗、怕风，脉象是缓脉。脉缓，是指寸脉和尺脉都是均等的浮大而软，而并无脉率不快不慢

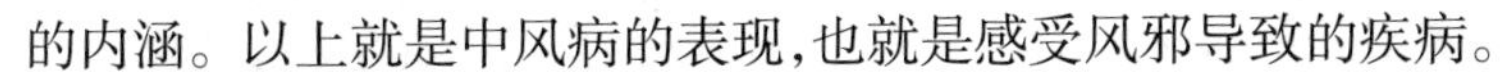

的内涵。以上就是中风病的表现，也就是感受风邪导致的疾病。

【要点延伸】

①太阳中风：

A. 病因是风邪。古人在描述外邪时，按照性质分为"风、寒、暑、湿、燥、火"，每种邪气又均可分为物理性、化学性和生物性的。风邪致病，主要为生物性风邪（微生物），化学性风邪次之（化学物质过敏），物理性风邪基本不会出现发热，但物理性风邪会影响化学性风邪和生物性风邪。以"中风"为例，古人只是笼统地称作"受风"，实际上，"受风"是指在物理性风邪的状态下存在的微生物以及其他化学物质侵犯人体而导致的疾病。

B. 特征是发热、汗出、恶风、脉缓。其中"汗出 + 恶风"是风邪致病的常见特征。但中风病的症状并不局限于此，后面我们会讲到中风无汗的情况。

②脉位之阴阳（寸口为阳、尺中为阴）：若不懂《伤寒论》中的脉象描述规则，就难以读懂《伤寒论》的条文，正因如此，《辨脉法》虽然不作为我们讲解的内容，但会作为我们研究的依据：

《伤寒论·辨脉法》："阳脉浮大而濡，阴脉浮大而濡，阴脉与阳脉同等者，名曰缓。""阳脉"即"寸口"，"阴脉"即"尺中"，"阳脉"与"阴脉"之间就是"关上"，也就是说，脉口（桡动脉）分为以上三个部位。"濡"就是软。"脉缓"即指寸脉至尺脉均是浮大而软的，并不是指脉率不快不慢。

《伤寒论·辨脉法》："寸口、关上、尺中三处，大小浮沉迟数同等，虽有寒热不解者，此脉阴阳为和平，虽剧当愈。"疾病的症状表现即使比较重，见到脉的阴位和阳位是等同的，则提示会痊愈。

《伤寒论·辨脉法》："假令寸口脉微，名曰阳不足。"《伤寒论·辨脉法》："尺脉弱，名曰阴不足。"《伤寒论》中"阴阳"所指代的含义有多种，阅读过程中需要辨别其真实指代，否则容易误解原文。《辨脉法》提到的描述脉象的"阳不足"，不是指阳气不足，而是指寸脉弱，"阴不足"也不是阴气不足，而是指尺脉弱。

二、太阳中风的治疗

（一）桂枝汤证及其类证

1. 桂枝汤方

（1）桂枝汤适应证：头痛、发热、汗出、恶风、啬啬恶寒、鼻鸣、干呕、寸脉浮尺脉弱、脉浮弱（鼻咽中风，汗出）。

以上的临床表现是桂枝汤的适应证，使用现代语言来表达，桂枝汤是治疗鼻咽部中风的代表方，也就是治疗风邪侵犯鼻咽部所致的以汗出等为主要表现的方剂。现代临床很多医生选择用桂枝汤治疗各种类型的鼻炎，其

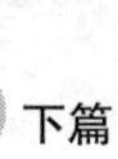

实是源自《伤寒论》原文。

【2】太阳病，头痛，发热，汗出，恶风，桂枝汤主之。（13）

【串讲】

当见到头痛、发热、汗出、恶风时，治疗的主方是桂枝汤。此条原文中，有关部位的信息只涉及“头痛”，尚不能判断具体的受病部位，还需再结合下面的条文。

【要点延伸】

①“风”与“寒”，哪个更冷？哪个更易伤人阳气？

要看哪个更易使人体温降低。一般认为，“寒”比“风”更冷，因为认为寒邪比风邪更厉害，是这样吗？我们来看两个实际的情景。当我们身处寒冷环境中，只要没有风，一会儿就不觉得那么冷了，这是由于人体周围的寒冷空气通过与人体的持续接触被加温，使人体体表与寒冷空气之间形成了一个过渡层，所以人体不会感觉那么冷。但只要有风，气体不断流动，便无法形成稳定的温度过渡层，便会持续感觉冷。再比如，用凉水洗脚时，只要脚保持不动，一段时间之后双脚就不觉得凉了，同理是因为与脚部皮肤直接接触的水已经被自身体温加热，但只要脚一动，就马上又会觉得凉，这是由于活动后液体流动，低温的水再次与皮肤直接接触，所以再次出现冷感。由此可见，“风”比“寒”更容易使体温降低，更容易损伤人体阳气。

②“恶风”与“恶寒”，哪个阳气不足更重？

阳气充足的时候，对风、寒均能耐受，耐寒的能力比耐风的能力强。“恶寒”表明对伤阳较轻的寒气敏感，所以阳气不足更重。恶寒的患者一定恶风，但恶风的患者不一定恶寒。

③桂枝汤比麻黄汤长于温补阳气，是祛除风邪的基本方，是一个表里同治的方剂。

【3】太阳中风，阳浮而阴弱。阳浮者，热自发；阴弱者，汗自出。啬啬恶寒，淅淅恶风，翕翕发热，鼻鸣干呕者，桂枝汤主之。（12）

桂枝（三两，去皮） 芍药（三两） 甘草（二两，炙） 生姜（三两，切） 大枣（十二枚，擘）

上五味，㕮咀三味，以水七升，微火煮取三升，去滓。适寒温，服一升。服已须臾，啜热稀粥一升余，以助药力。温覆令一时许，遍身漐漐微似有汗者益佳，不可令如水流漓，病必不除。若一服汗出病差，停后服，不必尽剂。若不汗，更服依前法。又不汗，后服小促其间。半日许，令三服尽。若病重者，一日一夜服，周时观之。服一剂尽，病证犹在者，更作服。若汗不出，乃服至二三剂。禁生冷、粘滑、肉面、五辛、酒酪、臭恶等物。

【串讲】

这条原文中，仍需强调“阳浮而阴弱”的内涵是寸脉浮、尺脉弱，而非寒热阴阳之阴阳。发热会见到寸脉浮，“热自发”是指未经干预的自然病程中出现发热。尺脉弱反映的是汗出，“汗自出”亦是指未经干预的自然病程中出现汗出。尺脉在正常状态下就是偏沉的，当汗出导致循环血容量减少时，尺脉就更弱了。“啬啬恶寒”是指微微怕冷，“啬啬”形容皮肤紧缩样，等同于“瑟瑟”。“淅淅恶风”是指严重怕冷，“淅淅”形容持续不停样。“翕翕发热”是指体温升高，“翕翕”形容厚衣覆被样。实际上，“啬啬”“淅淅”“翕翕”均为口语中的修饰语，关键要记住存在恶寒、恶风和发热的症状表现。“鼻鸣”点明病变的部位，当外邪侵袭鼻部，鼻黏膜充血水肿，鼻腔相对狭窄，因此可在呼吸时闻及鼻息鸣响，患者会感到鼻塞。“干呕”和“鼻鸣”同时出现，提示病变已经侵犯到咽部，前、后鼻腔连及鼻咽部发生病变。

桂枝汤为群方之祖，也就是众多方剂均起源于桂枝汤，可见其重要性。接下来，我们就来分析桂枝汤的组成。

“桂枝三两，去皮”，《伤寒论》中的“桂枝”就是现在所使用的“肉桂”，而非现在使用的“桂枝”。目前使用的桂枝，是桂树的细枝，如果再“去皮”，便只剩木芯了，不符合桂枝的使用。原书要求的“去皮”是指去除桂树树干上的粗糙的外表皮，这符合肉桂的炮制方法。

“芍药三两”，芍药在《伤寒论》中未明确白芍、赤芍。使用时可根据后世的经验及具体需要来灵活处理，但一般情况下默认使用白芍。

此处须强调的是，桂枝汤的核心是肉桂与芍药等比例使用。若两者的用量存在差异，即非桂枝汤。比如桂枝加桂汤，其与桂枝汤的药物组成相同，但其中肉桂与芍药的用量不等，因此也不能再被称为桂枝汤了。至于肉桂与芍药等量使用所蕴含的道理，后文会详述。

“㕮咀”原本是嚼碎的意思，现代使用就是将以上五味药粉碎成粗颗粒后，加入 1 400ml 的水，小火煮到剩余 600ml 的药汁，去掉药渣。等到药汁的温度适宜时，一次服用 200ml。“须臾”大约为 48 分钟。服完药 48 分钟左右之后，再饮大约 200ml 的热稀粥，再盖上被子保温大约 2 小时。“漐漐”是连续不断的意思，也就是经过上述措施，最好是达到全身微微持续汗出的效果，不可让患者大汗出。临床经验告诉我们，服用西药解热镇痛药降低体温时往往伴随大汗，这在中医是不允许的。如果出现了这样的情况，病就不容易好。如果服药一次，全身微汗出，病愈，就不必再服剩余的 400ml 药汁。我们常认为张仲景的药物用量很大，但我们不能忽略他的药物使用方法，病愈则不必尽剂，因此实际用量可能仅为处方用量的 1/3。那如果患者服药一次，没有汗出病愈，则需要参照上述的方法继续服药。若服药两次，尚未汗出病愈，则要“小促其间”，就是缩短服药的间隔，半天之内，将一剂的三服药都喝完。如果病情较重者，需要昼夜连服，“周时”是指十二时辰，也就是24小时地来观察患者服用药物后的变化。一剂药用完，尚未痊愈，就再煎一剂甚至数剂。服药期间饮食有禁忌，以下食物不允许食用：“粘滑”指黏米、油腻等食物；“肉面”指荤腥面食；“五辛”指葱、薤、蒜、韭、胡荽；“酒酪”指各种酒和奶酪；“臭恶”指腐制恶臭食物（如臭豆腐等）。总结起来，就是清淡饮食。

通过以上非常详细的桂枝汤使用法，可以看出桂枝汤的安全性是非常好的，在辨病、辨证正确的基础上，一日之内连用几剂都是没有问题的。

【要点延伸】

①“鼻鸣、干呕”的启示：

A. 鼻息鸣响由鼻腔黏膜水肿变窄所致。

B. 干呕则是鼻咽部位炎性病变刺激迷走神经所致。

C. 鼻鸣干呕是太阳中风的病位特征，提示病变部位在鼻腔。

②本条文的启示：

A. 鼻腔感染风邪引起的太阳中风病，桂枝汤是治疗的主方。

B. 急、慢性鼻炎均可选用桂枝汤。

C. 鼻部是中风病的第一个关口，桂枝汤可用于保卫机体的第一道防线，提示桂枝汤亦可用于预防保健。

③“阳浮者，热自发；阴弱者，汗自出”的启示：

发热时心率增快，射血时间缩短，心动周期的心肌收缩早期迅速有力、搏出血量相对较多，而心肌收缩晚期搏出血量相对减少，形成脉搏头大尾小的情况，因此出现阳浮（寸脉浮）阴弱（尺脉弱）的脉象，汗多血容量不足、每搏量减少时更易形成这样的情况。

④“服已须臾，啜热稀粥一升余，以助药力”的启示：

A. 先服药然后喝稀粥，注意服药与啜粥的顺序不可颠倒，而且两者之间需要有间隔。不可服药后立即喝粥，此时药物尚未起效，喝粥反而易将药物稀释，正确用法应当是待药物正起效时再服热稀粥以助药力。

B. 饮食可以帮助桂枝汤发挥作用。

⑤“温覆令一时许，遍身漐漐微似有汗者益佳，不可令如水流漓，病必不除”的启示：

A. 药后保暖即是顾护阳气。

B. 发汗的尺度是全身微微汗出，防止损伤阳气。

C. 遍身微汗是机体营卫充足协调的标志，对于微汗的意义，要正确理解，不可颠倒因果。使用桂枝汤后，营卫调和，便会遍身微汗，包括手足在内的全身微汗只是提示营卫充足而且协调。这个过程不可理解为通过发汗将邪气驱逐出人体,不可将出汗当作祛邪的手段。

D. 风邪本身导致汗出,因此药后出汗不是驱除风邪的路径,只是营卫调和的表现。

E. 汗出过多,营阴大亏,不利于机体消灭风邪。

⑥“若一服汗出病差,停后服,不必尽剂。若不汗,更服依前法。又不汗,后服小促其间。半日许,令三服尽。若病重者,一日一夜服,周时观之。服一剂尽,病证犹在者,更作服。若汗不出,乃服至二三剂”的启示:

A. 中病即止。

B. 病重药轻时,可以加大桂枝汤的剂量,桂枝汤剂量安全范围很大。

C. 桂枝汤已经足量的标志是“全身微微汗出”,是“风邪已去、营卫已和”的结果。全身微汗提示人体“营卫已和”,故而可以推知“风邪已去”。

⑦“禁生冷、粘滑、肉面、五辛、酒酪、臭恶等物”的启示:

A. 任何极端食物都会影响桂枝汤“祛风邪、和营卫”的作用。

B. 饮食清淡温和为宜。

【4】太阳病,发热汗出者,此为荣弱卫强,故使汗出,欲救邪风者,宜桂枝汤。(95)

【串讲】“荣”即“营”,“营养”之意,在人体内就是指“营气”,“荣弱”即营气不足,也就是体液不足。体液,不要理解成水,而是指人体内除了血液之外的营养物质,也就是中医讲的“营气”。“为荣弱卫强”,其中“为”是导致之意,“荣弱”指营因汗而伤,“卫强”指卫因邪而激。“救”是灭的意思,类似于“救火”的救。遇到太阳病,表现为发热、汗出的,要使用桂枝汤来“使汗出”“救邪风”,也就是通过发汗、祛风以恢复营卫的调和。

【要点延伸】

“故使汗出,欲救邪风者,宜桂枝汤”的启示:

桂枝汤具有祛风邪的作用。茴香、肉桂等药物对病毒感染性疾病如流感有非常好的防治作用,可见桂枝汤中的肉桂本身就具有祛邪的作用。因此说,桂枝汤不仅可调和营卫,更重要的是具有祛风邪的作用。

【5】病人脏无他病,时发热,自汗出而不愈者,此卫气不和也,先其时发汗则愈,宜桂枝汤。(54)

【串讲】

患者没有可以确切定位的脏腑疾病征象,出现定时发热,不是偶尔发热,而是固定时间的发热,有自然的汗出,但病没好。正常情况下的人体是营卫调和的。那该患者出现定时发热、汗出,张仲景认为是“卫气不和”,也就是卫气失于正常,这里主要指“卫强”。该如何治疗?在患者出现发热之

前使用桂枝汤即愈。

【要点延伸】

①“脏无他病”表明没有明确的脏腑疾病表现。

②“卫气不和”，表明神经功能紊乱（卫气即是神经系统），导致“时发热自汗出”。当一个人的调节能力比较差时，就容易受到外界因素的影响，而机体自身的稳定性不佳。比如，外界环境温度升高，而机体神经调节功能差，对温度的较大幅度变化不能耐受，此时便会发热、出汗。这一类表现，充分提示患者的神经系统功能存在问题。

③“先其时发汗则愈”提示，治疗神经功能紊乱引起的发热自汗，需要发病前给药，而进一步引申，如果存在神经功能紊乱，即使不表现为定时发热汗出，也需要在发病前给药，比如失眠。

④“宜桂枝汤”提示，桂枝汤是调节神经功能紊乱的有效方剂之一。

【6】病常自汗出者，此为荣气和。荣气和者，外不谐，以卫气不共荣气谐和故尔。以荣行脉中，卫行脉外，复发其汗，荣卫和则愈。宜桂枝汤。（53）

【串讲】

该条文所述的患者是经常自汗，没有发热。“荣气和”，营气充盛，营气没有问题。营气行于血管中、卫气行于脉外，因此“外不谐”就是指卫气失常。由于卫气失常所致的营卫不能协调，可通过发汗使得荣、卫和谐，也就是使神经、血管的功能恢复协调。由此可见，桂枝汤的作用范围非常广泛，其使用就不限于治疗鼻部中风了。

【要点延伸】

①“病常自汗出者，此为荣气和”的启示：

常自汗出，是营气（津液）充裕的表现。

②“荣行脉中，卫行脉外”的启示：

强调指出脉中的津液即是“营”，神经才是行于脉外的“卫”。

③“复发其汗，荣卫和则愈，宜桂枝汤”的启示：

A. 汗是治疗“荣强卫弱”营卫不和的基本方法。

B. 桂枝汤，不但是治疗风邪为患的“荣弱卫强”发热的主方，也是治疗“荣强卫弱”的“常自汗出”的主方。也就是说，卫气、营气任何一方的不足所致的营卫不能协调，均可使用桂枝汤来治疗。

C. 进一步提示，桂枝汤是治疗各种“营卫不和”的主要方剂，对“人体自身神经体液调节”具有积极的帮助。

D. 桂枝汤组方与药物剂量比例对于“协调营卫”的意义：桂枝汤中，具体是哪一味药主要治疗卫气不足呢？是肉桂。肉桂作为我们日常饮食的佐料，药食同源，偏性较小，对人体无害，具有补益人体阳气的作用。又是哪味药主要治疗营气不足呢？是白芍。另外还有姜、草、枣，此三味可以保持胃肠道功能的健康，生命所需要的营养物质都是要通过消化系统来吸收，也正是因此，我们将生姜、甘草、大枣三味药命名为“三元饮”。在桂枝汤的基础上，肉桂用量加大则偏重于补阳，白芍用量加大则偏重于养阴。桂枝汤，亦称“阳旦汤”，它是通过阴阳互根来调补阴阳。此外，还有“阴旦汤”，其中合用白芍、黄芩以养阴，而“阳旦汤”是白芍、肉桂合以补阳。了解了肉桂和白芍的作用原理之后，临床具体使用根据需要进行药物加减时便能做到心中有数。

【7】**太阳病，外证未解，脉浮弱者，当以汗解，宜桂枝汤。**(42)

【串讲】

见到太阳病，仍有表证、脉浮弱时，可以考虑使用桂枝汤治疗。表证未解，也就是可能见到“怕冷、尿清、喘、面红”中的一个或几个症状。

【8】**太阳病，外证未解，不可下也，下之为逆。欲解外者，宜桂枝汤。**(44)

【串讲】

太阳病，表证没有解除，此时使用下法是错误的治疗。可以使用桂枝汤治疗的太阳中风病，病位在头面部，使用下法不仅无益于病情的改善，而且会导致津液丢失。

【要点延伸】

“太阳病，外证未解，不可下也，下之为逆”的启示：

太阳部位感受风邪，即使有便秘，也不可以用泻下的方法治疗。为何在这条原文中，太阳病表证仍在，而会使用下法治疗呢？我们推测应该还是患者在太阳病表证未解的情况下伴见便秘，古人也不至于在毫无指征的情况下使用下法。在临床上经常可以见到上呼吸道感染的患者发热，影响食欲，饮食减少，自然排便也随之减少。此时不可因见到有大便不通的表现就使用下法治疗。这时排便减少，实际上也是一种机体的自我保护反应，以避免丢失过多的津液。

【9】**太阳病，初服桂枝汤反烦，不解者，先刺风池、风府，却与桂枝汤则愈。**(24)

【串讲】

太阳病，第一次使用桂枝汤治疗后出现了心烦，而且病没有解除，这时的处理方法是先针刺风池、风府，然后再使用桂枝汤。也就是说，之前使用桂枝汤并没有错，但需要配合针刺加强疗效。

【要点延伸】

①桂枝汤“致烦”的作用提示，桂枝汤中主要有此作用的是肉桂，桂枝汤有兴奋中枢神经的作用，可以治疗精神萎靡、情绪抑郁，临床亦有文献报道。

②针刺风池、风府有助于治疗太阳病，由于太阳中风的基本病位在鼻

腔,推测风池、风府可以治疗鼻腔疾病。以往有晨起揉按风府、人中预防感冒的养生方法介绍,自己体会有效。

③服桂枝汤即使出现烦躁也不为逆,可以继续使用。

④综合桂枝汤的祛风邪、发汗、致烦作用,推测桂枝汤振奋卫气的作用当以兴奋交感神经为主。既往研究证明,热证患者交感神经占优势,进一步推测,桂枝汤对交感神经占优势的热证不宜。

(2) 桂枝汤禁忌证:酒客、胃痈。

【10】若酒客病,不可与桂枝汤,得之则呕,以酒客不喜甘故也。(17)

【串讲】

饮酒成癖的人,如果患有太阳中风病,不可以使用桂枝汤来治疗,否则就会出现呕吐。原文对该现象作出一个解释,认为这是酒客不喜欢甜味的缘故。桂枝汤从整体口味上来讲是偏甜的,但实际中没有观察到酒客不喜欢甜味的饮食。这说明,酒客不适合使用桂枝汤,但其原因不在于桂枝汤口味偏甜。

【要点延伸】

"若酒客病,不可与桂枝汤"的启示:酒助湿热,桂枝汤不适宜热证,故酒客不可服桂枝汤。

【11】凡服桂枝汤吐者,其后必吐脓血也。(19)

【串讲】

使用桂枝汤如果出现呕吐,之后一定会呕吐脓血。实际情况并不一定是如此。那为何会出现服桂枝汤后呕吐呢?推测可能是一个胃部化脓性感染的患者,在初期特异性症状表现不明显时,医生误认为该使用桂枝汤来治疗,但治疗无效而患者进一步出现了呕吐脓血。

【要点延伸】

①桂枝汤的服药后的呕吐反应可以作为辨别寒证、热证的依据,也就是说患者在不同治疗后的不同反应可以成为我们辨证的依据。

②吐脓血提示胃内热邪蕴积、血败成脓,提示胃中积热的患者即使不吐脓血,也应禁用桂枝汤。

【小结】

以上内容是有关桂枝汤的适应证和禁忌证条文的讲解,下面我们将继续讲解桂枝汤类证,包括桂枝加厚朴杏子汤、桂枝二麻黄一汤以及桂枝去桂加茯苓白术汤。

2. 桂枝汤加厚朴杏子汤适应证　喘病发作(肺部中风)。

桂枝汤的适应证为鼻部中风,鼻咽部位继续向下,即为气管、肺。桂枝加厚朴杏子汤就是治疗肺部中风的。

【12】喘家作，桂枝汤加厚朴杏子佳。（18）

【串讲】

这一条文需要注意句读，“喘家作”，素有喘疾的患者疾病发作，比如慢性气管炎的急性发作、哮喘急性发作等。这时，使用桂枝汤加厚朴、杏子去治疗是比较好的方案。

【要点延伸】

当慢性气管炎急性发作、或哮喘发作，这两种情况我在临床均使用桂枝加厚朴杏子汤，疗效肯定。在《贾海忠中医体悟》中，我讲过一个比较特别的案例，有一位60多岁的贲门癌患者，原本准备进行手术，但当我见到患者本人时，发现其水肿十分严重，颜面水肿如冬瓜，下肢肿似象腿，喘息不止。这位老先生是个肺心病心衰患者，已经喘了40年，一直使用西药控制。当时那种情况，连麻醉关都过不了，需要将肺心病控制住之后再行手术治疗。因此我给他开了桂枝加厚朴杏子汤合葶苈大枣泻肺汤，并嘱咐他既往服用的西药暂时先不要停。1周后患者复诊，水肿尽消，喘促也消失了。当时患者说了一句话让我觉得十分后怕，他说：“我听你的话，西药也没吃。”我嘱咐的是西药不要停，结果患者听成了西药不要吃。但就是在停用西药，服用中药1周之后，40年的喘病就彻底好了，之后也未再发作。可见《伤寒论》中这些方子的疗效是非常肯定的。后来我在临床上经常用葶苈大枣泻肺汤合桂枝加厚朴杏子汤治疗肺源性心脏病、扩张型心肌病以及各种心衰，效果都是非常肯定的。

3. 桂枝二麻黄一汤适应证　每日寒热往来两次、无汗（邪轻卫弱中风，汗出）。

【13】服桂枝汤，大汗出，脉洪大者，与桂枝汤，如前法；若形似疟，一日再发者，汗出必解，宜桂枝二麻黄一汤。（25）

桂枝（一两十七铢，去皮）　芍药（一两六铢）　麻黄（十六铢，去节）　生姜（一两六铢，切）　杏仁（十六个，去皮尖）　甘草（一两二铢，炙）　大枣（五枚，擘）

上七味，以水五升，先煮麻黄一二沸，去上沫，内诸药，煮取二升，去滓，温服一升，日再服。本云，桂枝汤二分，麻黄汤一分，合为二升，分再服。今合为一方，将息如前法。

【串讲】

该条文没有描述明确的发病部位，应该是一个鼻部中风的进一步发展。如果服完桂枝汤，汗出多，但脉还是洪大的，还要依前法继续使用桂枝汤。如果表现类似疟疾寒热往来，不是疟疾，但出现反复的恶寒、发热，一日发作两次。用药之后有汗出就好了，使用桂枝二麻黄一汤可以解决这种情况。

对于桂枝二麻黄一汤的病机和临床特征，可概括为邪轻、卫弱的中风汗出。由于邪气轻，症状表现就不重，有卫气弱，人体的正气不足以祛除外邪，因此表现邪正相持的状态，一时表现为邪气偏盛，一时又有卫气恢复。

【要点延伸】

①“服桂枝汤，大汗出，脉洪大者，与桂枝汤，如前法”的启示：

A. 风邪严重，虽然汗出但邪气未去。

B. 桂枝汤祛风邪作用肯定，因此原文中说“与桂枝汤，如前法”。

C. 文中所述的“大汗出、脉洪大”，应当伴见怕冷的表现；若“大汗出、脉洪大”伴有怕热，则是热证，不可使用桂枝汤，而该使用白虎汤。

②“若形似疟，一日再发者，汗出必解，宜桂枝二麻黄一汤”的启示：

A. 寒热往来、一日两次，表明邪气不太重、正气不够强。

B. 虽然麻黄汤也有祛邪作用，加用麻黄汤应该不是来增强桂枝汤的祛邪作用，因为单用桂枝汤加大剂量即可增强祛风邪的作用。

C. 麻黄具有很好的交感神经兴奋作用，加麻黄汤可以助桂枝汤振奋卫气，扶正祛邪，这可能是使用桂枝二麻黄一汤的用意。

D. 桂枝汤与麻黄汤合方使用，应该对交感神经功能低下一类疾病具有很好的疗效，比如睡眠呼吸暂停综合征、遗尿、抑郁等。在临床上，我们经常用麻黄汤、桂枝汤合方治疗表现为阴证的抑郁状态、情绪障碍性疾病，效果很好。虽然《伤寒论》讲的是外感病，但是对其中方剂的拓展应用，我们还是应该有所思考。

4. 桂枝去桂加茯苓白术汤证　头项强痛、发热、无汗、心下满痛、小便量少（胃部中风，无汗）。

【14】服桂枝汤，或下之，仍头项强痛，翕翕发热，无汗，心下满微痛，小便不利者，桂枝去桂加茯苓白术汤主之。（28）

芍药（三两）　甘草（二两，炙）　生姜（切）　白术　茯苓（各三两）　大枣（十二枚，擘）

上六味，以水八升，煮取三升，去滓，温服一升，小便利则愈。本云桂枝汤，今去桂枝，加茯苓，白术。

【串讲】

服用了桂枝汤，或使用了泻下，仍然有头项强痛、发热、无汗、上腹部胀满隐痛，以及“小便不利”，也就是尿量减少。头项强痛、发热、无汗，这些属于太阳病的基本症状。“心下满微痛”是定位症状，也就是风邪感染到胃部，要使用桂枝去桂加茯苓白术汤治疗。

严格来讲，桂枝汤去掉桂枝，就不是桂枝汤了，但这个方子是由桂枝汤演化来的，因此置于此处讲解。以上的六味药，使用 1 600ml 的水，煮取

600ml，去掉药渣，每次服用200ml。“小便利则愈”，小便通利就代表疾病痊愈。其实，在面对“小便利则愈”这句话时，很多人容易犯因果倒置的错误，一看到“小便利则愈”，便认为桂枝去桂加茯苓白术汤是个利水的方子，其实这是误解，是由于桂枝去桂加茯苓白术汤对于胃部中风有治疗效果，痊愈之后饮食恢复，血容量充足，小便量才增加。

【要点延伸】

①据本条给出的处方推测：桂枝汤不能够治疗“头项强痛”伴随“无汗，心下满微痛，小便不利”。也就是说，“去桂”的原因，可能是在古人的认识当中，肉桂治疗“胃部中风”无效。但根据我目前的认识，“胃部中风”使用肉桂也是可以的。临床中可以选择使用桂枝汤加茯苓、白术。为什么我有这样的认识呢？因为五苓散中使用了肉桂，其治疗以吐泻为表现的胃肠道感染有很好的疗效，故在此也可借鉴使用。因此读古书，要尊重原著，但是也不可受其局限，要全面分析，对比参考，经过临床实践，得出结论。

②“无汗，心下满微痛，小便不利”提示为急性胃炎，因饮食减少导致血容量不足，进一步引起无汗、尿量减少。

③茯苓、白术并用，提示此两味药物是治疗急性胃炎的要药。

④“头项强痛”可能是急性胃炎时的非特异性症状，或伴随全身疼痛，对此大家应该或是自身有体会，或是在临床中遇到过，当患者出现上腹不适、不思饮食，常伴见全身酸疼，尤其是背疼，有的还会伴随有颈部不适。虽然尚未出现吐、泻等消化系统的特异性症状，但可能就是一个胃部感染，由于其早期症状表现缺乏特异性，而易被忽略，或被误诊为太阳中风的桂枝汤证。这条原文所描述的可能就是这样的情况，因此首先使用了桂枝汤，后来出现了“心下满微痛，小便不利”时，才判断出中风的病位在胃部，因此加用茯苓、白术。实际上，不仅是胃部感染，鼻咽部的感染也会引起颈部不适，也就是说，从口咽到胃部的感染均可引起“颈项强痛”这个非特异性的症状。

【小结】

以上内容是张仲景对于桂枝汤及其类方的使用，讲解了鼻咽部、肺部、胃部等各部位的太阳中风的治疗。

（二）大青龙汤证

太阳中风大青龙汤证：脉浮紧、发热、怕冷、身疼痛、不汗出、烦躁（正足邪重，中风无汗）。

在一般认识中，太阳中风的特征就是汗出、恶风。而当见到脉浮紧、发热、怕冷、身疼痛、不汗出等表现，均认为是伤寒。但原文明确讲，此为“太阳中风”。也就是说，风邪致病，可以引起类似于伤寒的表现。或者说，还有一种可能是兼受风寒。其病机是正气足、邪气重，特征表现为无汗，治疗使用大青龙汤。之前讲过的中风有汗者，是使用桂枝汤及其类方来治疗。

【15】太阳中风，脉浮紧，发热恶寒，身疼痛，不汗出而烦躁者，大青龙汤主之。若脉微弱，汗出恶风者，不可服之。服之则厥逆，筋惕肉瞤，此为逆也。(38)

麻黄(六两，去节) 桂枝(二两，去皮) 甘草(二两，炙) 杏仁(四十枚，去皮尖) 生姜(三两，切) 大枣(十枚，擘) 石膏(如鸡子大，碎)

上七味，以水九升，先煮麻黄，减二升，去上沫，内诸药，煮取三升，去滓。温服一升，取微似汗。汗出多者，温粉粉之。一服汗者，停后服。若复服，汗多亡阳，遂虚，恶风烦躁，不得眠也。

【串讲】

太阳中风病，脉有力，发热恶寒，身体疼痛，没有汗出，还有烦躁。从何可见是“中风”呢？“风伤卫”就是指风邪容易损伤神经，引起神经、精神相关的症状。该条文中提到的“烦躁”，可能就是判断“太阳中风”的一个依据。

如果脉不是浮紧的，而是微弱的，并且有汗出、恶风的，不可以使用大青龙汤。脉微弱时还需辨别脉象的浮、沉，如果是脉浮而微弱，可选用桂枝汤类方，可再加人参、黄芪。如果遇到脉弱、汗出恶风，而误用大青龙汤，患者就可能出现四肢凉、抽动、肌肉跳动，这就是误治。

麻黄六两，也就是 90g，临床上能用至这个量还是罕见的。肉桂、甘草使用 30g，还是比较安全的。杏仁一枚大约 0.3g，四十枚就是 12g，算是常用量。石膏，需要注意调剂中要打碎使用。

煎出的三升药汁，每次服用一升，相当于每次使用了 30g 麻黄。如果服用一次就汗出了，剩余的药物就不要再服；如果已经有汗出，却继续服药，那就会导致汗出亡阳。出现烦躁、不得眠，是麻黄的作用。另外，煎服法中提到的“汗出多者，温粉粉之”，暂时没有考证到“温粉”的确切所指。

【要点延伸】

①本条文的启示：

A. 邪气盛：通过寒热、身痛、脉浮紧可知邪气盛。

B. 正气足：通过烦躁、无汗、脉浮紧可知正气足。

C. 烦躁：风邪伤卫，从而引起中枢交感神经亢奋的表现。

D. 大青龙汤治疗的是正气尚足、风邪太盛的太阳中风证，对正气不足、营卫俱虚(脉微弱、汗出、恶风)的太阳中风证不宜，如果误用，容易导致抽动、肌肉跳动。

E. 桂枝汤具有祛风邪的作用，而同样为中风所设的大青龙汤中未用白芍，这提示白芍在祛风邪方面的作用不强；而大青龙汤中使用肉桂，提示肉桂是祛风邪的主药之一。

F. 参比桂枝汤，推测肉桂是祛风邪主药，白芍是扶正主药。

G. 重用麻黄，提示麻黄是祛风邪主药。

H. 石膏是除热药，热除则心率减慢，可以对抗麻黄的升高心率作用。临床使用发现，麻黄会升高血压、提高心率，但与石膏配伍使用，麻黄的这种作用会明显减弱。麻黄和石膏是一组相反相成的药对，大青龙汤虽使用90g麻黄，但与石膏配伍使用，安全性就提高了很多。

②煎服法的启示：

A. 麻黄之所以需要先煎、去上沫，是由于上沫对原文中提到的“烦躁”症状不利，且会加重“烦躁不得眠”。

B. 药后微汗即可停药，不必尽剂，这是大青龙汤的使用原则。

C. 麻黄有“致烦躁”的中枢兴奋作用，可用于睡眠呼吸暂停、精神萎靡、抑郁、嗜睡、遗尿等病症。

（三）十枣汤证（胃肠中风）

【16】太阳中风，下利呕逆，表解者，乃可攻之。其人漐漐汗出，发作有时，头痛，心下痞硬满，引胁下痛，干呕，短气，汗出不恶寒者，此表解里未和也，十枣汤主之。（152）

芫花（熬） 甘遂 大戟

上三味，等分，各别捣为散，以水一升半，先煮大枣肥者十枚，取八合，去滓，内药末。强人服一钱匕，羸人服半钱，温服之，平旦服。若下少，病不除者，明日更服，加半钱，得快下利后，糜粥自养。

【串讲】

原文明述“太阳中风，下利呕逆”，腹泻与呕吐并见，提示风邪侵犯整个胃肠道。胃肠道是可以受风邪的，如内科疾病中就有“肠风下血”。“表解者，乃可攻之”，结合本条原文之后所述的“不恶寒者，此表解里未和也”，这里的“表解”是指没有恶寒了，此时方可使用下法。其实，如果是使用大黄、黄芩、黄连，可能问题也不大。但这里的“攻”，已经不是普通的泻下了，而是峻下，使用的是十枣汤。患者有持续的汗出、头痛，还见到整个心下部位堵闷，按上去是硬的，胀满既可以是自觉症状，也可以是他觉体征，也就是剑突部位胀满拒按，疼痛牵涉到胁下。“干呕”是呕而无物，“短气”指呼吸加快。如果患者这种情况下，怕冷的症状也消失了，说明表证消失、里证仍在，要使用十枣汤治疗。一般而言，腹泻时我们不使用泻下治疗，本条文所讲的情况是一个例外。

芫花、甘遂、大戟都是峻下逐水药，任何一味药服进去都要出现腹泻的。这三味药等比例使用，分别捣为散，不要放在一起捣。先使用一升半（300ml）的水来煮十枚肥厚的大枣，50~100g，煮到水剩余八合（160ml）左右，去掉大枣肉，然后把制好的药末掺入枣汤中。药末的使用量，胖壮之人，每次使用一钱匕，大约 3g，瘦弱之人，每次使用半钱匕，大约 1.5g。要温服，而且要在日出的时候服用，实际上指的是空腹服药。如果患者服药后泻下少，病情没有解除，这里需要注意，不能立马接着再喝药，需要等到次日平旦再服药，而且次日服药的时候，药末要在原来基础上增加半钱匕，也就是胖壮之人，每次使用大约 4.5g，瘦弱之人，每次大约使用 3g。用药后出现峻泻，也就是迅速并且厉害的腹泻，之后喝软烂的粥来调养。

在临床上使用过十枣汤的就会知道，原文所述没有半句是多余的，全是从临床实践中总结出来的，我用过，所以我能体会到。十枣汤，患者服进去大约半小时后，就会数次泻下水样便。如果首日治疗，病情没有完全改善，若第二日再使用同等剂量的话，患者的腹泻程度会明显减轻，有的几乎不怎么出现腹泻了，也就是说耐药非常迅速，因此次日使用需加量。

既然这种感染本身就出现了腹泻，为什么治疗还要用峻下的十枣汤呢？这高度提示我们，芫花、甘遂、大戟这三味药是对于风邪有强效祛除作用的药物，不但能杀死病邪，还可快速祛除病邪，使病邪不能在体内久留。使用十枣汤扫除外邪后，通过调养帮助机体自己慢慢恢复。

在临床中发现，十枣汤的疗效是很好的，由于其中都是“霸道”药，一般没人敢用。实际上重剂缓投，从少量开始用，是没有问题的。而且有时候不必三味药都用齐，比如之后我们会学习到的大陷胸汤，一味甘遂就有很强的泻下作用。要学会使用“霸道”药，在危重病的治疗中能起到重要作用。我们跟着史载祥老师学习的时候，史老给我们讲过他使用十枣汤的案例，比如肺炎高热不退，合并有胸腔积液，病情十分严重，用上十枣汤之后，高热呈断崖式下降，而且体温降下来后不再升高。

【要点延伸】

①“太阳中风，下利呕逆，表解者，乃可攻之”的启示：

A. 太阳中风病涉及胃肠道。

B. 下利呕逆提示病邪侵犯胃肠后，迷走神经（属于胆碱能神经）兴奋，胃肠蠕动加强，寒证突出。由于病邪存在，胃肠道不能有序地蠕动，故出现上吐下泻。

C. 恶寒消失后才可以攻下祛邪，恶寒是阳气不足，恶寒消失是阳气恢复的标志，攻下只是促进病邪的消除。

②“其人漐漐汗出，发作有时，头痛，心下痞硬满，引胁下痛，干呕，短气，汗出”的启示：

A.“心下痞硬满，引胁下痛，干呕，短气，汗出”提示交感神经占优势，胃肠蠕动减缓，虽然提示阳气恢复，但不利于病邪排出。

B. 邪滞胃肠，急需排出，十枣汤是主方。

C. 十枣汤所治疗的适应证，用现代语言来表述当为“感染中毒性胃肠麻痹”。胃肠感染初期，有恶寒、吐泻等表现，随着疾病发展，恶寒消失，吐泻亦减轻，但腹胀明显，此时其实是感染中毒后出现肠麻痹了，首要之务是祛邪外出，十枣汤所治疗的就是这样的情况。

三、中风病的病程

【17】风家，表解而不了了者，十二日愈。（10）

【串讲】

容易中风的患者，表证消失得不彻底，这种情况需要12日左右才能痊愈。“十二日”不是一个绝对数，只是一个大概，这是临床经验的总结，并不是依靠某些理论推演而来的数字。

【要点延伸】

①体质强壮者，免疫激活迅速，产生抗体，因此感染风邪后大多数1周左右痊愈；或既往感染过该种病邪，体内尚有针对性的抗体，再次感染时可迅速激活以杀灭病邪。上述过程需要7日左右时间。

②体质虚弱感受风邪者，由于免疫功能激活缓慢，所以疗程会比较长，可能需要达到接近两周的时间。或初次感染病邪，免疫激活到抗体产生需要相对较长的时间。

【小结】

在太阳中风的相关内容中，我们了解了太阳中风的治疗不局限在一个桂枝汤，原文中包括三类方：桂枝汤及其类方、大青龙汤以及十枣汤。太阳中风所涉及的部位从鼻咽部、肺部到胃肠道。学习完本节的内容，应该可以达到纠正既往观念，并更加系统掌握原文的效果。

第三节　太阳伤寒病

《伤寒论》所涉及“伤寒病”的内容最多，伤寒所致疾病的种类多、变化丰富，误治的情况也多，因此需要分为多节进行讲解，如伤寒病误用火法所致变证，将在单独设立的“太阳火邪病”一节中讲解。本节“太阳伤寒病”所讲仅涉及太阳伤寒的基本表现。

一、太阳伤寒的基本表现

恶寒、身痛、呕吐、脉阴阳俱紧。

以上为太阳伤寒的最基本的表现，也是太阳伤寒初起的表现。

上篇提到太阳涉及的部位是外胚层源组织（皮肤及其自主神经）及中胚层源组织（肌肉、结缔组织）以及内胚层源的全消化道、呼吸道及肺、生殖道、泌尿道的黏膜层。太阳部位是病邪侵入人体所过的第一关，病邪直接侵入以上部位所引起的疾病都属于太阳病。

【1】太阳病，或已发热，或未发热，必恶寒，体痛，呕逆，脉阴阳俱紧者，名为伤寒。（3）

【串讲】

太阳部位产生病变后，不论是否出现发热，一定有恶寒，还出现身痛、呕吐，寸口、关上、尺中三部脉俱紧，这就称为伤寒，即感受寒邪导致的疾病。以上是伤寒初期的表现。

【要点延伸】

①太阳伤寒的必有症状是“恶寒，体痛，呕逆，脉阴阳俱紧”。临床常见，环境气温不低，而患者感觉有些冷，或伴有不想吃饭、胃肠不适感，或有身疼、背痛，实际上此时可能已是胃肠道感染初期。

②发热是太阳伤寒的或然证，或然证与必见证是相对而言的，也就是说，发热并非太阳伤寒一定出现的症状。

③“脉阴阳俱紧”提示：“正强邪实”是太阳伤寒的病机特征。比如，饮食不洁引发的健康人的胃肠道感染，就是正气不虚而病邪过强。

④“呕逆”提示初始病变部位在“胃”。“胃”代指整个消化道，初起病邪从口鼻进入，然后到病变涉及胃部，若进一步向下影响，便会出现下利。因此，这条原文所述的是消化系统感染初期的表现。

二、太阳伤寒的治疗

（一）麻黄汤及其类方

1. 麻黄汤

（1）麻黄汤适应证：一提到麻黄汤的适应证，大家首先想到的多是上一条原文提及的“恶寒，体痛，呕逆，脉阴阳俱紧”。通过以下的原文讲解，大家会发现并非尽是如此。

1）脉浮紧、骨节烦疼（骨节风寒）

【2】脉浮而紧，浮则为风，紧则为寒，风则伤卫，寒则伤荣，荣卫俱病，骨节烦疼，可发其汗，宜麻黄汤。（《辨可发汗病脉证并治第十六》）

【串讲】

上一条讲“脉阴阳俱紧”是伤寒的表现，本条提到的脉象为“脉浮而紧”，提示既感受风邪，又感受寒邪。风邪伤卫气，寒邪伤营气，风寒侵袭、营卫俱伤。“骨节烦疼”，是指关节疼痛、不得安宁。“烦”是形容程度较重，比较厉害，“烦疼”就是指疼得厉害以致心神不宁。“烦”的这种表达在张仲景书中比较多，比如，渴得厉害为“烦渴”。可以用发汗的方法治疗，可使用麻黄汤。

【要点延伸】

①风寒合邪侵袭，可以导致关节疼痛。风伤卫，伤的是神经，寒伤营，伤的是血脉，血脉和神经都受到影响，肌肉、关节就会产生疼痛等不适的症状。

②风寒骨节疼痛的代表方是麻黄汤。结合《金匮要略·中风历节病脉证并治第五》相关条文可知，麻黄是治痹证的主药，麻黄汤是一个基本方。另一种情况，物理性的受凉后，胃肠道菌群失调，也是伤寒，初期可能没有消化道症状，还是有全身疼痛的表现。

2）头痛，发热，身疼，腰痛，骨节疼痛，恶风，无汗而喘（肺受风寒）

【3】太阳病，头痛，发热，身疼，腰痛，骨节疼痛，恶风，无汗而喘者，麻黄汤主之。（35）

麻黄（三两，去节） 桂枝（二两，去皮） 甘草（一两，炙） 杏仁（七十个，去皮尖）

上四味，以水九升，先煮麻黄，减二升，去上沫，内诸药，煮取二升半，去滓。温服八合，覆取微似汗，不须啜粥，余如桂枝法将息。

【串讲】

此条文比较突出的是增加了“喘”的症状，因此我们判断是肺受风寒。喘，是指呼吸急促。

煎服法中提到“余如桂枝法将息”，也就是麻黄汤除了不喝热粥，剩余的都仿照桂枝汤方后的用法来操作。“将息”是关于如何开始、如何使用、何时停止的药物使用方法。从现在开始到未来，称作“将”，因此“将”是“始”的意思，而“息”就是“止”的意思。也就是说，“将息”包括了药物使用如何开始、过程如何，以及怎样结束的全过程。

【要点延伸】

①本条文的启示：

A. 全身疼痛、发热、怕冷是太阳伤寒的特征。

B. “喘”提示寒邪侵袭部位是肺部，因此麻黄汤也是治疗肺部感受风寒的基本方之一。

②“温服八合，覆取微似汗，不须啜粥，余如桂枝法将息”的启示：

A. 太阳伤寒发汗也只能微微汗出，不可以大汗淋漓。以往有这样的认识，认为“邪从汗去”。依照这种认识，是不是出汗越多，邪气祛除越快？不可以，因为仲景原文已明示“不可令如水流漓，病必不除”。实际上这种认识是因果倒置的。发汗本身并不是祛邪手段，邪气也无法从汗液离开人体。而是应该这样理解，汗出是机体的津液恢复正常的标志，正气恢复，机体就具有祛除病邪的能力了。这种错误的认识，实际上来源于将“伤寒”局限地理解为感受物理性的寒冷，认为发汗可以祛除寒邪。其实张仲景所讲的“伤寒”大部分是生物性的寒邪，只有生物性的寒邪侵犯人体后才会引起一系列的传变。

B. “不须啜粥”以助药力，提示麻黄汤具有足够强的发汗作用，更深层的本质是肺受风寒不会造成津液丢失。

C. “余如桂枝法将息”提示，服用麻黄汤如果汗出病解就可以不服剩余的药液，如果服后没有病解就可以缩短服药间隔时间直至病愈。

3）脉浮紧、无汗、发热、怕冷、身痛、发烦、不敢睁眼、鼻衄（眼鼻肌肉受寒）

【4】太阳病，脉浮紧，无汗，发热，身疼痛，八九日不解，表证仍在，此当发其汗。服药已微除，其人发烦目瞑，剧者必衄，衄乃解。所以然者，阳气重故也。麻黄汤主之。（46）

【串讲】

太阳病，如果脉浮紧、无汗、发热、身疼痛的症状持续八九日尚未痊愈，仍有表证，可以使用发汗的方法。服完药之后，患者症状有所减轻，但是出现烦躁，不欲睁眼、总想闭着眼，严重的还会出现衄血，也就是鼻出血。如果出现了衄血，疾病就要痊愈了，这是抗御病邪的阳气充盛的缘故。“阳气重”是古人认识的一种表述方式，“阳气重”则寒邪易除。见到该条文所描述的情况，还是可以使用麻黄汤。

【要点延伸】

①“太阳病，脉浮紧，无汗，发热，身疼痛，八九日不解，表证仍在，此当发其汗”的启示：

汗法治疗的依据是“表证仍在”，与病程长短无关。所谓的“汗法”实指使用麻黄汤。

②“服药已微除，其人发烦目瞑，剧者必衄”的启示：

A. 麻黄汤具有“致烦”的中枢兴奋作用。

B. 不欲睁眼、鼻衄提示眼鼻部感受外邪。

③“衄乃解，所以然者，阳气重故也”的启示：

A. 鼻衄昭示太阳病痊愈。

B. 鼻衄的机制是机体阳气充盛能够祛除外来寒邪。现代感染免疫学揭示，病原微生物感染人体后 1 周左右，大量抗体产生、淋巴细胞杀伤能力增强，这也就是“阳气重故也”的内涵。因此大多数感染性疾病，比如普通感冒，治疗或者不治疗，7~10 天就痊愈。但并非所有的感染性疾病都是如此，比如乙型病毒性肝炎、麻风病的自然病程都可以是很长的。当体内大量抗体产生，虽然可以杀灭病原微生物，但形成的抗原抗体复合物会沉积在血管壁，导致血管堵塞和破坏，引起出血，轻者见鼻衄，严重者还可以见到其他部位的出血点。

有些问题，古人认识不到位的地方，我们需要结合现代的知识来理解。这样就不至于生搬硬套一些非医学的理论去解释原本极其简单的问题。

4）脉浮紧

【5】伤寒脉浮紧，不发汗，因致衄者，麻黄汤主之。（55）

【串讲】

伤寒见到脉浮紧，没有经过发汗治疗，自然出现鼻衄。衄血实际上提示这是一个鼻部的感染，也可以使用麻黄汤来治疗。

【要点延伸】

只要有脉浮紧，即使鼻衄，仍然用麻黄汤治疗，说明麻黄汤不但可以扶正祛邪，还可以治疗鼻衄。风寒侵袭所致的鼻部感染性出血可以放心使用麻黄汤。临床使用麻黄素滴鼻治疗鼻血不止，其理论依据很有可能源于此。不可因麻黄是辛热药，便言有出血禁用麻黄汤。

5）脉但浮（营足寒邪微）

【6】脉但浮，无余证者，与麻黄汤。若不尿，腹满加哕者，不治。（232）

【串讲】

“脉但浮，无余证”指只有脉浮，而没有其他表现，这提示营气比较足，寒邪轻微，可以用麻黄汤。如果伴随出现无尿、腹满、恶心呕吐，说明这个病极其难治。

【要点延伸】

①“脉但浮，无余证者，与麻黄汤”的启示：

脉浮是麻黄汤最基本的辨证要素。前几条麻黄汤适应证的原文，提到了脉象的，都是脉浮紧，但此条仅为脉浮，也可以使用麻黄汤。

②“若不尿，腹满加哕者，不治”的启示：

“无尿 + 腹满 + 恶心呕吐”提示急性肾功能不全，病情危重难治。由于原文提到“不治”，因此解读为急性肾功能不全是最为恰当的，或是既往存在肾功能不全，又出现脉浮，此时病情危重，可能难以治愈。实际上，这提醒我们，临床中见到有上述表现的患者，需要高度警惕。

举个例子，有个年轻小伙子从急诊收到我们病房。既往没有任何症状，因此也没有检查过，以为没有什么疾病。那一天他因突然恶心、呕吐到急诊就诊，急查血液生化检查（肝、肾功能），结果发现肌酐超过 500μmol/L。实际上,他更可能是在慢性肾功能不全的基础上,又因感染诱发了急性肾损伤,导致肾功能的急剧下降。这种情况在临床上并不少见,尤其年轻人,即使有重大疾病,由于他们的自我调节能力强,初期的症状表现可能不明显。

【7】脉浮者,病在表,可发汗,宜麻黄汤。(51)

【要点延伸】

①脉浮是表证最基本的辨证要素。

②麻黄汤是治疗风寒表证的基本方。

6)脉浮而数

【8】脉浮而数者,可发汗,宜麻黄汤。(52)

【串讲】

上两条原文提示我们,脉浮是麻黄汤最基本的辨证要素。此原文提示脉浮数,也可以使用麻黄汤。

【要点延伸】

①脉浮是麻黄汤的应用指征。

②脉数不是麻黄汤的禁忌证。讲脉法时经常提到"迟数辨寒热",数脉代表热证,不提示寒证。这其实是不全面的。恶寒、发热的患者,脉率偏快的能占到八九成。麻黄汤虽然是辛温散寒的,但是脉数不是禁用麻黄汤的指征。我在临床上治疗流行性乙型脑炎,患者表现为高热、脉数,配合清热药使用麻黄、附子、细辛,可以迅速退热,疗效远胜于单纯使用白虎汤、黄连解毒汤等清热解毒之法,因此不可仅凭脉数便禁用热药。使用麻黄汤的指征是无汗、脉浮、苔水滑,不论舌质红与否,均可以放心使用麻黄、附子、肉桂、细辛等热药,效果很好,这是我的临床经验。

2. 大青龙汤

大青龙汤适应证:脉浮缓、但身重(寒伤肌肉)。

【9】伤寒脉浮缓,身不疼,但重,乍有轻时,无少阴证者,大青龙汤发之。(39)

【串讲】

伤寒,"脉浮缓"即脉缓,也就是"寸口浮大而濡,尺中脉浮大而濡,阴脉与阳脉同等者"。身上不疼,只是觉得身重,且没有其他症状。身重偶有减轻。患者没有"脉微细、但欲寐"的少阴病症状。这时使用大青龙汤来治疗。

【要点延伸】

①脉浮缓提示太阳伤寒证。因此,虽然脉浮缓也见于中风,但脉浮缓并不是中风的特异性脉象。

②身重提示肌肉运动无力。

③无少阴证提示血容量充足。

④大青龙汤是寒伤肌肉的主方。

(二)桂枝汤

桂枝汤适应证:伤寒发汗解后复烦、脉浮数(寒邪留伏)。

【10】**伤寒发汗已解,半日许复烦,脉浮数者,可更发汗,宜桂枝汤。**(57)

【串讲】

通过“发汗”,伤寒已经解除,半天之后又出现烦躁,脉象浮数,可以再使用“发汗”的方法是治疗,此时适宜使用桂枝汤。我们不应该将桂枝汤的治疗范围局限在太阳中风,此条文明确指出,桂枝汤是可以治疗太阳伤寒的。本条文极有可能是先用麻黄汤发汗治疗,后再继用桂枝汤,是一个序贯治疗。出现解后复烦的原因,可能是存在营阴不足,所以需要用桂枝汤补足营阴来祛邪。

【要点延伸】

①“半日许复烦,脉浮数”提示寒邪没有彻底消除。

②脉数也不是桂枝汤的禁忌指征。

③桂枝汤扶正祛邪,治疗寒邪留伏、正气已伤的作用比麻黄汤好。

(三)其他

【11】**伤寒所致太阳病痉、湿、暍此三种,宜应别论,以为与伤寒相似,故此见之。**(《辨痉湿暍脉证第四》)

【串讲】

伤寒所致的太阳病,还包括痉病、湿病、暍病,此三类疾病,需要分别论述。由于此三类疾病又与其他伤寒所致的疾病相似,因此除了在《金匮要略》中有专篇,也置于《伤寒论》中。

【要点延伸】

①寒邪是痉、湿、暍的共同病因,故有伤寒的类似病状。

②因病邪兼夹不同分别表现为痉、湿、暍。同样是伤于寒邪,由于兼夹病因的不同、患者体质状态的不同,因而表现出各种疾病。

第四节 太阳痉病

在《金匮要略》的痉湿暍病篇中,我们已经讲过痉病、湿病和暍病了。在此重复讲解,是为了使《伤寒论》太阳病的内容更全面。

一、痉病分类

【1】**太阳病,发热无汗,反恶寒者,名曰刚痉。**(《辨痉湿暍脉证第四》)

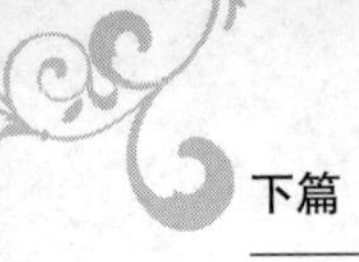

【串讲】

太阳部位病变导致的痉病，表现为发热、不出汗、怕冷，就是刚痉。有的版本中“痉”写作“痓”，我认为这是传抄有误，因为“痓”与“痉”十分相似。联系原文理解，应当使用“痉”更为合理，即痉挛、抽搐，而“痓”放到原文中就不好理解。

【要点延伸】

①“痉”病共同特征：发热。提示张仲景所讲的痉病是一种感染性疾病。通过其临床表现可知，痉病与脑部感染性疾病、高热惊厥相关。

②“刚痉”病因：生物性风寒病邪，如病毒性脑膜炎等。

③“刚痉”特征：恶寒、发热、无汗，与太阳伤寒的基本表现是一致的。

【2】**太阳病，发热，汗出而不恶寒，名曰柔痉**。(《辨痉湿暍脉证第四》)

【串讲】

太阳部位病变导致的痉病，表现为发热、汗出、不恶寒，称作柔痉。

【要点延伸】

①“柔痉”病因：生物性风热病邪，如病毒性脑炎等。

②“柔痉”特征：发热、汗出、不恶寒。

【3】**太阳病，发热，脉沉而细者，名曰痉，为难治**。(《金匮要略·痉湿暍病脉证治第二》)

【串讲】

如果痉病的脉象是沉而细的，这样的痉病是难治的。

【要点延伸】

脉沉细之痉难治的原因：血容量不足、津液丢失严重者，正气不足，抗邪无力，故难治。

我们在临床上治疗脑炎患者，有的患者刚一发热还未出现病情加重就治愈了，但有的患者病情非常重，难以救治，实际上就是正气不足，抗邪无力。可以看出，病情的轻重、转变与正气强弱密切相关。

二、痉病病因

【4】**太阳病，发汗太多，因致痉**。(《辨痉湿暍脉证第四》

【串讲】

此条为张仲景总结的痉病的病因之一。“发汗太多”，有两层含义，一是医生使用发汗药过量，一是未经药物影响而自然汗出过多。

【要点延伸】

发汗太多致痉：血容量减少、抵抗力下降是痉病发生的内因。当然，汗多不是导致痉病的根本原因，也就是说单纯的汗多是不会引起痉病的。

【5】夫风病，下之则痉，复发汗，必拘急。（《金匮要略·痉湿暍病脉证治第二》）

【串讲】

感受风邪所致的疾病，如果使用泻下导致水液大量丢失，又使用发汗的方法导致水液再次丢失，会造成津液严重不足，患者就容易出现抽搐。实际上，这是电解质紊乱引起的临床表现，轻重程度可有差别，严重的有如霍乱患者剧烈吐泻导致低血钙而四肢抽搐。

【要点延伸】

泻下＋发汗：血容量丢失严重、抵抗力骤降是加重痉病的内因。

【6】疮家虽身疼痛，不可发汗，汗出则痉。（《金匮要略·痉湿暍病脉证治第二》）

【串讲】

"疮家"是指身上生疮、反复不愈的人，虽然身痛，不可发汗。伤寒见到身痛，可使用发汗的方法治疗，但"疮家"不可用发汗的方法治疗，如果汗出过多，就会导致抽搐，出现痉病。

这种情况我在临床上遇到过，曾经有个不明原因的抽搐患者来诊，后来在进行查体时才发现其足底有一处脓肿。患者及家属不认为抽搐和脓肿有关，所以就忽视了。但是作为医生不能不考虑其中的关系，这也说明全面查体的重要性。由于机体抵抗力差，感染后细菌进入血液形成脓毒血症，可影响全身，如果影响到大脑就会形成化脓性脑炎，出现抽搐。

【要点延伸】

①疮家发汗致痉：发汗过多导致血容量减少，成为促发痉病之内因，但不是根本病因。

②"不可发汗"：发汗代表药是"麻黄"，麻黄的中枢兴奋作用可以促发痉病，属医源性促发因素。我们在临床上有类似经验，尤其是在儿科，比如孩子高烧时，使用激素退热虽快，但患儿很容易出现抽搐，这是由于糖皮质激素与麻黄都具有中枢兴奋作用。很多年前，我在急诊值班，有个3岁左右的患儿感冒发热39℃多，当时给他打了一针，其中有地塞米松，治疗结束家长就带着孩子骑自行车回家，从离开医院大门到十字路口大概200米的距离，突然小孩就发作抽搐从车上掉下来了，家长赶紧又把孩子抱回急诊室。这就是因为用了具有中枢兴奋作用的药，体温尚未下降，抽搐就已经发生。所以说在高烧的时候要慎用这些具有中枢兴奋性的药物，不论是中药还是西药。

三、痉病表现

【7】病者身热足寒，颈项强急，恶寒，时头热，面赤，目赤，独头动摇，卒

口噤，背反张者，痉病也。若发其汗者，寒湿相得，其表益虚，即恶寒甚。发其汗已，其脉如蛇。（《金匮要略·痉湿暍病脉证治第二》）

【串讲】

“身热足寒”指身上热而四肢凉，不论成人还是小儿，出现了躯干部位高热而四肢发凉，可能提示要发生抽搐了。“颈项强急”指脖子发硬，“恶寒”就是怕冷。“时头热”指的是脑袋摸上去特别热，如果头摸上去不热，是不会发生高热惊厥的。“面赤，目赤”就是面目通红。出现“独头动摇”是抽搐的前兆，也就是在还没有发生四肢抽搐的时候，头部已经有不自主的活动了，可能是轻微的，要善于观察和发现。“卒口噤”就是在以上症状的基础上突然出现咬牙、张不开嘴，接下来就可能迅速出现“背反张”，也就是角弓反张。以上就是痉病的临床表现。这是什么病？小儿高热惊厥、脑炎，是不是都有这样的表现？

临床中可以观察到出汗越多、越容易受凉这种现象，痉病如果使用发汗的方法治疗，就容易出现“寒湿相得”这种情况，实际上就是发汗导致阳气虚，阳气虚时容易受寒。

“发其汗已，其脉如蛇”，就是发汗之后，脉象如蛇一般。以往有解释认为“其脉如蛇”是指脉象如蛇行般弯曲，这个很难理解。实际上，如果大家摸过蛇，就知道蛇，包括蟒蛇，摸上去都是软绵绵的、柔和的，不是很硬的，这是我亲自体会到的。“其脉如蛇”是指脉没有那么强硬、弦紧有力了，这预示着疾病转愈。

【要点延伸】

①高热惊厥的特征：身热肢冷、头热、面赤目赤、头摇、目呆往往是高热惊厥的先兆。目呆在原文中未提及，是我根据经验增加的，我在临床上观察到，小儿的眼神突然变直了、不灵活了，这也是抽搐发作的征兆之一。

②单纯发汗退热之弊端：发汗退热可以防治高热惊厥，但不利于机体免疫力的提高，因此不利于除邪。所以不可仅仅依赖发汗退热止痉治疗高热惊厥。古人没有输液的方法，不像现在，如果津液丢失严重，可以紧急输液补充血容量。

③“其脉如蛇”：活蛇的手感特征是柔软。汗出热退、脉劲（反伏弦），是邪气未退，疾病未愈之象；汗出热退脉柔，则是邪气已退，疾病向愈之象。

【8】**暴腹胀大者，为欲解，脉如故，反伏弦者，痉。**（《金匮要略·痉湿暍病脉证治第二》）

【串讲】

如果出现腹部突然变得胀大，这是疾病欲解。为什么呢？仔细观察抽搐的患者，他们是全身骨骼肌的痉挛，由于背部肌肉相对于腹部肌肉更为粗壮，所以说抽搐的时候表现为角弓反张。但是如果突然出现腹部变大，这说明痉挛的肌肉已经处于放松的状态了，腹部的外形就显露出来，因此是疾病转愈的表现。但此时，如果脉象仍旧是沉弦有力的，那就说明还会发生抽搐。

【要点延伸】

“暴腹胀大者，为欲解”：高热惊厥是全身骨骼肌痉挛的状态，抽搐时角弓反张伴腹部肌肉痉挛表现为腹部回缩，当腹部突然变大时表明腹壁肌肉痉挛开始缓解，故见腹部突然变大，“暴腹胀大”。

【9】夫痉脉，按之紧如弦，直上下行。（《金匮要略·痉湿暍病脉证治第二》）

【串讲】

痉病的脉象，按上去是弦紧的，强劲有力。“直上下行”就是脉端直而长、搏指有力。

【要点延伸】

脉弦紧：痉病之常脉，邪盛之表现，正气尚足。

四、痉病与灸疮

【10】痉病有灸疮，难治。（《金匮要略·痉湿暍病脉证治第二》）

【串讲】

艾灸中有一类是直接灸，直接与皮肤接触，造成皮肤的烧伤，容易形成化脓性感染，这就是灸疮。原文讲，痉病有灸疮时难治，其实不一定，这取决于灸疮的情况。如果是表浅的灸疮，对痉病的治疗影响不大；较深的灸疮，处于化脓性感染过程中，就可能形成脓毒血症，如果因此导致化脓性脑炎，此时就难治了。

【要点延伸】

灸疮的意义：机体抵抗力不足够强才会有灸疮持久不愈。

五、刚痉治疗

【11】太阳病，无汗而小便反少，气上冲胸，口噤不得语，欲作刚痉，葛根汤主之。（《金匮要略·痉湿暍病脉证治第二》）

葛根汤方

葛根（四两）　麻黄（三两，去节）　桂枝（二两，去皮）　芍药（二两）　甘草（二两，炙）　生姜（三两）　大枣（十二枚）

上七味，㕮咀，以水七升，先煮麻黄、葛根，减二升，去沫，内诸药，煮取三升，去滓。温服一升，覆取微似汗，不须啜粥，余如桂枝汤法将息及禁忌。

【串讲】

太阳病,见到不出汗且小便量少,自觉气往上顶,因咬肌痉挛、牙关不开而不能说话,这便是将要发生痉病的临床表现,需用葛根汤治疗。“气上冲胸”,实际上就是心动过速的表现,由于发热时心率加快,因此出现气往上顶的感觉。

葛根汤比较容易记忆,药物组成就是桂枝汤加葛根、麻黄,即葛根麻黄桂枝汤。煎服法中要注意,麻黄、葛根需要先煮。

【要点延伸】

①“无汗而小便反少”:发热初期,体内去甲肾上腺素分泌增多、肾动脉收缩血流灌注减少、防止体液丢失。随着体温的升高,机体会调节出汗以增加散热。

②“气上冲胸”:体内肾上腺素分泌过多,心率增快,心搏增强,冲击胸壁。

③葛根汤(葛根 + 麻黄 + 桂枝汤):葛根 + 桂枝汤祛除生物性风邪并补益营卫;麻黄祛除生物性寒邪。最佳适应证为风寒性高热惊厥、脑膜炎、脑炎。麻黄的交感神经兴奋作用可被葛根的交感神经抑制作用所拮抗,所以对心率影响不大。

在此我们补充一个知识点,现在儿科很常见的一种病是小儿抽动症,实际上这个病也是很轻微的脑炎,脑部某一个部位被损伤,但是整体的影响又不大,所以说这类患者的意识是清楚的,但是临床表现有不自主的抽动,头面部抽动最为常见,严重时也会有四肢的抽动,实际上这也是葛根汤的适应证。临床上我用于小儿抽动症的治疗,疗效不错。

④麻黄、葛根先煎:麻黄先煎去沫,可减轻其中枢兴奋作用。葛根不易煎透,也需先煎。

⑤余如桂枝汤法“将息”:仿照桂枝汤的服用方法“若一服汗出病差,停后服,不必尽剂。若不汗,更服依前法。又不汗,后服小促其间。半日许,令三服尽。若病重者,一日一夜服,周时观之。服一剂尽,病证犹在者,更作服。若汗不出,乃服至二三剂”。

六、柔痉治疗

【12】太阳病,其证备,身体强几几然,脉反沉迟,此为痉,瓜蒌桂枝汤主之。(《金匮要略·痉湿暍病脉证治第二》)

瓜蒌桂枝汤方

瓜蒌根(二两) 桂枝(三两) 芍药(三两) 甘草(二两) 生姜(三两) 大枣(十二枚)

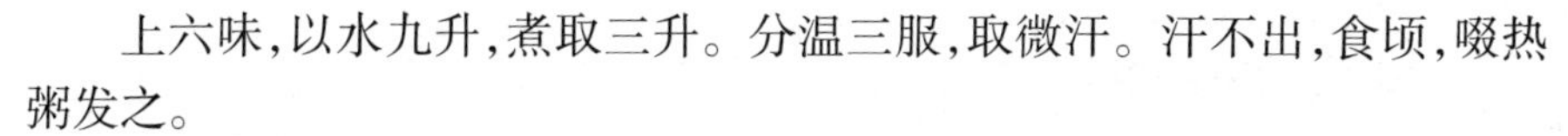

上六味，以水九升，煮取三升。分温三服，取微汗。汗不出，食顷，啜热粥发之。

【串讲】

有太阳病的头项强痛而恶寒的症状，加之特征性的症状“身体强几几然”，也就是全身僵硬的感觉，而且脉象是沉迟的，这是将要发生抽搐而尚未发生时的表现，使用瓜蒌桂枝汤治疗。服药后应有微汗，如果没有汗出，那就间隔大约一顿饭所用的时间，再喝热稀粥以助药力取汗。

【要点延伸】

①“强几几”：僵硬不适。有些学者认为“几”应念作“shū”，实际上在河南及附近区域的方言中，“几几”发音为“jī”，是一种语气词，属于方言中口语的一种表达方式，用于修饰其前的词语，表示程度不那么重，如硬几几、酸几几、痛几几等。

②“脉沉迟”：提示正气不足。

③瓜蒌桂枝汤：天花粉祛除生物性热邪，桂枝汤祛除生物性风邪并补益营卫。

④“取微汗”：微汗是正气充足，发热即退。

⑤“分温三服”：感染发热性疾病的常见服药方法。

⑥“啜热粥”：食物的热力作用。助汗是标、扶正是本。温阳亦可用。

【13】太阳病，项背强几几，反汗出恶风者，桂枝加葛根汤主之。（14）

桂枝加葛根汤

葛根（四两）　麻黄（三两，去节）芍药（二两）　生姜（三两，切）　甘草（二两，炙）　大枣（十二枚，擘）　桂枝（二两，去皮）

上七味，以水一斗，先煮麻黄、葛根，减二升，去上沫，内诸药，煮取三升，去滓，温服一升，覆取微似汗，不须啜粥，余如桂枝法将息及禁忌。

【串讲】

太阳病，见到“项背强几几”的特征性症状，伴有汗出、恶风，使用桂枝加葛根汤治疗。

之前提到刚痉是恶寒、无汗，柔痉是汗出、不恶寒。可见刚柔的划分方式，不适用与此条文所提及的临床表现。本条可能是同时受到了风寒邪气的侵袭，是介于刚痉和柔痉之间的一种类型。

【要点延伸】

①痉病临床表现不能只用柔痉和刚痉简单来划分。

②这里的桂枝加葛根汤与前面的葛根汤组成和剂量完全相同，估计有传抄错误，或许存在方剂命名不严谨。

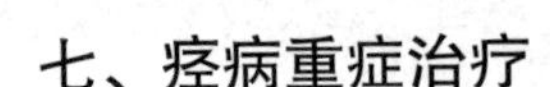

七、痉病重症治疗

【14】痉为病，胸满，口噤，卧不着席，脚挛急，必龂齿，可与大承气汤。（《金匮要略·痉湿暍病脉证治第二》）

大承气汤方

大黄（四两，酒洗） 厚朴（半斤，炙，去皮） 枳实（五枚，炙） 芒硝（三合）

上四味，以水一斗，先煮二物，取五升，去滓，内大黄，煮取二升，去滓，内芒硝，更上火微一二沸。分温再服，得下止服。

【串讲】

痉病发作时，胸闷，不能张口，由于角弓反张，平卧时后背不能触碰到床面，小腿抽筋，咬牙。见到这样的临床表现，可以使用大承气汤。

一般讲大承气汤的时候，都强调大黄要在起锅前5~10分钟放入，但实际上原书记载的使用方法并非如此，大承气汤中的大黄不是后下的，而只是先煮了枳实和厚朴。根据药物煎煮法，加入大黄时有五升（1 000ml）的液体，最终煮成剩余二升（400ml）液体，大黄在其中的煎煮时间远超过10分钟。也就是说，大承气汤中的大黄并非取其泻下作用，而是取其祛邪作用。去掉药渣之后，加入芒硝，再加热到沸腾即可。如果大便通下，则停止用药。

【要点延伸】

①“胸满”：抽搐时呼吸困难，心动过速，血液循环差导致肺循环瘀血，则会见到胸闷的表现。

②“龂齿”：磨牙，大脑缺氧感染等损害时的症状。磨牙的原因很多，可见于睡中、昏迷，肺部感染造成的脑缺氧也可以见到磨牙。刚毕业的时候，我见到过一个患者，他既往有一侧肺的切除，当时有肺部感染，出现严重的呼吸衰竭，处于时醒时寐的状态，伴随有磨牙，后来不久便去世了。因此，临床上见到患者时醒时寐、咬牙不能自控的时候，千万不可大意，其实这种情况是脑缺氧所致。而造成脑缺氧的原因很多，如脑部的血管堵塞可以引起脑部缺氧，心脏问题、呼吸问题也均可以引起大脑的缺血、缺氧。此时见到磨牙，是危重的表现，是危险信号，并非可以忽视的简单问题。

③大承气汤：

A. 大黄是祛除热邪、通畅肠胃的重要药物，可用于各种生物性热邪所致疾病。

B. 枳实、厚朴既是改善心肺功能、开胸除满的要药，又是促进消化道蠕动的胃肠动力药，促进心肺胃肠功能恢复。

C. 芒硝通肠腑泄热邪，促进胃肠功能恢复。邪气一除，重要脏器功能恢复，疾病易愈。

D. 得下止服:停止服用大承气汤,改换其他处方,不是停止治疗。

【小结】

本节内容是综合《金匮要略》和《伤寒论》中有关痉病的内容的讲解,目的是将太阳病的全貌展现给大家。这一次讲解补充了一些《金匮要略》讲解时未涉及的内容。

第五节 太阳湿病

湿病的论述,在《金匮要略》中更为全面。本节是综合了《金匮要略·痉湿暍病脉证治第二》与《伤寒论·辨痉湿暍脉证第四》的内容进行讲解,放入太阳病中讲解,可以全面地展现太阳病的原貌。

一、湿痹

【1】**太阳病,关节疼痛而烦,脉沉而细者,此名湿痹。湿痹之候,小便不利,大便反快,但当利其小便。**(《金匮要略·痉湿暍病脉证治第二》)

【串讲】

太阳部位病变,出现“关节疼痛而烦”,即关节疼痛严重,以至于心烦不安。此处的“烦”,不是单纯的情绪烦躁,而是严重疼痛所带来的情绪表现,实际上就是形容疼痛的程度之重。《伤寒论》中常有如此的表述,比如“烦渴”,就是指严重的口渴。关节疼痛,再加之见到脉沉细,这就是湿痹病。另外,原文又补充了一些湿痹的表现,“小便不利,大便反快”,即小便量少、大便顺畅。治疗上只要让小便通利即可。

【要点延伸】

①脉沉细:

A. 细脉,说明血容量减少。

B. 沉脉,说明肌肉组织之间有水湿的集聚。

②小便不利:小便不利,是指小便量少。小便量少的原因是血容量减少。

③“小便不利,大便反快,但当利其小便”:胃肠生物性湿邪侵袭、血容量减少。如果胃肠道功能正常,大便应当是正常的;如果湿邪犯到胃肠,轻者大便易出,重者即为腹泻。

二、湿家病

【2】**湿家之为病,一身尽疼,发热,身色如熏黄也。**(《金匮要略·痉湿暍病脉证治第二》)

【3】湿家,其人但头汗出,背强,欲得被覆、向火。若下之早则哕,或胸满,小便不利。舌上如胎者,以丹田有热,胸上有寒。渴欲得饮而不能饮,则口燥烦也。(《金匮要略·痉湿暍病脉证治第二》)

【4】湿家,病身疼发热,面黄而喘,头痛,鼻塞而烦,其脉大,自能饮食,腹中和无病,病在头,中寒湿,故鼻塞,内药鼻中则愈。(《金匮要略·痉湿暍病脉证治第二》)

【串讲】

第一条原文涉及的湿家的临床特点有全身疼痛、发热、身黄如被熏。

第二条原文提到,湿家有头部汗多、背部僵硬、恶寒、喜盖被加衣、向火取暖等表现。如果过早使用下法,则会出现呕吐、胸部满闷、小便量少。舌苔较厚者,是丹田有热,胸上有寒。口渴欲饮但是不能饮水,口干严重而躁烦。实际上这里描述的是湿盛气滞的表现。

第三条原文提到的湿家的表现,与前两条不同的有喘息、头痛、鼻塞。患者脉大,饮食正常,故而判断腹中无病,病位在头部,因中寒湿病邪,故出现鼻塞。在鼻腔中纳药治疗即可病愈,这里的病愈应当是指鼻塞、头痛好转。

【要点延伸】

①“湿家病”的临床表现:

A. 一身尽疼、背强、头痛。大家可以先思考一下,在临床中,什么样的患者会有这样的表现?整个背部僵硬,全身疼痛,而且伴有头痛。

B. 发热。

C. 身黄、面黄。

D. 或但头汗出。

E. 或怕冷:欲得被覆、向火。

F. 或舌苔厚:舌上如胎。

G. 或渴欲得饮而不能饮、口燥烦。

H. 或鼻塞而烦。

I. 或喘、或胸满小便不利。

J. 脉大、脉沉细。

K. 自能饮食、腹中和无病。

②“湿家病”必见表现是A项:“一身尽疼、背强、头痛”,多见表现为B、C项:发热、身黄、面黄。其他表现为或然证。

“湿家病”:病程长久才可称为“家”。

③“湿家病”从现代临床上看,包括风湿热(身痛、发热)、强直性脊柱炎(背强、怕冷)、干燥综合征或合并肺纤维化(口燥烦、喘、胸满、小便不利)、皮肌炎(身色如熏黄)。综合条文与临床实际,便可知“湿家病”就是久患结缔

组织病、风湿免疫病的患者。大家临床见到皮肌炎的机会可能偏少，皮肌炎患者的皮肤发黄、发硬，对于“熏黄”是否有光泽，目前还存在争议。但从实际的临床观察来看，皮肌炎患者的皮肤大多还是黄而有光泽的。再以日常生活中的例子来看，熏制的肉，也是有光泽的。因此，我认为“熏黄”，不能理解为黄而晦黯无光泽。

④“湿家病”是中胚层组织疾病（结缔组织病）：这一类患者的胃肠（内胚层）功能是正常的（自能饮食、腹中和无病）。

⑤“湿家病”实证，其脉大。如果是虚证者，脉是沉细的。

⑥“鼻塞，内药鼻中则愈”：何药？从张仲景的常用药来看，当为“麻黄”，祛风寒湿邪、宣肺平喘通窍。

⑦“湿家病”的病因：

A. 外邪诱发的抗自身抗体：也就是说，结缔组织病、自身免疫病不是与生俱来的，而是感受外邪诱发的，张仲景也是从感受外邪，如湿邪，或兼夹风、寒来论治的。

有些外来微生物的抗原结构与人体部分组织的组分结构相同，当身体免疫系统产生针对该抗原的抗体后，这种抗体不但可以与外来微生物结合而消灭之，也可与自身的同组分结构结合而对自身造成误伤。比如链球菌感染，机体要产生相应的抗体，但是此抗体在杀灭链球菌的同时，对人体血管的基底膜也造成了损害，因此感染链球菌后可能会引起肾炎。

B. 自身组织损伤暴露变性、激活免疫系统产生抗自身抗体：针对结缔组织系统的抗自身抗体导致“湿家病”。

实际上，我们自身的很多组织结构是不与免疫系统直接接触的，如果在某种情况下某组织暴露出来，那么也会产生相应的抗体。

【5】湿家，身烦疼，可与麻黄加术汤发其汗为宜，慎不可以火攻之。（《金匮要略·痉湿暍病脉证治第二》）

麻黄加术汤方

麻黄（三两，去节） 桂枝（二两，去皮） 甘草（一两，炙） 杏仁（七十个，去皮尖） 白术（四两）

上五味，以水九升，先煮麻黄，减二升，去上沫，内诸药，煮取二升半，去滓。温服八合，覆取微似汗。

【串讲】

湿家，身体疼痛严重以至于烦躁，可用麻黄加术汤治疗，微微发汗为宜。不可以使用火法治疗。

麻黄加术汤，麻黄汤加白术，白术用了四两，即 60g 左右。其中“加术”是一个关键，白术补益、祛邪，又不伤人，所以说麻黄加术汤的重点在白术。

煎煮法:用 1 800ml 水,先煮麻黄,等到减少了 400ml 的水时,去掉上沫,再加入其他药物,煎至剩余 500ml 液体,去掉药渣。取 160ml 温服,穿衣或覆被至微微汗出。

"覆取微似汗",通常认为这就是"汗法",实际上这样理解是有误的。微微汗出,是"营卫和"的标志。也就是说,服药至见到微微汗出,这个程度是合适的,如果是大汗淋漓就不对了。在治疗外感病时一定要注意把握这种服药的尺度。

【要点延伸】

①"慎不可以火攻之":

A."湿家病"非物理性寒邪所致的急性病,加热等物理性取暖的治疗措施无效。

B."湿家病"可能有"外寒内热"的潜在问题,这个"内热"往往可能是潜伏的热邪。

C. 机体的免疫系统在体温升高时更易被激活,加重"湿家"病情。

我们常讲,如果外感后总是见不到发热,说明其免疫系统的功能较差。而外感后能够发热,则免疫功能更容易被激活,疾病易痊愈。但结缔组织病是自身免疫性疾病,如果加温治疗,免疫功能就会更加亢进,对自身造成的伤害也就越大。

②"湿家,身烦疼,可与麻黄加术汤发其汗为宜":对于无汗、身痛剧烈的患者,选用麻黄加术汤是适宜的。这里没讲"主之",说明这样的治疗能够改善病情,但是难以彻底治愈"湿家"。也提示"湿家"可能存在"外寒内热"的潜在问题,这是一个推测。

③"先煮麻黄,减二升,去上沫":麻黄中含有麻黄碱和伪麻黄碱,伪麻黄碱不溶于水,水煮时漂浮在水面形成泡沫。伪麻黄碱具有明显的中枢兴奋作用,量大时引起烦躁,可能对于痛苦症状具有放大作用,因此需要"去上沫"。

④"煮取二升半,去滓,温服八合":一升 =200ml,二升半 =500ml;一合 =20ml,八合 =160ml;说明每剂药需要分成三次服。没有说"中病即止",可以考虑为需要服用一段时间。

⑤麻黄去节:生物碱(节间∶节 =3.2∶1),麻黄节的生物碱含量偏低,可以不去节使用。

⑥桂枝去皮:肉桂?

肉桂用的是桂树的树皮,桂枝用的是桂树的整个嫩枝。桂树树皮(即肉桂)的外层还有一层粗糙的表皮,《伤寒论》中讲的"桂,去皮"指的就是去掉这层皮,如果是桂枝去皮,那就只剩下桂枝的木质了,所以这也是认定

《伤寒论》中“桂即肉桂”的依据之一。

有人专门考证过,《伤寒论》书中用的“桂”就是肉桂,所以我在临床一直用肉桂而非桂枝,这种考证是合理的,现在研究证明肉桂对感染性疾病,尤其是病毒感染性疾病的疗效是很好的。

⑦杏仁去皮尖:

A. 带皮杏仁成分煎出慢。

B. 捣碎杏仁成分煎出与去皮杏仁相当或更高。

C. 现代多认为去皮尖必要性不大。

【6】湿家下之,额上汗出,微喘,小便利者死,若下利不止者亦死。(《金匮要略·痉湿暍病脉证治第二》)

【串讲】

如果是湿家病,使用了下法治疗,出现头上出冷汗、呼吸急促、小便量多,这提示病情危重。如果出现腹泻不止,也是病情危重。

【要点延伸】

“湿家病”禁用下法:泻下过度可致低血容量性休克,休克早期机体交感神经兴奋,故见额头冷汗、“微喘”气急、肾动脉收缩、肾灌注减少、少尿。如果小便量不减少反多表现为“小便利”,说明机体自身调节功能衰退,休克难以解决,故说“小便利者死”。如果泻下不止,低血容量不能纠正,故说“下利不止者亦死”。

三、风湿

风湿,其实和湿家是相关联的疾病,也就是与现代临床的结缔组织病是相关联的。只不过风湿还有更细的划分,和临床联系很紧密,“太阳湿病”这一部分内容指导自身免疫性疾病的治疗是很好的。

(一)风湿表现与治疗原则

【7】风湿相搏,一身尽疼痛,法当汗出而解。值天阴雨不止,医云此可发汗,汗之病不愈者,何也?盖发其汗,汗大出者,但风气去,湿气在,是故不愈也。若治风湿者,发其汗,但微微似欲出汗者,风湿俱去也。(《金匮要略·痉湿暍病脉证治第二》)

【串讲】

风湿合邪,风邪与湿邪杂合致病,出现全身疼痛,按理说应当使用发汗的方法治疗。“值天阴雨不止”的断句应该是“值天阴雨,不止”,意思是说,遇到阴雨天气时,病情非但不减轻,反而还会加重。有的医生认为这种情况可以发汗,但使用汗法治疗之后不能病愈,是因为什么呢?发汗,大汗淋漓,只是祛除了风气,湿气仍在,所以未能病愈。实际上,这种解释是古人的一种推想，所表达的意思是，单纯使用发汗的方法未能将风湿之邪祛除。所以，治疗风湿的方法是让其微微汗出，才可将风湿之邪俱除。

【要点延伸】

①风湿相搏：杂合成病。

②风湿痹痛阴雨天发汗无效："风气去，湿气在"。

③风湿痹痛发汗的合适程度："微微似欲出汗"。

大汗出，看似仅是津液丢失，实际上也是阳气的丢失。夏天温度虽然很高，但出汗后的身体摸起来却是凉的，这是因为阳气会随着津液丢失，所以说大汗出的时候更容易受寒。

④风湿：西医各种全身疼痛性风湿类疾病（结缔组织病）。

（二）发热风湿

【8】病者一身尽疼，发热，日晡所剧者，名风湿。此病伤于汗出当风，或久伤取冷所致也。可与麻黄杏仁薏苡甘草汤。（《金匮要略·痉湿暍病脉证治第二》）

麻黄杏仁薏苡甘草汤方

麻黄（去节，半两，汤泡） 甘草（一两，炙） 薏苡仁（半两） 杏仁（十个，去皮尖，炒）

上锉麻豆大，每服四钱匕，水盏半，煮八分，去滓。温服，有微汗，避风。

【串讲】

患者全身疼痛、傍晚发热，这是"风湿"的表现。病因是由于汗出时感受风邪，或者长期受寒邪侵袭，比如说在冷库工作就是"久伤取冷"。

具有发热的"风湿"病，可以使用麻黄杏仁薏苡甘草汤治疗。

麻黄杏仁薏苡甘草汤原方中的药物用量都不大，但是临床上我们发现还是用量稍大一些效果更好。

"麻豆大小"指的就是芝麻粒大小。"一钱匕"是多少呢？是五铢，约为2.875g。

取麻黄杏仁薏苡甘草汤约13g，根据煎煮法则煎煮后，温服，如果出现微汗，需要避风。

【要点延伸】

①麻杏薏甘汤的适应证：各种发热性风湿类疾病。

②"发热，日晡所剧"：在下午到傍晚的时候，发热加重。

③风湿病因："汗出当风或久伤取冷"。

④"疗程"：不定。

⑤"每服四钱匕"：一钱匕的重量 = 五铢 =2.875g。可见麻杏薏甘汤的实际用量是很小的，折算下来每个药物不过3g左右，提示本方在使用时无需大量。

(三)无热腠理风湿

“腠理”是什么?大家通常是似懂非懂。我们先从与“腠”类似的字入手分析,“揍”的意思就是拳头要挨到皮肤,“凑钱”就是将是钱财聚在一起。那么我们推断“奏”就是挨着、紧邻的意思。加上肉月旁的“腠”指的是什么呢?就是肉与肉接触的地方,在古人的认识中,这种联结是很细微的,“腠者,是三焦通会元真之处”,用现代的语言说就是细胞与细胞间的连接。那什么是“理”呢?石头上面有纹就是“理”,在人体,“理者,是皮肤脏腑之纹理也”,这明显是较大的组织之间的联结处。因此,“腠理”即指人体各种大小缝隙部位。上述部位感受风湿,且不发热,就是“无热腠理风湿”。

【9】**风湿,脉浮,身重,汗出,恶风者,防己黄芪汤主之**。(《金匮要略·痉湿暍病脉证治第二》)

防己黄芪汤方

防己(一两) 甘草(半两,炒) 白术(七钱半) 黄芪(一两一分,去芦)

上锉麻豆大,每抄五钱匕,生姜四片,大枣一枚,水盏半,煎八分,去滓。温服,良久再服。喘者,加麻黄半两;胃中不和者,加芍药三分;气上冲者,加桂枝三分;下有陈寒者,加细辛三分。服后当如虫行皮中,从腰下如冰。后坐被上,又以一被绕腰以下,温,令微汗,差。

【串讲】

风湿,症见脉浮,身重,汗出,恶风者,使用防己黄芪汤治疗。其中关键就在“身重”,就是腠理之间有湿邪了,所以会感觉到浑身沉重,实际上就是轻微的水肿。

防己黄芪汤中有四味药组成,煎服法中还提到需加入生姜和大枣。其中用量最大的就是黄芪和防己。具体使用的时候,每次用量也不大。

此处的“抄”亦令人费解,是指用钱币为工具盛药丸吗?我觉得依然不能够如此理解,应当还是以钱币的重量为单位,所以“抄”仍为“取”的意思。

锉为芝麻粒大小,每次使用16g左右,另用生姜四片、大枣一枚,用半盏水煎到十分之八,温服。

喘者,加麻黄半两。

胃部不适,或疼痛、或胃中胀、或胃灼热,加芍药三分(约10g)。

自觉胸中有气上冲,加桂枝三分(约10g)。

下焦有寒且病久者,加细辛三分(约10g)。

服药后应当有皮肤蚁行感,腰以下自觉寒冷如冰,应坐于被上,同时以被缠腰使保温,令微微汗出,则病愈。

【要点延伸】

①防己黄芪汤的适应证:各种肿胀汗出性风湿类疾病,风湿性筋膜炎最

多见。比如风湿性疾病中以手指晨僵为突出表现的就可以用上方。

②喘者加麻黄:麻黄是平喘要药。

③胃中不和者加芍药:芍药是和胃要药。

④气上冲者加桂枝:气上冲(左心功能紊乱伴肺循环瘀血)常伴微咳。

"气上冲"是什么情况呢?我们在临床上见到的有几种:一种"气上冲"是嗳气,可以用桂枝;还有一种"气上冲咽",即阵发性心律失常;另外一个就是"气从心下上冲胸咽",也就是气从下往胸咽部顶,是左心功能紊乱伴有肺循环淤血,发作时往往伴随有轻微的咳嗽。这几种气上冲都可以用桂枝。

⑤下有陈寒者加细辛:细辛是下半身寒凉日久的要药。"下有陈寒"的部位在哪里呢?应当就是下肢部位。

⑥"服后当如虫行皮中,从腰下如冰":"虫行皮中"感觉是组织间水肿快速消退时的自觉症状。临床上,心脏或肾脏引起水肿的患者,用药后患者描述有这种感觉,"虫行皮中"好似水向外流出的感觉,说明药物有效、水肿正在消退。

"从腰下如冰"可能是该方服用后首先使下肢的"冷敏神经元"激活的结果。人体对于冷、热的感觉,是由不同的神经元分别进行感知的,有冷敏神经元,也有热敏神经元。由于"寒性收引",冷敏神经元激活后出现局部组织致密化,故将局部水液排挤走。物极必反,当冷敏神经元激活到一个极端的时候,就会继发热敏神经元的激活,热敏神经元激活之后就会出现血管扩张。该方中有此作用的药极有可能是除热痹良药防己。

我们查阅防己的药理研究,发现防己能够治疗高血压,可以舒张血管。如此就将中西医的知识融会贯通了,可以把不好理解的、牵强附会的或是臆想的东西落实到具体的内容上。

(四)无热肌肉风湿

【10】伤寒八九日,风湿相搏,身体疼烦,不能自转侧,不呕不渴,脉浮虚而涩者,桂枝附子汤主之。若大便坚,小便自利者,去桂加白术汤主之。(174)(《金匮要略·痉湿暍病脉证治第二》)

桂枝附子汤方

桂枝(四两,去皮) 生姜(三两,切) 附子(三枚,炮,去皮,破八片) 甘草(二两,炙) 大枣(十二枚,擘)

上五味,以水六升,煮取二升,去滓,分温三服。

白术附子汤方

白术(二两) 附子(一枚半,炮,去皮) 甘草(一两,炙) 生姜(一两半,切) 大枣(六枚)

上五味,以水三升,煮取一升,去滓,分温三服。

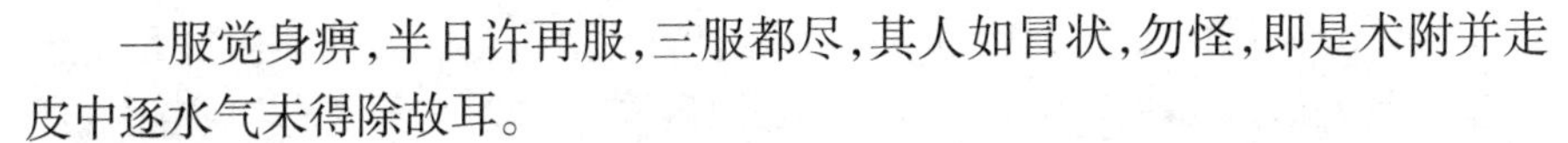

一服觉身痹，半日许再服，三服都尽，其人如冒状，勿怪，即是术附并走皮中逐水气未得除故耳。

【串讲】

伤寒八九日，感受风湿之邪，身体疼痛严重而致情绪不宁，不能自主转侧身体。无呕吐，提示与消化系统无关；不口渴，提示无水液丢失。脉浮、虚、涩者，以桂枝附子汤来主治。如果大便干硬，小便正常者，使用去桂加白术汤来主治。桂枝附子汤的组成：桂枝汤去白芍，桂枝加量，再加附子。肉桂 60g，附子三枚约 30g，大枣十二枚。白术附子汤的组成：桂枝附子汤去桂枝，附子减半量，再加白术 30g，附子、生姜、甘草、大枣均为桂枝附子汤一半。如果服用一次后，自觉身胀不通，稍将间隔时间拉长，半日后再服用第二次。如果三次服完后，出现头昏、头胀的情况，无需惊慌，这是由于白术、附子尚未将皮中水气驱逐出去。

【要点延伸】

①“身体疼烦，不能自转侧”：没有提骨节疼痛，因此当为“肌肉疼痛”，才会不能转侧，该条所述疾病当是“各种原因的肌炎”。

肌炎可以不出现疼痛，但会有活动困难，重度乏力。降脂药的不良反应中就有肌炎、横纹肌溶解，表现为四肢乏力、活动困难。

②“脉浮虚而涩”：虚脉提示桂枝附子汤证是虚证。

③“若大便坚，小便自利者，去桂加白术汤主之”：提示桂枝不宜于大便干硬者，白术可以治疗大便干硬的便秘。白术既可止泻又可通便，具有这种双向调节作用的药才是真正的补益胃肠的良药。临床验证白术确实是治疗脾虚便秘的好药。

药物是否具有“双向调节作用”，是我判断药物是真正的补益药还是泻药的重要依据。30 多年前，学术界关于某些药物的双向调节作用有争议，尤其从西医的角度难以解释，降压药怎么还能升压呢？通便药怎么还能止泻呢？对于药物“双向调节作用”的意义尚未被挖掘出来，后来临床研究发现双向调节作用与剂量有关，但是这依旧没有触及其深层意义。实际上其中意义重大。如果某个药物对某一部位有两种相反的作用，那就意味着这个药物是此部位的补益药。真正的补益是让其在各种情况下都能保持健康稳定状态。

对于药物“双向调节作用”的重要意义，我曾在《贾海忠中医体悟》书里讲过。回到具体问题上，茯苓、白术这两个药均是胃肠道真正的补药。

④附子一枚：15~30g。分温三服，重剂缓投是安全用药的保障。

⑤“一服觉身痹，半日许再服，三服都尽，其人如冒状，勿怪，即是术附并走皮中逐水气未得除故耳”：

A. 身胀不通、头昏胀应当考虑为附子的过量反应。其机制可能是附子引起大脑的缺血、缺氧，继而引起血压升高，同时引发头昏。此时提醒我们减少附子用量，不可再加量使用。

B. 提示术、附配伍能够治疗皮肤水肿。

⑥桂枝附子汤 = 桂附 + 三元饮（生姜、大枣、炙甘草）。

⑦白术附子汤 = 术附 + 三元饮（生姜、大枣、炙甘草）。

（五）无热骨节风湿

【11】风湿相搏，骨节疼烦，掣痛不得屈伸，近之则痛剧，汗出，短气，小便不利，恶风不欲去衣，或身微肿者，甘草附子汤主之。（175）（《金匮要略·痉湿暍病脉证治第二》）

甘草附子汤方

甘草（二两，炙） 附子（二枚，炮，去皮） 白术（二两） 桂枝（四两，去皮）

上四味，以水六升，煮取三升，去滓。温服一升，日三服。初服得微汗则解。能食，汗出复烦者，服五合。恐一升多者，服六七合为妙。

【串讲】

感受风湿之邪，关节剧烈疼痛、不得屈伸，疼痛拒按，自汗、气短、小便量少，明显怕风，或伴有轻度水肿。这种情况可以见于各种骨关节炎，关节肿胀时也可能引起小腿浮肿，所以在关节产生病变时，与其相邻的肌肉、软组织俱可因之而受病。此种情况使用甘草附子汤来治疗。

甘草附子汤的组成，首先使用了大量肉桂，四两大约是60g。另外，方名使用甘草、附子，意味着甘草、附子是治疗关节风湿的重要药物。

在煎煮法中，“以水六升，煮取三升”，水液减少一半所需的时间并不长，意味着原方并未久煎，但是根据附子剂量，我们建议延长煎煮时间会更为妥当。同时应注意重剂缓投，每剂分三次服用。如果第一次服用就有微汗出，说明疾病减轻。如果进食没有问题，汗出之后出现烦躁，就减少每次服用的量，原先为200ml，现在服用100ml。如果一开始就担心服用200ml有些多了，那就每次服用120~140ml。

【要点延伸】

①甘草附子汤（附桂术甘汤）与苓桂术甘汤：

甘草附子汤（附桂术甘汤）治疗阳虚风湿形成的“各种关节炎”，症见“汗出、短气、小便不利、恶风不欲去衣”者。

苓桂术甘汤，《金匮要略·痰饮咳嗽病脉证并治第十二》：治疗痰饮停留胃肠的各种胃炎合并低血压，症见“胸胁支满（上腹胀满）、目眩（黑蒙）”。

《伤寒论》第67条：治疗外邪所致饮留胃肠的各种胃炎合并低血压，症见“心下逆满(上腹胀满),气上冲胸(嗳气),起则头眩(头昏)”。

综合以上两个方子,我们可以发现这样一个规律:茯苓可能更擅长治疗胃肠道疾病,附子更擅长治疗关节间疾病。饮留胃肠就用苓桂术甘汤,湿留关节就用附桂术甘汤。

②小便不利:是小便量少,绝不是尿涩痛。

③“汗出,短气,小便不利,恶风不欲去衣,或身微肿”提示:

存在心功能不全。由于湿病是结缔组织性,因此推测引起心功能不全的基础疾病可能是风湿性心脏病。

汗出(交感神经功能亢进);

短气(心功能异常、交感神经功能亢进);

小便不利(心功能不全、肾脏血流灌注减少);

恶风不欲去衣(体表血液循环灌注不足);

身微肿(心功能不全、体循环回流障碍)。

提示甘草附子汤(附桂术甘汤)治疗心功能不全有效。

通过本节的学习,我们不但要掌握太阳湿病的分类,还要掌握治疗方剂。张仲景给我们提供了一个全方位的太阳湿病的诊治方案,关节、肌肉、腠理一应俱全,还包括发热或未发热的各种情况,风湿类疾病在临床上属于复杂疑难病,所以这一部分内容是极其宝贵的。

第六节 太阳暍病

【1】太阳中热者,暍是也。其人汗出恶寒,身热而渴也。(《辨痉湿暍脉证第四》)

【串讲】

太阳部位感受热邪为“暍病”,其临床特征是出汗、怕冷、发热、口渴。

【2】太阳中暍者,身热疼重,而脉微弱,此亦夏月伤冷水,水行皮中所致也。(《辨痉湿暍脉证第四》)

【串讲】

“太阳中暍”的表现有发热,身体沉重、疼痛,脉微弱。这是在夏天伤于冷水,冷水进入皮肤中导致的。这是古人对暍病病因的一种解释,至于正确与否,我们还需要分析。

【3】太阳中暍者,发热,恶寒,身重而疼痛,其脉弦细芤迟,小便已,洒洒然毛耸,手足逆冷,小有劳,身即热,口开,前板齿燥。若发汗,则其恶寒甚;加温针,则发热甚;数下之,则淋甚。(《辨痉湿暍脉证第四》)

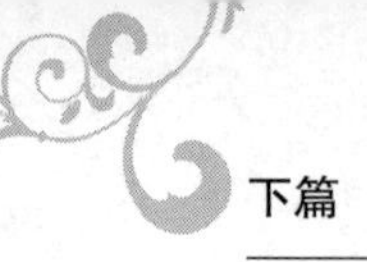

【串讲】

“发热,恶寒,身重而疼痛”还是对暍病症状的概述。“芤脉”就是形容脉象中空,像按着葱管一样,在浅层可以摸到脉,重按则无。中暍的脉象,除了弦脉是有力的之外,细、芤、迟均为虚弱的表现。

小便之后出现浑身颤抖、竖毛肌收缩,像淋凉水一般起鸡皮疙瘩;四肢从肢端开始出现逆冷;稍有活动即身体发热,张口呼吸,门齿干燥。

如果使用发汗的方法,则恶寒更加严重;如果用温针的方法,则发热更加严重;如果屡用下法,则出现尿频、尿急、尿痛。说明暍病不适宜使用汗法、温针和下法。

【要点延伸】

①中暍:非热射病。热射病是由于物理性高温导致的,但本条文讲的暍病并非物理性热邪引起的,而是生物性热邪感染性疾病。之所以这样判断,是因为中暍有发热恶寒、身重而疼痛症状,这是生物性病邪感染后的表现,而热射病的表现只是发热。

②生物性热邪致病禁用发汗治疗:“若发汗,则其恶寒甚”。发汗可致津液从皮肤丢失,导致血容量减少,此时会引起外周血管收缩,故出现恶寒甚。其生物学机制是保证重要内脏供血的自身调节反应。

③生物性热邪致病禁用温针治疗:“加温针,则发热甚”。

④生物性热邪致病禁用泻下治疗:“数下之,则淋甚”。泻下可致津液从肠道丢失,导致血容量减少,进而引起肾脏血液灌注不足,出现小便量少,泌尿系感染就会加重。

⑤中暍的病位在哪里?原文没有任何呼吸道、消化道感染迹象的表述,如喘、咳嗽、鼻塞、恶心、呕吐、腹痛、腹泻等。只有“小便已,洒洒然毛耸”“数下之,则淋甚”可以提示感染部位。且临床经验告诉我们,发汗、温针、泻下对泌尿系感染均无益处。因此,中暍的病位是泌尿系,当为泌尿系生物性热邪感染。

【4】太阳中热者,暍是也。汗出、恶寒、身热而渴,白虎加人参汤主之。(《金匮要略·痉湿暍病脉证治第二》)

白虎加人参汤方

知母(六两) 石膏(一斤,碎) 甘草(二两) 粳米(六合) 人参(三两)

上五味,以水一斗,煮米熟汤成,去滓。温服一升,日三服。

【串讲】

根据分析之前原文得出的结论,中暍为泌尿系感染,那本条文就是张仲景使用白虎加人参汤来治疗急性泌尿系感染的。知母六两即为90g,我们在临床上很少用到如此大的剂量;石膏一斤为240g,甘草30g,粳米96g,党参 45g。上述药物均不是我们现在治疗泌尿系感染的常用药物。

注意煎煮法中的描述，以上五味药物，使用 2 000ml 的水共同煎煮，煮熟粳米所需的时间即为煎煮时间。也就是煮到粳米熟时，就等于药熬制好了。

【要点延伸】

①“身热而渴”：治疗时应遵循“随其所得”治之。什么是“随其所得”治之？见于《金匮要略·脏腑经络先后病脉证第一》：“夫诸病在脏欲攻之，当随其所得而攻之。”患者汗出、口渴，想喝水，那就随着他所愿，让他喝水，这就叫“随其所得”治之。现代临床上，我们也是建议泌尿系感染的患者多喝水、多排尿，有利于泌尿系感染的恢复。

②知母能否治疗泌尿系感染？在多数医生的认识中，没有知母可以治疗泌尿系感染的想法。实际情况如何呢？金·张元素《珍珠囊》中记载知母“泻膀胱肾经火”；清·黄宫绣《本草求真》中记载知母能治“淋”。《金匮要略·消渴小便不利淋病脉证并治第十三》所列处方都是治疗消渴、小便不利的，对于淋病（泌尿系感染）有描述但无治疗处方，因此，可以参考中暍使用白虎加人参汤。

【5】太阳中暍，身热疼重，而脉微弱，此以夏月伤冷水，水行皮中所致也，一物瓜蒂汤主之。（《金匮要略·痉湿暍病脉证治第二》）

一物瓜蒂汤方

瓜蒂（二七个）

上锉，以水一升，煮取五合，去滓，顿服。

【串讲】

“瓜蒂（二七个）”，究竟是十四个，还是二十七个，尚不能确定，即使是使用十四个，剂量也已经很大。我们通常认为瓜蒂的功效是催吐的，但是此条文中并没有记载服药之后出现呕吐。我们医馆的工作人员曾经尝过瓜蒂散，味道是苦的，有些人有呕吐反应，而有些人没有反应，所以关于瓜蒂催吐的作用依然存疑。

【要点延伸】

①夏天池塘中感染外邪是中暍的常见原因：“此以夏月伤冷水，水行皮中所致也”。

②瓜蒂是治疗生物性湿热病邪的药物：可治疗消化道生物性湿热病邪所致疾病，如急性胃炎，呕吐可能不是瓜蒂的作用，而是急性胃炎的疾病表现；再如黄疸型肝炎，文献中有甜瓜蒂打粉吹鼻取嚏可以退黄的记载。

历代文献中尚未发现对其治“淋（泌尿系感染）”的描述，有待研究。但根据我们的临床经验，能够治疗消化系统感染的药物，多数也能治疗泌尿系感染，因此推测瓜蒂对泌尿系湿热病邪的感染可能是有效的，有待验证。

第七节 太阳温病

第六节所讲的“暍病”不是“温病”。《伤寒论》中涉及温病的只有一条原文，由此可见，《伤寒论》确实是详于中风、伤寒。贯穿《伤寒论》始终的就是风与寒，而对于温病并未展开讲解。但通过这一条有关温病的原文，可以帮助我们更全面地了解太阳部位发生的疾病。

【1】太阳病，发热而渴，不恶寒者为温病。若发汗已，身灼热者，名曰风温。风温为病，脉阴阳俱浮，自汗出，身重，多眠睡，鼻息必鼾，语言难出。若被下者，小便不利，直视，失溲。若被火者，微发黄色，剧则如惊痫，时瘛疭。若火熏之，一逆尚引日，再逆促命期。(6)

【串讲】

太阳病，症见发热、口渴，而且不恶寒的，同时具备这三者，才是张仲景划分的温病。如果发汗之后，体温未降反而出现高热，这是风温。

原文接下来描述的就是风温的其他症状。“脉阴阳俱浮”，风温的脉象是寸、关、尺均为浮脉，这里的“阴阳”是指脉象，与阴气、阳气没有关系。风温还会见到持续汗出，身体沉重，嗜睡，呼吸打鼾，言语困难。以上就是风温的临床特征，病情较重，已经影响到神志。

如果使用下法，会出现小便量少、眼神呆滞向前凝视、小便失禁。也就是说，风温病不能用泻下的方法治疗。

如果使用温针、艾灸、火熏等火热疗法，会出现皮肤发黄，严重者则会出现惊厥、阵发性的抽搐。如果使用火熏治疗逼汗，误治一次还有挽救的余地，如果再次误用火熏治疗，则会加速患者的死亡。

这段原文描述了温病误治后的临床表现，也就是告诉了我们温病的治疗禁忌，但没有告诉我们温病应该如何治疗。后世的温病学家完善了这一部分的内容，我们可以参照后世著作来学习。

【要点延伸】

①“太阳病，发热而渴，不恶寒者为温病”的启示：

A.“发热 + 口渴”是温病的基本特征。

B.“不恶寒”是区分温病与非温病的关键特征。非温病，比如中暍、中风、伤寒，均可有“恶寒”的表现。而温病有发热而不出现“恶寒”。《伤寒论》中主要讨论的是感染性疾病，因此温病、非温病也多是对感染性疾病的区别划分。结合现代临床，还有一类疾病需要相鉴别，那就是肿瘤发热，符合发热、不恶寒，但不属于温病，如淋巴瘤患者出现发热。

②“若发汗已，身灼热者，名曰风温”的启示：

A. 风温属于温病。

B. 风温的基本特征为“汗出热不退、高热”。

③“风温为病，脉阴阳俱浮，自汗出，身重，多眠睡，鼻息必鼾，语言难出”的启示：

A. “脉阴阳俱浮”提示营阴充足、风热邪盛。

B. “自汗出，身重，多眠睡，鼻息必鼾，语言难出”提示病变部位在大脑，体内营阴开始耗损，神经功能严重受损。我们讲中风病时提到“风伤卫”，即风邪具有易伤及神经系统的特点。风温病也具备容易伤及神经、大脑特点。

④“若被下者，小便不利，直视，失溲”的启示：

A. 风温病本有汗出，泻下会使营阴丢失更多，因而表现为小便量少。

B. 大小便失禁，两眼发呆，说明大脑功能进一步受损。

⑤“若被火者，微发黄色，剧则如惊痫，时瘛疭”的启示：

A. 火热疗法不能用于风温的治疗。

B. 大脑损伤更加严重，以致出现惊厥、抽搐。

⑥“若火熏之，一逆尚引日，再逆促命期”的启示：火熏更加不宜于风温的治疗，可以加速死亡。

⑦“风温”的现代表述：综上可知，风温是中枢神经系统的感染性疾病，发汗、攻下、火热疗法均不可应用。

⑧温病的治疗：

A. 在《伤寒杂病论》体系内，可以从阳明病篇、痉病篇寻找治疗方法。

B. 更为详细的内容，可参照后世的温病学诊治经验。因此，中医的学习，仅掌握《伤寒论》是远远不够的，还有很多后世医家逐步完善的内容需要我们不断学习。

第八节　太阳火邪病

太阳病篇，本就是《伤寒论》中内容最多的一篇，而且我们又将《金匮要略》中相关的条文挪过来进行补充，因此，学习完太阳病篇，基本上相当于学习了《伤寒论》的一半左右。如果按照传统的条文顺序来学习，不容易理清条文之间的关系，所以我们分章节来讲解。至此，我们已经讲过太阳伤寒、太阳中风，以及太阳痉湿暍，本节要讲的是“太阳火邪病”，一般情况，大家可能缺乏对于“太阳火邪病”的系统认识，下面我们就进行讲解。

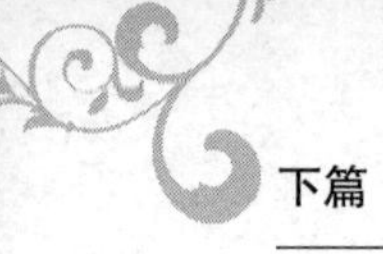

一、火邪病临床表现

(一) 烦躁、便血

【1】太阳病,以火熏之,不得汗,其人必躁,到经不解,必清血,名为火邪。(114)

【串讲】

用火熏的办法治疗太阳病,不得汗出,患者便会出现烦躁,经过 1 周左右的时间仍不能缓解,就会出现大便带血,这种病叫火邪病。

"经"指经历、经过的意思,也就是自然病程,一般认为是 7 天左右,并非"经络"之意。"清血"就是"圊血",是便血的意思。

按我们现在的话讲,"火邪病"实际上属于医源性疾病,是误治所致,用火熏等火热类的治疗方法后促成的结果。

【要点延伸】

①太阳病不宜用火熏方法治疗,不论感受的外邪性质。

②"不得汗"提示机体津液不足。

③"烦躁"和"便血"是火邪病的基本特征,是由"火熏"导致的。

④根据张仲景著作及相关书籍中提到的方剂,应该用什么处方治疗呢?

根据"烦躁、便血"的特点,有以下三个方子可以备选:阴旦汤(桂枝汤去桂加黄芩)、葛根芩连汤、泻心汤等。

桂枝汤,又名阳旦汤,而阳旦汤去桂、加黄芩,即为阴旦汤。桂枝汤是补人体阳气的基本方,阴旦汤是养阴的基本方。"旦"是太阳刚刚要升起来的意思,这两个方子是调和阴阳最基本、运用最多、最安全的方子。葛根芩连汤方中全是凉药,针对火邪损伤津液是极好的,另外还可以选用泻心汤,至于具体选什么方子,还需要根据当下情况来选择。

(二) 咽燥、吐血

【2】脉浮,热甚,而反灸之,此为实,实以虚治,因火而动,必咽燥、吐血。(115)

【串讲】

脉浮、高热,使用灸法治疗。本为实证,但是却误作虚证来治疗,因而出现热盛动血,致咽干、吐血。

【要点延伸】

①脉浮、高热,不宜用艾灸治疗。虽然按照原文来讲,是不建议使用艾灸的,但现在临床有医生使用艾灸治疗外感发热效果蛮好。而且,之所以出现咽燥、吐血也不一定是艾灸导致的,可能是随着疾病本身的发展而出现的临床表现。

②热盛动血最常见的表现是“咽燥、吐血”。

③用什么方剂治疗？阴旦汤（桂枝汤去桂加黄芩）、葛根芩连汤、泻心汤等。

这几个方子治出血效果很好，黄芩是其中都有的药。黄芩是治疗热性出血的圣药，无论是哪个部位的出血，无论属虚热还是实热，都可以配合它使用。如临床上比较常见的妇科崩漏、月经不止，用温、补、涩法止血无效，用泻心汤获效甚速，若有阴虚，再配合增液汤便可以迅速改善。能掌握好最基本的处方，治病就可以非常灵活了。

（三）谵语

【3】形作伤寒，其脉不弦紧而弱。弱者必渴，被火必谵语。弱者发热、脉浮，解之当汗出愈。（113）

【串讲】

火邪致病另一个特点就是谵语。患者有太阳伤寒表现，如恶寒、体痛、呕逆。脉象与太阳伤寒有出入，不弦紧而反弱。什么时候会出现脉弱呢？只有血容量不足时才会出现脉弱，血容量不足便会出现口渴。使用火熏方法治疗之后就会出现谵语。脉浮弱者发热，应当使其微微汗出即愈，而非使用火熏之法强行使其汗出。

【要点延伸】

①疾病为胃肠道感染。

②脉弱是津液丢失、营阴不足、血容量减少的表现。

③火熏治疗加重津液丢失，进一步引起脑部供血不足，故可见谵语。比如，妇科的“热入血室”以及以“谵语”为主要表现的大承气汤证，实际上就是其他部位感染导致的感染性脑病。

④治疗当以补足津液营阴为目的，汗出而解是营阴充足的表现。

就目前的医疗技术而言，除了服用中药，还可以使用静脉点滴的办法，中西医融合，可以互相借鉴、择优而选。总而言之就是要补足津液。

（四）烦躁气逆、腰以下重痛

【4】微数之脉，慎不可灸。因火为邪，则为烦逆。追虚逐实，血散脉中。火气虽微，内攻有力，焦骨伤筋，血难复也。脉浮宜以汗解，用火灸之，邪无从出因火而盛，病从腰以下必重而痹，名火逆也。欲自解者，必当先烦，烦乃有汗而解。何以知之？脉浮，故知汗出解。（116）

【串讲】

“微数之脉”，并非脉象略微快一些，而是指脉象微弱而且脉率加快。外邪伤津，血容量不足，休克早期时可见脉细、微、数，此时不可使用灸法。如使用，则会出现烦躁、气逆。“追虚逐实，血散脉中”，是指火邪使虚者更虚、邪实更实，血脉弛张、血液分散。

“血散脉中”，如何理解呢？血管分大、中、小、微血管，如果大、中血管内血液充盈，是不会出现脉微数的，脉象会较为充实有力。如果血液过多地分散到小、微血管内，此时大血管中的血容量相对减少，就会表现为微数脉。这就是“血散脉中”的意思。

虽然灸法给人感觉温度不是非常高，但“内攻有力”。人体的温度从外到内是逐渐升高的，所以即使是微微加热，其内部也难以散热，对筋骨产生损伤，因伤津液过多，阴血难以恢复。

脉浮说明津液充足、血容量尚可，本应微微汗出则愈，但用火灸，邪气不能外达，其邪气因加火邪而更盛，故出现了腰以下沉重、感觉迟钝，这类疾病称之为“火逆”。

如疾病将要自愈，首先会出现烦躁，继而汗出得解。汗出则说明津液恢复，神经功能调节能力亦恢复。如何判断呢？此时如是脉浮即可确定，当微汗而愈。

【要点延伸】

①“微数之脉，慎不可灸。因火为邪，则为烦逆。追虚逐实，血散脉中。火气虽微，内攻有力，焦骨伤筋，血难复也”的启示：

A. 津伤脉细微而数，不可用艾灸。但临床经验证明，艾灸神阙、足三里确有临床效果。

B. 艾灸使用过度则为致病之火邪，导致津液更伤、血脉弛张，使血液分散，血压降低。“血脉弛张，使血液分散”实际上是指微小血管扩张。微小血管是人体的阻力血管，微小血管扩张后血流阻力下降，血压便会降低，实际上这就是一种休克的状态。

②“脉浮宜以汗解，用火灸之，邪无从出因火而盛，病从腰以下必重而痹，名火逆也”的启示：

A. 外邪伤津会因火而加重。

B. 腰腿重痹表明营阴伤损及卫，神经功能受损，临床常见疾病如急性多发性神经根神经炎。

这类病，究竟是不是艾灸的原因使疾病加重呢？其实也不能肯定，比如感染性神经炎，感觉神经出现问题即会出现痹痛，运动神经出现问题即会感觉沉重、活动困难。

③“欲自解者，必当先烦，烦乃有汗而解。何以知之？脉浮，故知汗出解”的启示：先烦后汗，表明神经卫阳（烦）和血中营阴（汗）均已恢复，故病将自愈。

我们需要用现代的思维习惯、思维方式理解其中含义，不能单纯死记硬背,否则不能真正应用到临床中。我们要形成这样一个认识:火邪病不一定是艾灸、火熏导致的。

二、火邪病的治疗

(一)桂枝加桂汤证(气从少腹上冲心 = 气逆)

【5】烧针令其汗,针处被寒,核起而赤者,必发奔豚。气从少腹上冲心者,灸其核上各一壮,与桂枝加桂汤,更加桂二两也。(117)

桂枝(五两,去皮) 芍药(三两) 生姜(三两,切) 甘草(二两,炙) 大枣(十二枚,擘)

上五味,以水七升,煮取三升,去滓,温服一升。本云桂枝汤,今加桂满五两。所以加桂者,以能泄奔豚气也。

【串讲】

"烧针",即温针灸,针刺后在针柄裹上艾绒点燃,热力通过针身传到穴位。使用温针灸的方式令患者汗出,针刺处受寒而表现出针眼突起变红,则必发"奔豚"。"奔豚"是比喻病变特点像小猪奔跑,突然发生、迅速停止,其表现就是自觉有气从少腹上冲心胸。治疗仍是用艾灸的方式,在其突起变红的部位艾灸一壮,同时口服桂枝加桂汤。桂枝加桂汤的组成是桂枝汤再加入二两桂。"所以加桂者,以能泄奔豚气也",不知是仲景原文,还是后人的评注,总之说明肉桂是治疗奔豚的有效药。

【要点延伸】

①"烧针令其汗,针处被寒,核起而赤者,必发奔豚"的启示:

A. 针眼处红赤肿胀,高度提示患者是过敏体质。一般针眼处只是轻微红润,除非对烧针过敏,不会出现"核起而赤"的反应。

B."针处被寒,核起而赤"提示,红赤针眼周围颜色当是苍白,否则不能得出"针处被寒"的判断。

C. 既然针眼周围颜色苍白,提示微循环处于收缩状态,可能是交感神经受到兴奋刺激。

D. 突发交感神经兴奋时,外周动脉血管收缩导致外周阻力迅速升高,血压迅速升高;外周静脉血管收缩导致回心血量迅速增加,迫使心脏增加排血量;窦房结兴奋导致速发的心率增快,产生心动过速。综合表现为"气从少腹上冲心"的感觉,这就是临床常见的阵发性心动过速,即为"奔豚"病。

以往的讲解认为"奔豚"是神经、精神功能紊乱的疾病,如癔症。因为我在心血管科见到的心律失常患者数不胜数,多年的临床经验使我发现,"奔豚"就是阵发性的心律失常。治疗奔豚病的处方用来治疗神经、精神类疾病有效,但不能作为"奔豚病"是神经、精神类疾病的证据。

②“气从少腹上冲心者，灸其核上各一壮，与桂枝加桂汤”的启示：

A.“灸其核上各一壮”可以作为烧针过敏奔豚病的一个治疗方法。这里没讲其具体施灸的剂量，应该以针眼处没有任何痛痒反应为度。其治疗机制可能是过敏反应细胞的致敏物质或神经递质被迅速灭活、耗竭。

B. 桂枝汤具有很好的抗过敏反应作用，本方加桂，说明其中桂枝的抗过敏作用可能很好，尤其适用于伴发心动过速的速发性过敏反应性疾病，但需要大剂量（五两 =75g）。

（二）桂枝去芍药加蜀漆牡蛎龙骨救逆汤证（亡阳惊狂烦躁）

【6】伤寒脉浮，医以火迫劫之，亡阳必惊狂，卧起不安者，桂枝去芍药加蜀漆牡蛎龙骨救逆汤主之。（112）

桂枝（三两，去皮） 甘草（二两，炙） 生姜（三两，切） 大枣（十二枚，擘） 牡蛎（五两，熬） 蜀漆（三两，洗去腥） 龙骨（四两）

上七味，以水一斗二升，先煮蜀漆，减二升，内诸药，煮取三升，去滓，温服一升。本云桂枝汤，今去芍药，加蜀漆、牡蛎、龙骨。

【串讲】

伤寒病脉浮，医生使用火熏的方法治疗，津液耗伤同时导致阳气耗散，可出现惊狂、烦躁，用桂枝去芍药加蜀漆牡蛎龙骨救逆汤治疗。

桂枝去芍药加蜀漆牡蛎龙骨救逆汤中蜀漆需要先煎。用 1 400ml 的水，先煮蜀漆，待水减少 400ml 后放入其他药物，最终煮出 600ml，去除药渣，温服 200ml。此处没有再讲服用方法，可能说明服 200ml 药物后如症状改善，则无需继续服用。

【要点延伸】

①伤寒病变在津液，火熏治疗是错误的。因为寒邪伤营阴，火熏更是津液丢失，加重营阴的耗伤。

②随着营阴的耗伤，而阳气无所附，导致阳气耗散，正气大伤，心神不安，表现为“惊狂、烦躁”。

③“去芍药”提示芍药可能没有祛邪安神作用。这与我的临床经验不一致，无论白芍还是赤芍，祛除胃肠道外邪均有良好作用，白芍治疗血虚惊恐疗效确切。

④“加蜀漆、牡蛎、龙骨”提示：三药均有祛除寒邪、安神的作用。

《金匮要略》用蜀漆散“治疟多寒者”。

《神农本草经》言龙骨“主咳逆，泄痢脓血，女子漏下，癥瘕坚结，小儿热气惊痫”。

《本草纲目》言牡蛎“化痰软坚、清热除湿、止心脾气痛、痢下、赤白浊、消疝瘕积块、瘿疾结核”。

大家再回忆温病学中的一甲、二甲、三甲复脉汤等方剂均是治疗感染性疾病的，其中的主药便是鳖甲、牡蛎、龟板，这也印证了其良好的祛邪作用。目前教材中的药物作用比较局限，龙骨、牡蛎就只讲其“重镇、安神”的功效。回归到《神农本草经》，就可以发现龙骨对呼吸道感染、消化道感染、妇科感染、癥瘕积聚、小儿神经系统感染均有很好的治疗作用，千万不可认为龙骨不能够祛邪，甚至有人认为龙骨味涩能敛邪，这更是主观想象，不切实际。牡蛎亦是如此。

（三）桂枝甘草龙骨牡蛎汤证（烦躁）

【7】火逆，下之，因烧针烦躁者，桂枝甘草龙骨牡蛎汤主之。（118）

桂枝（一两，去皮）　甘草（二两，炙）　牡蛎（二两，熬）　龙骨（二两）

上四味，以水五升，煮取二升半，去滓。温服八合，日三服。

【串讲】

火逆病，用下法治疗后又用烧针治疗，出现烦躁，使用桂枝甘草龙骨牡蛎汤治疗。

【要点延伸】

①桂枝加龙骨牡蛎救逆汤是治疗“感染性烦躁”的基本方。

②结合上一条文，推测治疗以“感染性惊狂”为特征的精神分裂症应该有效。已有现代文献可以佐证。

第九节　太阳消渴病

太阳伤寒病，太阳中风病，太阳痉、湿、暍病等，均是按照太阳部位感受不同的病邪来划分章节，但“太阳消渴病”是按照症状来划分的一节。之所以将消渴病单独作为一节，是由于口渴这一症状在临床上非常多见，而张仲景在太阳病篇对口渴的治疗形成了一个有规律的体系。

一、汗出口渴

【1】伤寒汗出而渴者，五苓散主之；不渴者，茯苓甘草汤主之。（73）

茯苓甘草汤方

茯苓（二两）　桂枝（二两，去皮）　甘草（一两，炙）　生姜（三两，切）

上四味，以水四升，煮取二升，去滓，分温三服。

【串讲】

当太阳部位感受寒邪表现为汗出、口渴时，治疗使用五苓散；如果汗出、无口渴，则使用茯苓甘草汤。此处的“伤寒”，实指胃肠感受寒邪引起的疾病。

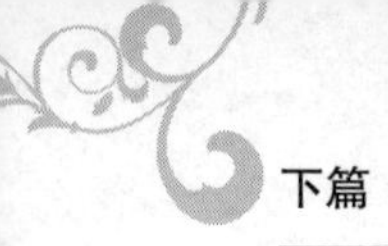

【要点延伸】

①五苓散可以治疗胃肠道感受寒邪伴有"汗出、口渴的血容量不足"的情况,具有祛邪、回津的作用。回津相当于"自输液"作用,即将胃肠道中的液体回收至血管中。

②茯苓甘草汤可以治疗胃肠道感受寒邪伴"汗出、口不渴的血容量不少"的情况。

③比较两方的适应证,推测"治疗血容量不足口渴的回津要药应当是泽泻、猪苓、白术",且泽泻治疗血容量不足口渴的作用尤为突出,容易被我们忽视。

【2】太阳病,发汗后,大汗出,胃中干,烦躁不得眠,欲得饮水者,少少与饮之,令胃气和则愈。若脉浮,小便不利,微热消渴者,五苓散主之。(71)

五苓散方

猪苓(十八铢,去皮) 泽泻(一两六铢) 白术(十八铢) 茯苓(十八铢) 桂枝(半两,去皮)

上五味,捣为散,以白饮和服方寸匕,日三服,多饮暖水,汗出愈,如法将息。

【串讲】

太阳病,使用了能使汗出的治疗方法后,出现大汗淋漓,胃肠道中津液不足,自觉烦躁无法入睡。若患者想喝水,可以让他少量饮用,胃气调和则病可自愈,此时不需要药物治疗,饮食方面调护好即可恢复。若患者表现为脉浮、小便量少、低热且口渴严重时,要服用五苓散治疗。"脉浮"提示邪气不减,"消渴"是指口渴得很厉害。

五苓散中用量最大的是泽泻,将五苓散的五味药磨成粉后,用白水直接送服约3g的药量,一日服用三次,并且多喝热水,等汗微微出后病情就要好转,患者即将痊愈。"如法将息",就是强调五苓散的使用从开始到结束需要按照上述方法执行。

【要点延伸】

①本条文的启示:

A. 大汗致津液丧失轻症表现为口渴者,单独补充水液即可;若津液丧失严重,导致血容量不足而见口渴多饮、小便量少者,需要使用五苓散治疗。

B. 微热提示外邪尚未祛除。由此可见,五苓散不仅是回津的要方,也是祛邪的要方。

②五苓散药物组成的启示:

五苓散各药剂量配比约为(猪苓∶泽泻∶白术∶茯苓∶桂枝=3∶5∶3∶3∶2),泽泻剂量最大,提示泽泻是回津液的主药,与《神农本草经》中泽泻治疗“乳难、消水”的记载一致。“消水”容易被误解为“利水消肿”，其实“消水”一词描述的是口渴多饮的临床表现，而并非功效。肾气丸中使用了泽泻，肾气丸能主“男子消渴”。泽泻治疗口渴的功效，既有文献记载，我又在临床中验证过，因此不是凭空想象的，是以事实为依据、以经典为线索的，这样得出的结论就比较可靠。

③煎服法的启示：

A.“服方寸匕”也就是3~5g，提示五苓散治疗津伤只需小剂量即可，进一步提示五苓散作用强大，不容小觑。

B.“多饮暖水”提示五苓散虽然治疗“小便不利”但绝不是利水方。

C.“汗出愈”的启示：津液补足的标志是“有汗出”。

几乎所有中医书籍一直把五苓散当利水药，但是我们仔细看煎服法强调“多饮暖水”就知道了，让一个体内水液停聚太多的人多饮水是不合理的。后面又提到“汗出愈”，多饮水到汗出为止。由此可知，五苓散绝不是利水药，五苓散是祛邪、回津的要方。

【3】发汗已，脉浮数，烦渴者，五苓散主之。（72）

【串讲】

发汗后，脉浮数，口渴严重者，用五苓散治疗。

【要点延伸】

①“发汗已，脉浮数”提示邪气实、阳气充盛。

②“烦渴”提示津伤严重。

③五苓散可治疗“邪气实，阳气充盛，津伤烦渴”，说明五苓散所治病证的病机特点是邪气实、津液伤、阳气充盛。有医家将五苓散的功效归纳为“温阳、化气、行水”。五苓散之所以有“温阳”的功效，是因为阳气原本尚且充盛，却被邪气所郁闭，使用五苓散祛邪后，阳气舒展便能够“化气、行水”，即可使泛溢于正道之外的水液“改邪归正”，回归正道，输布至该去之处。所以说，如果更为全面地概括五苓散的功效，应为“祛邪、通阳、化气、行水”。

二、渴欲饮水尿少

【4】若脉浮，发热，渴欲饮水，小便不利者，猪苓汤主之。（223）

猪苓汤方

猪苓（去皮）　茯苓　泽泻　阿胶　滑石（碎，各一两）

上五味，以水四升，先煮四味，取二升，去滓，内阿胶烊消。温服七合，日三服。

【串讲】

如果脉浮，表现为发热，口渴想喝水，小便量少，可用猪苓汤治疗。

猪苓汤方中，五味药等剂量。煎煮时，采用 800ml 水，将猪苓、茯苓、泽泻、滑石煎至 400ml，去掉药渣，放入阿胶烊化。每日服三次，每次服用 140ml 药液。

【要点延伸】

①本条文的启示：

A. “脉浮、发热”提示感染初期。

B. “渴欲饮水，小便不利”提示可能胃肠道感染、饮食减少，进一步导致血容量不足，出现口渴欲饮不多饮、尿量减少。这不同于我们既往认识中的猪苓汤是治疗阴虚水肿的。

②与五苓散比较，两方均可治疗胃肠道感染导致的血容量不足。

A. 从原文描述上，看似五苓散治疗的呕吐腹泻比较严重，而猪苓汤治疗的胃肠道感染似乎较轻。实则不然，病变轻重与剂量相关，因此要通过治疗所用的药物剂量来判断病变的轻重。

B. 五苓散中的白术、桂枝应该有比较好的止泻作用，临床效果是肯定的。

C. 猪苓汤中的阿胶、滑石也应该是治疗腹泻的良药，临床效果也是肯定的。历代文献也有佐证：

阿胶：

《备急千金要方》驻车丸（黄连、干姜、当归、阿胶）治疗大冷洞痢肠滑、下赤白如鱼脑、日夜无节度、腹痛不可堪忍（即为慢性结肠炎）；

《金匮要略·妇人产后病脉证治第二十一》中治疗产后下利，使用白头翁加甘草阿胶汤治疗。

滑石：

《医林改错》保元化滞汤（黄芪、滑石）治疗痢疾。

D. “五苓散 + 猪苓汤”合方可以治疗各种胃肠道感染性疾病。

三、邪盛燥渴多饮

【5】伤寒无大热，口燥渴，心烦，背微恶寒者，白虎加人参汤主之。（169）

白虎加人参汤方

知母（六两） 石膏（一斤，碎） 甘草（二两，炙） 人参（三两） 粳米（六合）

上五味，以水一斗，煮米熟汤成，去滓。温服一升，日三服。

【串讲】

感受寒邪后出现低热，口中干燥，并且口渴欲饮，烦躁，后背轻微怕冷，可用白虎加人参汤治疗。

白虎加人参汤方中：知母约 90g，石膏约 240g，炙甘草约 30g，粳米

120ml，党参约 45g。用 2 000ml 的水煎煮药物，煎至米熟后，去掉药渣。一日服用三次，每次服用 200ml 药液。在此方中，粳米不仅可计煎煮时间，熬成的米汤是混悬液，还可更多混悬石膏粉，提高药液中石膏的浓度。

【要点延伸】

①本条文的启示：

A. “伤寒无大热”“背微恶寒”提示该条描述的疾病是寒邪诱发的感染性疾病。

B. “口燥渴”提示体内津液损伤严重。

C. “心烦”提示邪扰心神。

D. 白虎加人参汤是治疗外邪感染、津液损伤的方剂。

②“知母（六两） 石膏（一斤，碎）”的启示：

知母 90g、石膏 240g 的剂量是极其安全的，知母、石膏剂量必须足够。

【6】服桂枝汤，大汗出后，大烦渴不解，脉洪大者，白虎加人参汤主之。（26）

【串讲】

服用桂枝汤后，大量汗出，口干渴严重，脉洪大，此时用白虎加人参汤治疗。

【要点延伸】

①感受外邪，用桂枝汤发汗后病情不缓解，反而津液大伤，口渴严重，说明不是风寒之邪所致，当为温热病邪。

②白虎加人参汤是治疗温热病邪所致汗出津液大伤的要方，所以后世温病学家无不把白虎加人参汤作为温病重点方。

【7】若渴欲饮水，口干舌燥者，白虎加人参汤主之。（222）

【串讲】

若口渴思饮，口干舌燥，可用白虎加人参汤治疗。

【要点延伸】

①无论什么原因（外邪、内伤、大汗等），只要是“津伤口渴”，都可以使用白虎加人参汤。

②白虎加人参汤是清热、生津止渴的基本方。

③白虎加人参汤适应证中没有呕吐腹泻，说明其津伤途径不是胃肠道，而“大汗出”提示津伤途径为皮肤。

④白虎加人参汤适应证未提尿量减少（小便不利），提示白虎加人参汤治疗的口干口渴应该是“高渗性口渴”，进一步提示白虎加人参汤的作用机制可能是作用于神经垂体增加抗利尿激素的分泌，治疗高渗性口渴。进一步推论，白虎加人参汤可以治疗尿崩症、高血糖多尿。由于白虎加人参汤还

可以治疗“心烦”,进一步提示提示白虎加人参汤可以治疗神经性尿频。以上推论均得到临床证实。

重要结论:

(1) 五苓散、白虎加人参汤均可治疗皮肤途径津液丢失。

(2) 五苓散、猪苓汤均可治疗胃肠途径津液丢失。

(3) 五苓散是通治各种原因和部位津液丢失、血容量减少、尿量减少的要方。

(4) 白虎加人参汤是通治各种高渗性口渴的要方。注意高渗性口渴不一定有小便量少,白虎加人参汤不仅可以治小便量少,还可治疗小便量多。

(5) 五苓散温阳回津、白虎加人参汤清脑回津。

第十节　太阳病欲解时

【1】太阳病欲解时,从巳至未上。(9)

【串讲】

太阳部位感受风寒后,病情好转且即将痊愈的时辰在巳时至未时。巳时指 9:00—11:00,午时指 11:00—13:00,未时指 13:00—15:00。太阳病是因为阳气不足感受外邪,9:00—15:00 正是白昼,自然界阳气可辅助人身阳气,使机体更容易驱走外邪。但是这种情况不是绝对的。十二时辰与 24 小时对应关系见图 1。

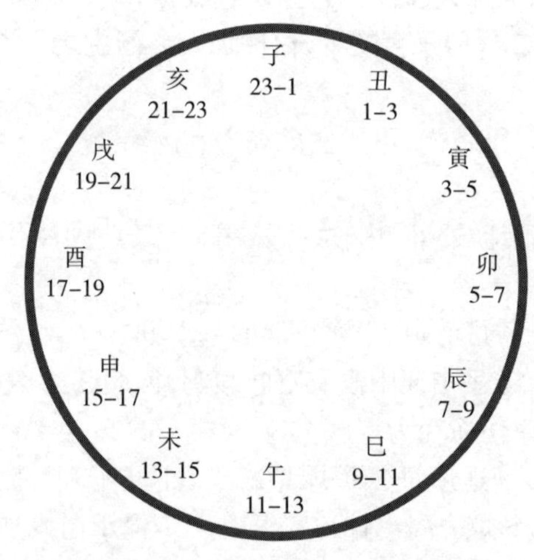

图 1　十二时辰与 24 小时对应图

【要点延伸】

①太阳病的特点：

A. 部位特点：涉及人体皮肤、呼吸、消化直接与外界接触部位。外感初期一般都是太阳病受累。

B. 阴阳特点：阳气不足尚轻。

②"从巳至未上"的阴阳特征：自然界一日之内阳气最旺盛的时段，即9:00—15:00。

③本条文的启示：

A. 太阳病即将痊愈的时刻是自然界阳气最盛的时段；

B. 天阳可以帮助人体阳气驱除外来风寒之邪。

第十一节　太阳病自愈

一、自衄者愈

【1】太阳病，脉浮紧，发热，身无汗，自衄者愈。（47）

【串讲】

太阳病，表现为脉浮紧、发热、无汗者，如果出现自衄，则提示疾病即将自愈。

"自衄"，就是在自然状态下、未经治疗等人为干预，出现了皮下、黏膜下的出血。最常见的自衄就是上呼吸道外感后的鼻出血，还有某些出疹性疾病，发热数日之后会出现皮下出血点，往往也是自愈的表现。

【要点延伸】

①无恶寒，只有发热，提示为太阳温病。

②温邪最易动血。

③衄血是太阳温病痊愈的先兆，衄血一般发生在感染后第五日到第七日，其机制是微生物进入机体之后，免疫系统做出反应到抗体产生的过程基本上需要七日左右的时间。抗体特异性结合抗原，形成抗原抗体复合物，会联动机体内的免疫反应将病原微生物消灭。而形成的抗原抗体复合物沉积在血管基底膜，会导致微血管破裂出血。如果抗原抗体复合物沉积在肾脏，会出现蛋白尿、血尿；如果沉积在其他血管，就表现为出血。所以"自衄"的出现，提示大量抗体已经产生，机体的免疫功能恢复并发挥作用，疾病即将痊愈。所以在疾病发展过程中如见到出血，需要仔细分辨，不可一概认为是病情的加重，实际上这种情况是疾病将愈的标志。

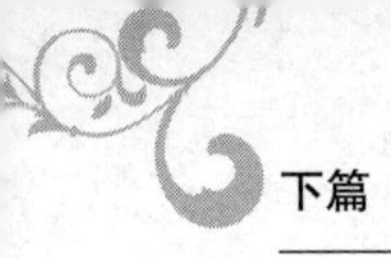

二、阴阳自和者必自愈

【2】凡病、若发汗、若吐、若下、若亡血、亡津液，阴阳自和者，必自愈。（58）

【串讲】

所有的疾病，不论是经过汗法、吐法、下法、失血还是津液消耗等情况，如未经治疗，机体通过自身调节使阴阳恢复正常，即可自愈。

【要点延伸】

①机体具有使阴阳恢复正常的天然机制，因此有体质较好的人，感受了外邪，自己很快就恢复了。

②中医的一切治疗手段均以“调和阴阳”为指归。

中医治病不是直接杀病邪而是帮助机体消灭病邪，所以说中医是通过调动机体的自身修复能力来恢复健康，这是中医治病的关键。好比在研究清热解毒药时，体外实验发现清热解毒药对细菌、病毒等病原微生物的杀灭作用很微弱，与西药抗生素比起来相距甚远。但如果是对比人体服药后的效果，并不比抗生素差，这就说明人体自愈能力之强。中医只要调动其自愈能力便可消灭外来的病邪，这就是中医治病的诀窍。

三、尿少得小便利必自愈

【3】大下之后，复发汗，小便不利者，亡津液故也，勿治之，得小便利，必自愈。（59）

【串讲】

严重腹泻之后，复加发汗，出现小便量少，这是由于津液丢失过多引起的。此时不需要药物治疗，小便量恢复即为病愈。

【要点延伸】

①发汗泻下导致的津伤，不需特殊的药物治疗，多饮水即可。

②现代临床多配合输液治疗体液丢失，其实不必，只需口服即可。

四、汗下所致冒家汗出自愈

【4】太阳病，先下而不愈，因复发汗，以此表里俱虚，其人因致冒，冒家汗出自愈。所以然者，汗出表和故也。里未和，然后复下之。（93）

【串讲】

太阳病用泻法不愈，继用汗法，此处的“因”不是表示原因，而是“因循”之意。由于汗下导致表里俱虚。津液丢失太多导致头昏、头晕、头脑不清醒，“冒”之感就如同戴着帽子一样。如果有上述表现，只要汗出即可病愈。文中的“发汗”和“汗出”不一样，前者“发汗”是治疗方法有伤津之嫌，后者“汗出”是身体津液充足的自然表现。汗出标志着表气和，是皮肤功能恢复正常的标志；此时如还有里证，还可以再用下法治疗，使胃肠道功能恢复通畅。

【要点延伸】

①汗下致冒的原因：血容量不足导致大脑灌注不足而缺血缺氧、代谢产物堆积。比如低血压患者，就会有头昏脑涨的感觉；或者夏天较热时正常人也会觉得头昏脑涨，这就是大脑血液灌注不足、脑细胞缺血缺氧、代谢产物堆积导致的。

②“汗出自愈”提示：津液恢复则血容量恢复，大脑供血改善，头昏消失。

五、伤寒1周自愈

【5】病有发热恶寒者，发于阳也；无热恶寒者，发于阴也。发于阳七日愈，发于阴六日愈。以阳数七阴数六故也。(7)

【串讲】

发热恶寒，为风邪伤阳，七日即愈；不发热只恶寒，为寒邪伤阴，六日即愈。原文的解释是古人的一种认识，我们还需要深入分析。

【要点延伸】

①“病有发热恶寒者，发于阳也；无热恶寒者，发于阴也”的启示：

A. 恶寒是外感风寒性病邪的标志。

B. “发热恶寒”是风邪伤阳的特征、“无热恶寒”是寒邪伤营的特征。

②“发于阳七日愈，发于阴六日愈”的提示：

A. 发热性疾病病程长于无热性疾病，但自然病程都是1周左右，这与体内免疫系统激活的规律一致。

B. “无热恶寒”提示多见于胃肠感染，“发热恶寒”多见于胃肠外感染，进一步提示胃肠道感染疾病的病程可能稍短于胃肠外感染疾病的病程，可能与服用药物后胃肠道病邪更容易被直接消灭有关。

胃肠道的感染常表现为“无热恶寒”，以怕冷为主，发热情况较少见，且“恶寒”常表现在初期，此时尚未出现胃肠道症状，如果是旅游、外出聚餐，未觉其他任何不适但觉不思饮食、恶寒，这很有可能就是胃肠道感染的标志，无需等到出现呕吐、腹泻症状后再治疗，早期服用藿香正气即愈。

③“以阳数七阴数六故也”的启示：

A. 可能为后人所加。

B. 可能是张仲景本人为解释这种规律的牵强附会。

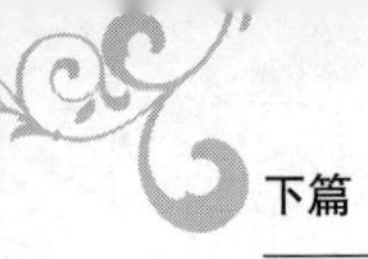

第十二节　太阳病坏病

一、何谓坏病

【1】太阳病三日，已发汗、若吐、若下、若温针，仍不解者，此为坏病，桂枝不中与之也。观其脉证，知犯何逆，随证治之。桂枝本为解肌，若其人脉浮紧，发热，汗不出者，不可与之也。常须识此，勿令误也。（16）

【串讲】

“太阳病三日”，即症见头项强痛、恶寒、脉浮，三日间使用汗、吐、下、温针这些疗法而未能治愈，此为“坏病”。此时桂枝汤已不再适用，那应该如何治疗？应当仔细、全面地观察其脉象及临床表现，根据上述情况去综合判断，根据判断进行治疗。

“解表”是祛除在表的邪气，“解肌”是祛除在肌肉的邪气。如患者脉浮紧，有发热、无汗，不可用桂枝汤，这种情况，多数是应该用麻黄汤的。

上述内容需要时刻牢记的，不要犯错误。

【要点延伸】

①“太阳病三日，已发汗、若吐、若下、若温针，仍不解者，此为坏病，桂枝不中与之也”的启示：

A. 汗、吐、下、温针是治疗太阳病的四个常用方法。

B. “仍不解”说明病邪重而不同寻常、津液不足，这是坏病的本质。

C. 桂枝汤调和营卫为主、祛邪作用不足。另外，可能是桂枝汤未能针对此病的病邪。至于是什么病邪，还要根据“观其脉证，知犯何逆，随证治之”。

②“观其脉证，知犯何逆，随证治之”的启示：这是当今“辨证论治”的源头。

③“桂枝本为解肌，若其人脉浮紧，发热，汗不出者，不可与之也。常须识此，勿令误也”的启示：

A. 桂枝汤是治疗邪伤肌肉轻证的方剂。

B. “脉浮紧、发热、无汗”是邪气盛的表现，单纯以扶正为主的方剂桂枝汤不适合；邪气盛时单纯用桂枝汤是不够的，最起码也得桂枝汤麻黄汤合方，或者单用麻黄汤。

C. 必须牢记桂枝汤的不适宜证。

二、发汗不解坏病

【2】太阳病，二日反躁，凡熨其背，而大汗出，大热入胃，胃中水竭，躁

烦，必发谵语。十余日振栗自下利者，此为欲解也。故其汗从腰以下不得汗，欲小便不得，反呕，欲失溲，足下恶风，大便硬，小便当数，而反不数及不多，大便已，头卓然而痛，其人足心必热，谷气下流故也。(110)

【串讲】

太阳病第二日出现烦躁，用熨烫的方法来迫使汗出，这时津液大量丢失。不要将“胃中水竭”单纯理解为胃中缺失津液，实际上“胃中水竭”是指全身脱水。这时容易出现烦躁、谵语。又过了十余日，开始出现寒战、腹泻，这种腹泻并不是由于药物的干扰而出现的，这是即将病愈的表现。

以下这一段很重要，是坏病最常见的表现形式。上半身有汗而下半身无汗、排尿困难、呕吐、小便失禁、足底怕凉、大便干硬。一般来讲，大便秘结时小便就容易多，现小便次数和小便量均不多。大便之后出现严重头痛，足心热。张仲景认为这是“水谷之气下流”所致的，实际上就是营养丢失了。

【要点延伸】

①“太阳病，二日反躁，凡熨其背，而大汗出，大热入胃，胃中水竭，躁烦，必发谵语”的启示：

A. 熨背逼汗导致津液损伤，病情加重。由此可见，只有津液充足、营卫调和，人体自然地出汗，这种情况才是病愈的表现。而逼汗是不能解病的。

B. 谵语提示感染侵犯神经系统。

一旦出现谵语，一定是感染影响到大脑了，否则不会谵语。

②“十余日振栗自下利者，此为欲解也”的启示：

寒战、大便通畅是营卫恢复的表现。只有正气充足，邪正相争时才能出现寒战、高热，这时候疾病反而容易好。大便通畅也说明营卫恢复正常，所以当见到寒战、下利的时候，不要以为病情恶化了，实际上是疾病要好的表现。

临床上有一些患者，表现为整日萎靡不振，如果突然出现了发热，很大可能是病愈的表现。但是这个结论不可轻易下，还是需要慎重判断的，具体情况还需要具体分析。

③“故其汗从腰以下不得汗，欲小便不得，反呕，欲失溲，足下恶风，大便硬，小便当数，而反不数及不多，大便已，头卓然而痛，其人足心必热，谷气下流故也”的启示：

A.“腰以下无汗、排尿困难、头痛、小腿怕风、足心热”高度提示腰部以下脊髓炎，神经功能异常。

本段内容提示周围神经脊髓的病变，而前文的谵语则提示中枢神经大脑的病变，两者均为神经病变。这一类疾病比一般的太阳中风、太阳伤寒的病位更为深入。因此使用一般的治疗方法也未能治愈，未能逆转病邪入侵，阻止病情继续发展，这属于“坏病”。而后面我们还会讲“失治”，是没有及时治疗;“误治”,是治疗错误。坏病、失治、误治,此三类所述的情况是有所区别的。

B.“谷气下流”应是诊断误判。

“谷气下流”从字面上讲可以指病程较长而导致的营养吸收不良,但是根据条文描述的症状不符合营养不良表现,我认为这个判断可能存在问题。

④该条所述高度提示:

A. 涉及中枢神经系统的感染。

B. 中枢神经系统的感染用物理性发汗疗法无效。中枢神经系统的感染用物理性的疗法一定是无效的,发汗并不能将中枢神经系统的病邪祛除,只能使病情恶化。

C. 在《伤寒杂病论》中有无可选之方?有。可选择葛根汤、瓜蒌桂枝汤、大承气汤等。

按照我们的学习《伤寒杂病论》的体会,治疗神经系统感染的方子应当去“痉病篇”找,可以用葛根汤、瓜蒌桂枝汤、大承气汤等,这些方子不是仅适用于抽搐,只要是神经系统感染均可使用,这是我们在临床上屡试不爽的治疗思路。

比如运动神经元病,也就是大家熟知的“渐冻人”,目前公认是没有解决办法的。我们就要分析为什么会得这种病?比如我门诊的一个患者,这个患者没有家族史,通过详细追问病史后发现他在生病之前,确实有过感染、发热的情况,这个患者出现下运动神经元病是不是外邪导致的神经炎?抑或是其他原因导致的?我认为运动神经元这一类病是不能除外感染这方面原因的。一部分病可能病邪很轻,以致目前的检测手段根本无法明确。无法明确就不能治疗了吗?实际上,我们根据这个思路,是可以选用古人的方子来试验性治疗的。

【3】太阳病,发汗,遂漏不止,其人恶风,小便难,四肢微急,难以屈伸者,桂枝加附子汤主之。(20)

桂枝(三两,去皮) 芍药(三两) 甘草(三两,炙) 生姜(三两,切) 大枣(十二枚,擘) 附子(一枚,炮,去皮,破八片)

上六味,以水七升,煮取三升,去滓,温服一升。本云桂枝汤,今加附子。将息如前法。

【串讲】

太阳病,用药之后出现大汗不止、怕冷、排尿困难、四肢轻度拘紧、活动不利,用桂枝加附子汤主治,并按照桂枝汤的服法使用即可。此处要注意,“小便难”是指排尿存在困难、排尿无力,而“小便不利”是指小便量少,这是反复强调过的。

【要点延伸】

①感染性疾病初期。

②发汗(逼汗)治疗无效。

③“无热而大汗恶风寒、排尿困难、四肢肌肉紧张而屈伸困难”高度提示中枢神经系统感染;

④桂枝加附子汤可以治疗中枢神经系统感染。我的经验证明附子、麻黄、细辛、肉桂对中枢神经系统感染高热见“苔水滑、无汗”的患者疗效确切且迅速。

我最早有个案例是一个病毒性脑炎的小孩,使用清热解毒药无效,后来就在原方中加入麻黄、附子,早晨服药,下午体温就降到37℃,原来的体温一直波动在39~40℃不退,结果加上这两个药以后不到24小时体温就迅速降到正常,从此我们对于病毒感染性脑炎的治疗方案就有了雏形:只要符合“苔水滑、无汗”,不论舌红与否、脉数与否,均可在大量清热解毒药的基础上加麻黄、附子,疗效很好,基本上可以在24~48小时之内将体温降下来,当然病程较长的治疗周期需要更长。

还有一个病例,很多年前曾去大连会诊过一位昏迷13天的病毒性脑炎患者,也是用了类似的方案,加用热药之后当日体温便开始下降,大约3~5天就降到正常了,我的博客里边有原文。之所以强调,就是要告诉大家:不要认为发烧高热时不能使用热药,只要掌握“苔水滑、无汗”,就可以放心地用,效果很好。

【4】太阳病发汗,汗出不解,其人仍发热,心下悸,头眩,身瞤动,振振欲擗地者,真武汤主之。(82)

茯苓　芍药　生姜(各三两)　白术(二两)　附子(一枚,炮,去皮,破八片)

上五味,以水八升,煮取三升,去滓。温服七合,日三服。

【串讲】

太阳病虽出汗,但是病未愈,仍发热不退,可觉察到腹主动脉的搏动,出现眼前发黑、肌肉不自主跳动、步态不稳。这种情况用真武汤治疗。

【要点延伸】

①感染性疾病病邪重、正气虚弱明显。

②病邪深入,已有血压下降(头眩)、心率增快(心下悸)、中枢神经功能紊乱(头晕、步态不稳),是感染性休克的早期表现,循环功能严重受损。

③真武汤是治疗感染性休克的主方之一。治疗少阴病合并各部位感染的另一真武汤条文可以佐证:“少阴病,二三日不已,至四五日,腹痛,小便不利,四肢沉重疼痛,自下利者,此为有水气,其人或咳,或小便利,或下利,或呕者,真武汤主之。(316)”

少阴病到四五日，出现腹痛、小便量少、四肢沉重疼痛、下利，当感染性疾病患者到严重衰弱的时候，这些症状是非常常见的。“水气”在《金匮要略》中有详解，实际上就是水液停留，目前的“水液停留”只表现出了四肢沉重疼痛。或是因为咳嗽，或是因为小便量多，或是因为下利，或是呕吐，这几个症状既可能是病邪侵入部位的表现，也可能是病情严重时在不同部位的表现，心功能不好的时候可以咳嗽、尿少、下利。

综合以上两条原文可知真武汤是治疗感染性休克非常好的方子。现代临床中也将真武汤运用于心衰的治疗，疗效确切。但不要忘记在原著中真武汤是治疗感染性休克的。

【5】发汗后，身疼痛，脉沉迟者，桂枝加芍药生姜各一两人参三两新加汤主之。(62)

桂枝（三两，去皮） 芍药（四两） 甘草（二两，炙） 人参（三两） 大枣（十二枚，擘） 生姜（四两）

上六味，以水一斗二升，煮取三升，去滓，温服一升。本云桂枝汤，今加芍药、生姜、人参。

【串讲】

发汗后，身体疼痛，脉沉迟，这种情况以桂枝加芍药生姜各一两人参三两新加汤为主方。其药物组成是桂枝汤加人参，其中芍药和生姜的剂量较桂枝汤有变化。

【要点延伸】

①无论物理性发汗、还是药物性发汗，都没能消除外感病邪，故身疼痛仍然不除。

②“脉沉迟”提示津液不足、血容量减少、阳气不足。实际上从现代医学的角度来理解，是病邪已经伤到了心脏的窦房结，使窦房结的起搏减少以致脉搏节律降低，表现出脉迟。

③桂枝新加汤是治疗“寒邪伤阳、津伤损伤”的代表处方。

【6】发汗后，其人脐下悸者，欲作奔豚，茯苓桂枝甘草大枣汤主之。(65)

茯苓（半斤） 桂枝（四两，去皮） 甘草（二两，炙） 大枣（十五枚，擘）

上四味，以甘澜水一斗，先煮茯苓，减二升，内诸药，煮取三升，去滓。温服一升，日三服。

作甘澜水法：取水二斗，置大盆内，以杓扬之，水上有珠子五六千颗相逐，取用之。

【串讲】

奔豚病我们在《金匮要略》中详细讲过。茯苓半斤120g，用量是很大的，桂枝四两60g，也是相当大的量，炙甘草二两30g，大枣十五枚约150g。

注意在煎服法中，先煮茯苓。说明茯苓不易煮透，但现在临床上大都忽略了。甘澜水是什么？原文中有详细的制作方法：两斗水放入盆中，用勺子持续不断舀水，使气体充分融于水中，水面上有水珠五六千颗时取用。至于其中蕴含的意义，还有待于进一步的研究，目前的解释有牵强附会之意，我尚不能认同。

【要点延伸】

①“脐下悸者，欲作奔豚”的启示：

腹主动脉自主神经功能紊乱是奔豚病的先兆。茯苓桂枝甘草大枣汤是防止奔豚发作的方药。

神经支配全身各处，不同地方的神经功能紊乱会有不同表现，腹主动脉的自主神经功能紊乱表现出来的就是“奔豚”之一。

②“茯苓（半斤）”的启示：

我们临床上用大量茯苓治疗心律失常就是源于《伤寒论》原文，基础用量约 90g，剂量与疗效成正相关。

③“先煮茯苓”的启示：茯苓难以煎透。

④“日三服”的启示：需要连续治疗。

⑤茯苓桂枝甘草大枣汤（茯苓、炙甘草、大枣、桂枝）比“桂枝加桂汤少用了“生姜、白芍”是否意味着欲作奔豚就不能使用该两味药？

否。能用于已经发作的奔豚，就一定能用于欲发奔豚。

⑥“作甘澜水法：取水二斗，置大盆内，以杓扬之，水上有珠子五六千颗相逐，取用之”的机制：待研究。

【7】发汗过多，其人叉手自冒心，心下悸欲得按者，桂枝甘草汤主之。（64）

桂枝（四两，去皮）　甘草（二两，炙）

上二味，以水三升，煮取一升，去滓，顿服。

【串讲】

发汗过多，患者出现心悸，五指散开以手按压心前区可以缓解症状，心下跳动喜按。治疗以桂枝甘草汤为主方。方剂组成简单，药物剂量：桂枝 60g，炙甘草 30g。

煎服法中要注意，煎煮好之后的药汁是需要顿服的，即一次性全部服完，也就是 60g 肉桂的水煎液一次都喝了进去。这也说明肉桂安全性很高。在临床实际运用的时候，治疗外感病可以按照此剂量使用，如果治疗内科疾病，我们还是建议从小量开始循序渐进。

过度发汗会导致血容量减少，血压降低，我们在临床上使用桂枝甘草汤治疗低血压，实际上依据就是来源于此。

【要点延伸】

①原文描述的是严重津液损伤、血容量不足导致的心动过速。

②桂枝甘草汤是治疗血容量不足而心动过速的主方。那血容量充足的心动过速,能否使用桂枝甘草汤?这种情况还需要更多临床观察。但依据我们的临床经验,血容量充足的心动过速更多是热证,此时应当使用黄连、苦参等药物。

③桂枝四两(肉桂 60g)而且顿服,可见肉桂的安全剂量范围很大。药理实验证明,以肉桂水煎剂 120g/kg 体重的剂量灌服大鼠,不会引起大鼠死亡。因此,只要在辨证准确的前提下,足量使用肉桂,不要有太多顾虑。

【8】发汗后,不可更行桂枝汤。汗出而喘,无大热者,可与麻黄杏仁甘草石膏汤。(63)

麻黄(四两,去节) 杏仁(五十个,去皮尖) 甘草(二两,炙) 石膏(半斤,碎,绵裹)

上四味,以水七升,煮麻黄,减二升,去上沫,内诸药,煮取二升,去滓,温服一升。

【串讲】

发汗后,不可以再使用桂枝汤。当出现出汗、呼吸急促、低热,可使用麻黄杏仁甘草石膏汤治疗。麻黄四两约 60g,杏仁五十个约 20g,炙甘草二两约 30g,石膏半斤约 120g,用布包煎。先用七升(1 400ml)水煎煮麻黄至五升(1 000ml),去上层药沫,即伪麻黄碱,再放入杏仁、甘草、石膏,煎煮至二升(400ml),温服一升(200ml)。换算后,每次服用麻黄的实际量约 30g,如此剂量已经是相当多了,但是是安全的,运用的关键就在全方的配伍。

【要点延伸】

①“发汗后,不可更行桂枝汤”的启示:

A. 已用桂枝汤发汗。

B. 发汗后疾病没有痊愈。

C. 表明所感染的病邪不是风邪。

②“汗出而喘,无大热者,可与麻黄杏仁甘草石膏汤”的启示:

A. 肺部感染性疾病。

B. 汗多是“寒性神经递质”乙酰胆碱分泌过多所致。“寒性神经递质”的概念几乎没有人这么讲过,这是我首次提出的。化学物质在体内可以产生不同的寒热效应。乙酰胆碱所产生的效应往往是寒性的,比如支配肠道的迷走神经兴奋时的表现就是肠道蠕动增加、腹泻,肠道迷走神经的神经递质就是乙酰胆碱,所以说乙酰胆碱表现出的效应是寒性的。支配皮肤汗腺的交感神经,其神经递质也是乙酰胆碱,腹痛时常常会出冷汗,实际上就是同样的神经递质在起作用。

C. 麻杏石甘汤是治疗肺部感染发热汗出喘促的方剂。肺部感染，临床我们常用麻杏石甘汤、千金苇茎汤等方剂。

D. 麻黄 60g、石膏 120g 配伍，并分两次服用是安全有效的。

三、泻下不解坏病

【9】太阳病，外证未除，而数下之，遂协热而利，利下不止，心下痞硬，表里不解者，桂枝人参汤主之。（163）

桂枝（四两，别切）　甘草（四两，炙）　白术（三两）　人参（三两）　干姜（三两）

上五味，以水九升，先煮四味，取五升，内桂，更煮取三升，去滓。温服一升，日再夜一服。

【串讲】

太阳病，脉浮、头项强痛、恶寒的症状未解，反而多次使用泻下的办法治疗，故而出现发热伴随严重腹泻，上腹部胀满，按之硬。表证、里证均未解，使用桂枝人参汤治疗。

人参汤即是理中汤，桂枝人参汤就是理中汤加桂枝。原书使用的剂量是很大的：肉桂 60g，炙甘草 60g，白术 45g，人参（《伤寒论》中的人参均为现在使用的党参）45g，干姜 45g。对于泻利无度的患者，按照上述剂量使用，效如桴鼓。

煎煮法：以水 1 800ml，先煎煮除肉桂以外的其他药物，煎取至 1 000ml，然后再加肉桂，煎取 600ml，去渣滓。

【要点延伸】

①该条所述是"急性胃肠炎"。急性胃肠炎初期，会出现恶寒、身痛等太阳病的表现。

②桂枝人参汤（桂枝理中汤）是治疗急性胃肠炎的主要方剂。平常在临床中，遇到急性胃肠感染、严重腹泻的时候，我常会使用附子理中汤，效如桴鼓。

③理中汤是治疗寒湿侵犯胃肠的有效方剂，加入桂枝（肉桂），表明肉桂也是治疗胃肠寒湿的有效药物，含有肉桂的五苓散也能证明这一判断，五苓散是治疗呕吐、泄泻、霍乱的效方，用量小、疗效好。

【10】太阳病，下之后，脉促胸满者，桂枝去芍药汤主之。（21）**若微寒者，桂枝去芍药加附子汤主之。**（22）

桂枝去芍药汤

桂枝（三两，去皮）　甘草（二两，炙）　生姜（三两，切）　大枣（十二枚，擘）

上四味，以水七升，煮取三升，去滓，温服一升。本云桂枝汤，今去芍药，将息如前法。

桂枝去芍药加附子汤

桂枝（三两，去皮） 甘草（二两，炙） 生姜（三两，切） 大枣（十二枚，擘） 附子（一枚，炮，去皮，破八片）

上五味，以水七升，煮取三升，去滓，温服一升。本云桂枝汤，今去芍药，加附子，将息如前法。

【串讲】

感染性疾病初期，邪气尚在直接与外界接触的体表部位，这就是太阳病。使用下法之后，出现脉数、胸闷，治疗以桂枝去芍药汤为主方。如微微感觉怕冷的，则以桂枝去芍药加附子汤为主方。

【要点延伸】

①高度提示胃肠病毒感染性疾病导致的心肌炎，故见心率快、胸闷。如果在一个感染性疾病的早期就出现类似情况，需要警惕是否有心肌炎。虽然原文认为“脉促胸满”是由于下法所致，但实际上不一定是泻下导致的。之所以使用下法，提示患者之前可能存在消化道的不适，因此我们推测这是一个消化道源感染所致的心肌炎。

②“桂枝去芍药汤主之”提示芍药对脉数、胸闷不宜，这是张仲景的经验，可能是芍药抗病毒作用效差，而从我的临床体会来讲，可以不去芍药。另外，芍药治疗细菌性胃肠感染疗效肯定的，如芍药汤就是专门治痢疾的，芍药作为主药对细菌的杀灭作用还是有效的。

③“若微寒者，桂枝去芍药加附子汤主之”提示，附子对寒湿病毒损伤心阳导致的心肌炎有良效。

【11】太阳病，下之微喘者，表未解故也。桂枝加厚朴杏子汤主之。（43）

桂枝（三两，去皮） 甘草（二两，炙） 生姜（三两，切） 芍药（三两） 大枣（十二枚，擘） 厚朴（二两，炙，去皮） 杏仁（五十枚，去皮尖）

上七味，以水七升，微火煮取三升，去滓。温服一升，覆取微似汗。

【串讲】

以脉浮、头项强痛、恶寒起病，使用泻下之法后出现呼吸急促，提示我们病邪仍然停留在太阳部位。治疗以桂枝加厚朴杏子汤为主方。

这张方子治疗喘的疗效是确切的，用它创造了很多我自己都意想不到的奇迹。有一位喘了40多年的患者，以桂枝加厚朴杏子汤为主方加味，1周就基本痊愈了，这让我自己都感觉意外。桂枝加厚朴杏子汤不但治疗急性喘咳的疗效极好，治疗慢性的喘咳也非常好。

煎出三升（600ml）的药汁，一次只温服一升（200ml），而且需要盖衣被出汗，中病即止，如果服完症状消失，剩余的药物不必服完。

【要点延伸】

①患者应当有大便不通或者腹胀，因此才会有攻下的治疗。

②攻下后发现患者有“微喘”提示肺部感染。

③桂枝加厚朴杏子汤是治疗肺部感染伴大便不畅的主方。厚朴能理气、降气，杏仁可宣肺、通便，因此桂枝加厚朴杏子汤是治疗伴有大便不畅、腹胀的肺部感染非常合适的方子。

【12】太阳病，桂枝证，医反下之，利遂不止，脉促者表未解也。喘而汗出者，葛根黄芩黄连汤主之。（34）

葛根（半斤） 甘草（二两，炙） 黄芩（三两） 黄连（三两）

上四味，以水八升，先煮葛根，减二升，内诸药，煮取二升，去滓，分温再服。

【串讲】

本是发热、汗出、恶风、脉浮缓的桂枝证，医生错用了泻下的方法。此处需要注意的是，医生也不会毫无依据地使用下法，应该是见到了该患者有胃肠症状，比如腹胀等症。但是使用下法之后，患者出现了腹泻不止。如果见到脉促，说明邪气仍在表而未解。如果出现喘促、汗出者，用葛根黄芩黄连汤治疗。葛根 120g，量是很大的，甘草 30g，黄芩、黄连均是 45g。煎煮法仍需注意，葛根是先煎的。葛根饮片确实不容易煮透，如果煮的时间太短，葛根的内部可能还是干的。

【要点延伸】

①“医反下之”，提示患者可能伴随腹部胀满。

②“利遂不止”，提示腹泻原因不在消化道，如果在消化道，泻下药治疗往往有效。

腹胀，其病位是否一定在消化道呢？不一定，其他部位感染的时候也可以出现。如果是交感神经兴奋占优势的时候，所有感染性疾病一开始都可以出现腹胀。但是如果是消化道的感染，泻下往往是有效的，因为古人所谓的泻下药物主要指的是大黄、芒硝。大黄、芒硝治疗胃肠道感染疗效是肯定的，我们之前给大家介绍过，如患痢疾出现腹泻、腹痛等症时用三黄片效果极好，甚至比治疗便秘还好。

回到原文，用泻下法之后非但没好还出现了泄泻不止，有两种可能：一是有消化道的感染，但是用泻下药过量而出现泄泻不止；二是没有消化道感染，误治而出现泄泻不止。

③“喘而汗出”提示肺部感染。

④该条文提示：葛根芩连汤能够治疗肺部感染症见“腹胀、喘、汗出、脉数”。

⑤葛根芩连汤之所以广泛应用于胃肠道感染导致的腹泻，是因为方中各药对胃肠道感染都有效。不能因为方中黄连、黄芩对胃肠道感染治疗有效，就认为葛根芩连汤原方的立方意图是治泄泻的，其实其本意是治“喘而汗出”的。

上条桂枝加厚朴杏子汤也是治肺部感染的，它的适应证是喘伴大便不畅，这两个方子可以对比记忆。

⑥综合分析可知，葛根芩连汤是治疗呼吸消化系感染性疾病的通用方剂。

⑦葛根剂量要足够大，可以用到100~120g。

【13】下后不可更行桂枝汤。若汗出而喘，无大热者，可与麻黄杏子甘草石膏汤。（162）

麻黄（四两） 杏仁（五十个，去皮尖） 甘草（二两，炙） 石膏（半斤，碎，绵裹）

上四味，以水七升，煮麻黄，减二升，去白沫，内诸药，煮取三升，去滓，温服一升。

【串讲】

如果用泻法治疗后病情未能缓解，就不建议再用桂枝汤了。

该原文是承接在哪条原文之下呢？确实存疑。只能通过“下后不可更行桂枝汤”推测知，在之前应该用过桂枝汤，又用了下法，病不解后本想再用桂枝汤。但后文是明确的，汗出而喘伴随低热时，可以用麻杏石甘汤来治疗。这个症状的描述，与我们前一条讲的葛根芩连汤证是不是有些类似？

药物用量：麻黄60g，杏仁50个，甘草30g，石膏120g。石膏和麻黄配伍便可避免麻黄过量引起的心动过速，所以说这两个是很好的药对。

煎服法：服用时中病即止。煎出600ml，一次服用200ml，每次服用麻黄的量在20g左右，重剂缓投，这样的用法还是很安全的。《伤寒论》中方剂的具体用法和用量都是十分重要的。

【要点延伸】

①疾病初期使用了桂枝汤无效，又使用了攻下治疗依然无效，故不可再用桂枝汤。

②“汗出而喘，无大热”提示肺部感染。

③麻黄杏子甘草石膏汤是治疗肺部感染的主方。

【14】太阳病，脉浮而动数，浮则为风，数则为热，动则为痛，数则为虚，头痛发热，微盗汗出，而反恶寒者，表未解也。医反下之，动数变迟。膈内拒痛，胃中空虚，客气动膈，短气躁烦，心中懊憹，阳气内陷，心下因硬，则为结胸，大陷胸汤主之。若不结胸，但头汗出，余处无汗，剂颈而还，小便不利，身必发黄。大陷胸汤。（134）

大黄（六两，去皮）　芒硝（一升）　甘遂（一钱匕）

上三味，以水六升，先煮大黄，取二升，去滓，内芒硝，煮一两沸，内甘遂末。温服一升，得快利，止后服。

【串讲】

“太阳病，脉浮而动数”，浮数脉容易理解，那什么是“动脉”？关于“动脉”，《伤寒论·辨脉法》中有明确的描述：

①“阴阳相搏名曰动”。《伤寒论》中常将“搏”和“抟（搏）”两字混用。“搏”就是抱紧、团聚的意思，搏斗的时候就是近距离的。“阴阳相搏”指的是寸脉和尺脉向中间聚拢，名为“动”。

②“若数脉见于关上，上下无头尾，如豆大，厥厥动摇者，名曰动也。”可见，短滑数的脉就是动脉。

“脉浮而动数”指的就是“浮短数”的脉。浮脉由风邪导致，数脉由热邪导致，动脉多因伴随有疼痛，数脉也存在虚的因素。很多感染性疾病可见这种脉象。“头痛发热”亦是感染性疾病常见的临床表现，还有轻微的盗汗。仍有怕冷，说明表邪未解。医生反用下法治疗，反推患者应该有腹胀。一般来讲，感染后邪正斗争时多表现为脉滑数，脉象转“迟”说明邪气深入，正气严重不足。

继而出现“膈内拒痛，胃中空虚”，“膈内”就是横膈，上腹部疼痛拒按，“胃中空虚”说明不能进食。“客气”就是外来的邪气，外来邪气侵犯到膈，出现气短、烦躁。为什么影响到膈以后会出现短气？因为膈肌作为呼吸肌不能上下活动，必然影响呼吸，故而会出现短气的，所以下文提出此病名为“结胸”，就是胸膈活动受限，像胸部被捆住了一样。

“心中懊侬”就是觉得胸中不适，非疼非痒，难以描述的不适感，故称之为“懊侬”。阳气被伤，剑突下疼痛拒按、发硬，即为“结胸”，用大陷胸汤治疗。

如果没有出现“结胸”，只是颈部以上出汗，小便量正常，一定会出现黄疸。

大家从本条文的描述可知这是太阳病初期胃肠道感染，尤其是胃肠道偏上部位的感染，使用下法未解决，病情反而加重，又出现了结胸或者黄疸的情况。

大陷胸汤：大黄 90g，量是相当大的，芒硝一升约为 1kg，甘遂一钱匕为 2.875g。

煎煮法：用水 1 200ml，大黄久煎，而非后下，后下即会腹泻，煎取 400ml，去药渣后放入芒硝，令其沸腾两次即可，煎好后将甘遂末加入药液中，先服 200ml，如果服用后腹泻，剩余药物不必再服。

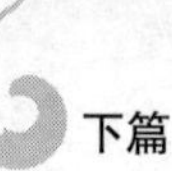

【要点延伸】

①“膈内拒痛，胃中空虚，客气动膈，短气躁烦，心中懊侬，阳气内陷，心下因硬，则为结胸，大陷胸汤主之”的启示：

A. 上腹部腹膜炎已经形成，表现为膈内拒痛、心下硬、短气。既往若有胃、十二指肠的溃疡病史，加之近期胃肠道感染，就有可能引起穿孔，造成上腹部局限性的腹膜炎。如果没有基础疾病一般很难引起腹膜炎。

B. 胃痛不能进食，原文描述有：胃中空虚、心中懊恼侬。

C. 感染中毒性脑病，表现为躁烦。

D. 结胸的直接机制：膈肌活动受限。

E. 结胸的来源：胃溃疡穿孔，外科急腹症之一。

F. 大陷胸汤是治疗急性腹膜炎的主要方剂。

②“若不结胸，但头汗出，余处无汗，剂颈而还，小便不利，身必发黄”的启示：

胃肠道的感染，如果没有胃肠穿孔形成腹膜炎时，可以形成胆系感染导致黄疸。也就是胃、十二指肠的感染逆行引起胆系感染时，可以出现黄疸。读懂该条文的基础就是要有足够的临床经验。本条列为坏病，这就说明此条所描述的并非一个简单的太阳病，而是重症、疑难症。张仲景描述了一个较为复杂的胃肠道感染的进一步发展规律，或者引发腹膜炎导致结胸，或者引发胆系感染导致黄疸。

③“内甘遂末。温服一升，得快利，止后服”的启示：

A. 甘遂面必须冲服。甘遂半夏汤中甘遂是煎煮的，不用粉末，但大陷胸汤一定是使用粉末的，否则不会产生泻下的效果。

B. 大陷胸汤的使用方法是快速腹泻后停止再用剩余的药物。

C. 大陷胸汤治疗急性腹膜炎疗效迅速。

【15】太阳病，重发汗，而复下之，不大便五六日，舌上燥而渴，日晡所小有潮热，从心下至少腹，硬满而痛不可近者，大陷胸汤主之。（137）

【串讲】

感染性疾病早期出现恶寒、发热、头痛、身痛，反复使用逼汗以及泻下的方法治疗，均未能解决。大便五六日都不通，舌上干燥、口渴、下午3—5点时发热，整个腹部硬满、疼痛拒按，实际上“板状腹”的特征，这种情况还是用大陷胸汤治疗，这确实是个好方子。

【要点延伸】

①腹部感染性疾病。

②感染麻痹性肠梗阻。

③合并有腹膜炎。

④大陷胸汤是治疗感染性腹膜炎的特效方。

大陷胸汤治疗腹膜炎案例：

患者陈某，男，80岁。

2011年2月2日：因胸闷憋气月余、腹部剧烈疼痛拒按4天，先就诊于某三甲医院，检查发现左侧胸腔积液肺影消失，纵隔右移，穿刺抽出血性胸腔积液，2011年1月31日细胞学检查报告：镜下可见多量散在或成巢的异型细胞，考虑为恶性肿瘤细胞，不除外癌细胞。核磁检查发现腹腔广泛积气积液，穿刺引流液为血性浑浊液伴絮状沉淀。后转至福建省立医院ICU病房抢救治疗，考虑腹腔胃肠穿孔，原发疾病及穿孔部位不能确定，需要剖腹手术探查，因成功把握极低，家属拒绝手术，要求积极保守治疗。会诊当时患者情况：面色晦黯，神志清楚，烦躁，气短，呼吸平稳，血压靠升压药控制在正常范围，心率每分钟110次左右，全腹胀气疼痛拒按，肠鸣音微弱，舌苔黄厚糙干，脉滑数。中医诊断为"大结胸证"，先给通腑泄热治疗，待大便通畅、肠鸣恢复后再给通腑理气、益气养阴药调理。由于不能判断胃肠穿孔部位在胃还是在结肠脾曲，而且正在进行胃肠减压治疗，口服汤药或灌肠都有可能流入腹腔，所以采用直肠点滴给药。

处方：大陷胸汤原方：生大黄30g，芒硝15g，甘遂末1g，1剂。先煎大黄，加水800ml，煎至200ml，冲芒硝及甘遂末，每次100ml，每分钟30滴。

2011年2月3日：昨日下午5点给药一次，夜间10点腹痛肠鸣，排出大量臭秽粪便3次，病情明显改善。即日起给下方：大黄6g，芒硝6g（冲），枳实15g，厚朴15g，红参10g，生黄芪30g，麦冬30g，玄参30g，生地30g，白术15g，当归15g，炙甘草10g，6剂，水煎取300ml，每次100ml，直肠点滴，每日3次。

2011年2月8日：体温升高至38.9℃，血白细胞达17×10^9/L，腹部核磁检查发现腹腔多个包裹性积液，考虑腹腔脓肿，给予穿刺引流，中药调方为仙方活命饮和大承气汤加味。金银花90g，防风12g，白芷12g，当归15g，陈皮15g，生甘草10g，白芍15g，浙贝母12g，天花粉30g，穿山甲10g，连翘30g，大黄20g，芒硝6g，枳实30g，厚朴30g，西洋参20g，8剂，每日1剂，水煎取300ml，每次100ml，缓慢直肠点滴，每日3次。

2011年2月16日：腹腔引流加用药后，当日体温降至正常，病情日渐好转，3天后有ICU转至普通胃肠外科病房，2月11日因恶心，原方加半夏10g；2月16日，原方加白术15g，党参15g，茯苓20g，加强健脾和胃。

2011年2月21日：仍有腹部胀气膨满，肠鸣音亢进，大便稀，每日3次左右，精神可，饥饿思食，已经可进少量流质饮食两日，胸腹腔引流液减少，左肺底湿啰音，舌鲜红，苔黄糙欠润，脉洪数无根。继续给通腑泄热、益气养阴解毒中药如下。处方:大黄 15g,枳实 20g,厚朴 20g,芒硝 3g(冲),玄参 20g,生地 20g,麦冬 20g,生黄芪 15g,西洋参 15g(单煎代水服),当归 10g,赤芍 15g,半夏 10g,败酱草 30g,莪术 10g,白术 15g,胆南星 10g,天花粉 15g,穿山甲 10g。7 剂,水煎服,每日 1 剂。

2011 年 2 月 27 日:电话告知:药进 5 剂,身上多处引流管拔除,只留左侧胸腔引流管一根和左上腹引流管一根,今日中午体温升至 38℃,头部微汗,腹胀显著减轻,大便每日 2 次,大便色黑,饮食量增加。原方加柴胡 30g,黄芩 15g,4 剂,每日 1 剂,水煎服。

2011 年 3 月 4 日:电话告知:1 剂后体温正常,腹部引流管完全拔除,留置胸腔引流管,每日引流液 60ml,饮食基本恢复正常,可以下地行走锻炼。继用上方 5 剂。

2011 年 3 月 10 日:电话告知:病情继续好转,饮食二便正常,可以下床活动,胸腔引流液每日都在 100ml 以下,留置导尿管。前方去黄芩、柴胡,加薏苡仁 60g,15 剂。明日出院。

2011 年 3 月 22 日:患者电话告知:近 4 天胸腔引流液总共 30ml,饮食正常,仍然保留导尿管,前方继续使用 30 剂。

2011 年 4 月 22 日:患者电话告知:胸腔引流管已经拔除,检查有少量积液,导尿管保留。电话中可以听到患者有咳嗽,继用原方,加王不留行 15g,刘寄奴 30g。30 剂,每日 1 剂。

2011 年 8 月 15 日:患者电话告知,一直服用前方至今,除留置导尿管外,患者自觉良好,嘱继用前方巩固。

四、汗吐下不解坏病

【16】太阳病,若吐、若下、若发汗后,微烦,小便数,大便因硬者,与小承气汤和之愈。(250)

【串讲】

太阳病,如果使用吐法、下法、汗法后,出现轻度心烦、尿频、大便干硬者,无需峻下,用小承气汤调和即愈。

【要点延伸】

①感染性疾病。

②汗、吐、下治疗无效。

③尿频提示泌尿系感染,淋证禁止使用汗吐下治疗,这是我们在《金匮要略》中讲过的。泌尿系感染如果津液丢失过多是会导致病情加重的,所以我们经常叮嘱泌尿系感染的患者多喝水。

④小承气汤也是治疗泌尿系湿热感染的有效方剂。其中主药是大黄,

大黄就是治泌尿系感染极好的药物，如八正散中就使用了大黄，其对于各个部位的感染都有很好的治疗作用。

五、温针不解坏病

【17】太阳伤寒者，加温针，必惊也。（119）

【串讲】

太阳病伤寒，应当有身体疼痛、呕吐、恶寒以及脉紧的表现。使用温针治疗，一定出现易受惊吓的症状。

【要点延伸】

①温针治疗胃肠道感染的疗效不好，但一般情况下，胃肠道感染用温针也不至于出现惊。

②胃肠感染本身就容易导致营养吸收障碍，大脑营养不足，出现精神衰弱，导致易惊吓，尤其是长期消化不良更容易导致易惊，出现慢惊风，可能与温针无关。这种情况在小儿多见。“慢惊风”也就是低钙导致的抽搐、惊厥。胃肠道感染呕吐、腹泻后，大量液体丢失，出现低血钙，导致患者的惊厥阈值降低，此时再用温针治疗，甚至单纯的针刺，或是大声讲话的时候，都有可能刺激患者出现痉挛疼痛、惊恐。遇到这种情况怎么治疗？可以用桂枝加龙骨牡蛎汤，偏热的可以使用葛根芩连汤，偏寒的就用桂枝人参汤。只要解决了胃肠道的感染，解决了太阳伤寒体痛、呕逆、恶寒，这个问题就可以得到解决了。

第十三节　太阳病失治

何为失治？失治，是指得病后一直没有给与治疗，没有及时治疗。

【1】太阳病，得之八九日，如疟状，发热恶寒，热多寒少，其人不呕，清便欲自可，一日二三度发。脉微缓者，为欲愈也。脉微而恶寒者，此阴阳俱虚，不可更发汗、更下、更吐也，面色反有热色者，未欲解也，以其不能得小汗出，身必痒，宜桂枝麻黄各半汤。（23）

桂枝（一两十六铢，去皮）　芍药　生姜（切）　甘草（炙）　麻黄（各一两，去节）　大枣（四枚，擘）　杏仁（二十四枚，汤浸，去皮尖及两仁者）

上七味，以水五升，先煮麻黄一二沸，去上沫，内诸药，煮取一升八合，去滓，温服六合。本云桂枝汤三合，麻黄汤三合，并为六合，顿服。将息如上法。

【串讲】

“太阳病，得之八九日”，未提及“若吐、若下、若汗”，说明没有治疗，此为失治。

太阳病八九日，寒热往来，发热重、恶寒轻，无呕吐。“清”即为“圊”，“清便”即为“大便”，“清便欲”即为“便意”，“清便欲自可”即为“便意正常”。“一日二三度发”是指一日出现便意两三次。

如果见到脉微缓，就是脉在寸、关、尺均为细微而浮，这是将要痊愈的表现。如果在见到脉细微的同时，还有恶寒，这是“阴阳俱虚”，此时不可使用汗法、吐法、下法。如果脉微、恶寒，而又出现颜面发红者，则意味着疾病尚未痊愈，因其不能达到“微微汗出”的状态，故出现皮肤瘙痒，上述情况使用桂枝麻黄各半汤治疗。

【要点延伸】

①“太阳病，得之八九日，如疟状，发热恶寒，热多寒少，其人不呕，清便欲自可，一日二三度发”的启示：

A.“如疟状，发热恶寒，热多寒少”提示外邪性质是风寒。

B.“其人不呕，清便欲自可，一日二三度发”提示病变部位在“胃肠道”。“一日二三度发”，便意频频，说明病变部位在下消化道。

②“面色反有热色者，未欲解也，以其不能得小汗出，身必痒，宜桂枝麻黄各半汤”的启示：很多皮肤湿疹表现为瘙痒红疹，推测该方可用于这类湿疹的治疗，文献证实确实有效。我们临床治疗顽固性干性湿疹用小青龙汤的原理，与此条文所述之意很近似。

【2】太阳病，发热恶寒，热多寒少，脉微弱者，此无阳也，不可发汗。宜桂枝二越婢一汤。（27）

桂枝去皮　芍药　麻黄　甘草（各十八铢，炙）　大枣（四枚，擘）　生姜（一两二铢，切）　石膏（二十四铢，碎，绵裹）

上七味，以水五升，煮麻黄一二沸，去上沫，内诸药，煮取二升，去滓，温服一升。

【串讲】

此条条文在理解上较为容易。强调两点：①“脉微弱”为严重的脉沉细弱，而并非略微有点弱；②“无阳”为严重的阳气虚弱。

【要点延伸】

①“发热恶寒，热多寒少”的主要原因是邪气盛，与阳气虚实无决定性关系。

②“脉微弱者，此无阳也”的提示，阳气盛衰诊凭乎脉。

③“不可发汗”提示，汗出津伤则阳气更伤。“汗出伤津液”，是如何伤阳的呢？在人体内比热容最大的成分是水，汗出时水带走热量而伤阳，实际上是气津两伤，伤阳更重。

④桂枝二越婢一汤是治疗“阳虚邪盛”太阳风寒病的基本方。如果阳气更虚,加大桂枝汤的剂量即可。

⑤进一步推论,“阳虚不忌用石膏”。说明石膏非大寒伤阳之品。

这就说明,石膏不伤阳气,阳虚的患者可以用石膏,《伤寒论》原文中就是这样用的。有关石膏的运用,张锡纯讲得更好,他把石膏用得出神入化,所以后世称其为张石膏。

第十四节 太阳病误治

疾病加重的原因是各种各样的,比如之前讲过的“坏病”“失治”,本节要讲的“误治”是指错误治疗导致病情延误或加重。

一、误吐

【1】太阳病,当恶寒发热。今自汗出,反不恶寒发热,关上脉细数者,以医吐之过也。一二日吐之者,腹中饥,口不能食;三四日吐之者,不喜糜粥,欲食冷食,朝食暮吐。以医吐之所致也,此为小逆。(120)

【串讲】

太阳病,本应当出现恶寒、发热的症状。目前有未经治疗的自然汗出,反而没有恶寒发热,关脉细数,出现这些症状,是医生错用催吐的缘故。使用催吐 1~2 日者,饥不能食,也就是能感觉到饥饿,但不能进食,这是胃病而脾未病的表现。使用催吐 3~4 日者,不欲进食烂粥,反而想吃冷的东西,早晨吃进去的食物,到下午便吐出来。上述症状的出现,是由于医生使用吐法造成的,这是误治。

【要点延伸】

①“太阳病,当恶寒发热。今自汗出,反不恶寒发热,关上脉细数者,以医吐之过也”的启示:误用催吐治疗可以改变太阳病的临床表现,太阳病本应当出现恶寒发热,现在反而没有发热恶寒,出现自汗、脉短数的表现。

②“一二日吐之者,腹中饥,口不能食;三四日吐之者,不喜糜粥,欲食冷食,朝食暮吐。以医吐之所致也,此为小逆”的启示:

A. 催吐治疗时间越长,脾胃损伤越重。

B.“欲食冷食,朝食暮吐”是幽门水肿梗阻的常见表现,胃中能容纳食物,但是胃内容物无法通过幽门向下移动到肠道。由于小肠吸收减少而致津液不足,虚热内生,故见“想吃冷食”。这是一个伴有幽门水肿梗阻的急性胃炎。

C. 根据《伤寒杂病论》,治疗可选五苓散 + 大半夏汤。“渴欲饮水,水入即吐者……五苓散主之”,胃炎时可使用五苓散治疗。“胃反呕吐者,大半夏汤主之”,大半夏汤也是治疗呕吐的效方。

【2】太阳病,吐之,但太阳病当恶寒,今反不恶寒,不欲近衣,此为吐之内烦也。(121)

【串讲】

此条原文与上条所述的情况相近。“不欲近衣”就是不想穿衣,也就是怕热;“内烦”即指心中烦热。

【要点延伸】

①过度催吐,导致津液丢失,出现内热表现。

②根据《伤寒杂病论》记载,可以用治疗“伤寒,医以丸药大下之,身热不去,微烦者”的栀子干姜汤。栀子干姜汤一方容易被忽视,但其临床疗效很好,其中栀子不仅可泻三焦之热,对各种夹湿、夹燥的内热效果都很好,干姜可和胃、止呕吐,栀子与干姜合用治疗内热、心烦、呕吐极佳,尤其适用于既有胃寒又有内热的寒热错杂证。

二、误下

【3】本发汗,而复下之,此为逆也;若先发汗,治不为逆。本先下之,而反汗之,为逆;若先下之,治不为逆。(90)

【串讲】

本应发汗,反而用了攻下的方法,这是错误的治疗;若先用发汗的方法,不算误治。本应先用下法,反而发汗,这是错误的治疗;若先用下法,不算误治。

【要点延伸】

发汗与攻下必须与病情相适应,使用不当皆为逆。

【4】太阳病二三日,不能卧但欲起,心下必结。脉微弱者,此本有寒分也。反下之,若利止,必作结胸;未止者,四日复下之,此作协热利也。(139)

【串讲】

太阳病已经持续了两三日,患者不能平卧,想要坐起。剑突部位自觉不通,实际上是邪气聚集于心下剑突处。脉微弱是素体阴寒、阳气不足的缘故。医生反而用了泻下的方法,如果下利停止,必然会出现结胸的表现。“结”相当于“停”,“结胸”指呼吸受限伴有心下疼痛的一类疾病。如果使用泻下的方法以后下利不止,再次使用攻下的治疗,此时便成了“协热利”,即为药物性下利合并发热下利。

【要点延伸】

①"心下结"可以明确是炎症性心包积液。依据有:

A. 太阳部位感受外邪在先,也就是说明这是一个感染性疾病。

B. 此条的心下部位即是心包。

C. 脉微弱是心包积液时常见的脉象,心包积液的特征脉是奇脉。奇脉是指吸气时脉搏显著减弱或消失,系左心室搏血量减少所致。正常人的脉搏强弱不受呼吸周期影响。当有心脏压塞或心包缩窄,吸气时一方面由于右心舒张受限,回心血量减少而影响右心排血量,右心室排入肺循环的血量相应减少;另一方面肺循环受吸气时胸腔负压的影响,肺血管扩张,致使肺静脉回流入左心房血量减少,因而左室排血也减少。这些因素形成吸气时脉搏减弱,甚至不能触及,故又称"吸停脉"。

D. 心下部位常见胃部病变,但本条文没有明显的胃部病变症状(嗳气、呕吐、上腹胀痛)。

E. "不能卧但欲起"是由于平卧则憋气,完全坐起则又会因脉压差小而头晕,故只能被迫半卧位。

②"结胸"是呼吸受限伴有心下疼痛的一类疾病。

心包积液属于其中之一。使用攻下法后,积液减少,心包摩擦产生心下疼痛拒按,所以"下后利止、结胸疼痛"。

如何治疗?参考《金匮要略·痰饮咳嗽病脉证并治第十二》,可选用的方剂有木防己汤或葶苈大枣泻肺汤,疗效很好,比西药效果好。本条文所提及的结胸是炎症性心包积液,也属于支饮。而《金匮要略》中提到的"膈间支饮"不伴发热、没有疼痛,是非炎症性的。我在《贾海忠中医体悟》中讲过一个年轻心包积液患者的医案,治疗效果立竿见影,可作参考。

③"协热利"的实质是湿热泄泻+攻下药物致泻。

【5】太阳病,下之,其脉促,不结胸者,此为欲解也。脉浮者,必结胸。脉紧者,必咽痛。脉弦者,必两胁拘急。脉细数者,头痛未止。脉沉紧者,必欲呕。脉沉滑者,协热利。脉浮滑者,必下血。(140)

【串讲】

太阳病,用了下法,出现"脉促",即脉率快,中间还有停顿,这种情况一般是房性期前收缩,因为室性期前收缩很少发生在脉搏快的时候。如果没有胸痛、呼吸困难,这是疾病将好的表现。

如果见到浮脉,则提示要出现结胸。根据上一条原文,一般情况下,心包积液量大的时候是脉微弱的,也就是"结胸病"发展成"支饮"的时候是脉弱的。"脉浮者,必结胸",脉浮是病邪较重的表现,是结胸病刚开始的时候。如果是紧脉,则有咽痛。如果是弦脉,则会出现两胁拘急感。如果是细数脉,则会伴随头痛。如果是沉紧脉,则会出现呕。如果是沉滑脉,则会出现协热利。如果是浮滑脉,则会出现血便。以上均是太阳病运用下法治疗后可能出现的一系列情况。

由于原文的内容过于简化,其中的逻辑关系比较难理解。以"脉浮者,必结胸"为例,我认为理解为"如果患者出现了结胸,此时的脉象多见浮脉"更为合理。余证与脉象的关系可以准此来解释。

【要点延伸】

①太阳病攻下后"其脉促,不结胸者,此为欲解也"的机制与潜在问题:

A. 攻下导致津液丧失,引起血容量减少,进一步导致代偿性心率增快,同时泻下所致的电解质紊乱可导致心律失常。即出现快速性心律失常,可伴随期前收缩。

B. "不结胸"说明不是心包炎合并的心率增快和心律失常,治疗难度不大,故可能是即将痊愈的表现。而心包积液时出现心率增快的原因在于心脏充盈受限,因此每搏输出量减少,为了保证机体的血液供应,心脏必须加快搏动的速度,所以表现为脉促。

C. 此段原文潜在的问题是,如果"脉促"实际上是外邪感染导致的心肌炎心律失常,纵然其他临床表现消失也不能算是"欲解",反而是疾病慢性化的表现。这种情况的预后与A中所述情况的预后是不同的。

②太阳病攻下后"脉浮者,必结胸"的机制:

A. 攻下后脉浮,说明邪气仍盛,具有入里的极大可能。

B. 脉促本已提示邪已伤心,因此,外邪入里导致"心包炎结胸病"的可能极大。

③太阳病攻下后"脉紧者,必咽痛"的机制:

A. 脉紧是邪气壅盛的表现。

B. 太阳病攻下后津液已伤而脉不弱反紧促,说明邪气壅盛。

C. 外邪侵入部位多在口鼻部,继续深入即可进入咽喉,出现咽喉疼痛的可能性极大。

④太阳病攻下后"脉弦者,必两胁拘急"的机制:

A. 脉弦(浮紧)是邪气壅盛的表现。

B. 攻下津伤而脉不衰反弦促,说明邪气壅盛。

C. "两胁拘急"最可能的实质是"结肠痉挛疼痛",提示脉弦促可能是肠道感染性疾病所致。只有当结肠病变时,可能同时出现两胁的不适感,而单独的胃部或肝胆疾病,通常都是局限在一侧的胁下不适,因此考虑为结肠病变。

D. 至于"脉弦者,必两胁拘急"的本质与现象的逻辑关系的严密性值得进一步探讨。

⑤太阳病攻下后“脉细数者，头痛未止”的机制：

A. 太阳病攻下津伤可使脉细数。

B. 脉细数促说明邪气未除营阴已衰，脑部邪气未除、营阴已亏，所以太阳病头痛不见缓解。

⑥太阳病攻下后“脉沉紧者，必欲呕”的机制：

A. 脉紧为邪实、正不虚。

B. 攻下后脉沉紧促表明邪气壅盛。

C. 至于“脉沉紧者，必欲呕”的本质与现象的逻辑关系的严密性值得进一步探讨。不过临床常见“呕吐前出现紧脉”。

⑦太阳病攻下后“脉沉滑者，协热利”的机制：

A. 脉滑是邪实、正未虚。

B. 攻下后仍然脉沉滑促，说明邪气壅盛。

C. 但“脉沉滑者，协热利”的逻辑关系的严密性也是需要探讨的问题。

⑧太阳病攻下后“脉浮滑者，必下血”的机制：

A. 脉浮滑是邪实、正未虚。

B. 攻下后仍然脉浮滑促，说明邪气壅盛。

C. 但“脉浮滑者，必下血”的逻辑关系的严密性也是需要探讨的问题。便血的患者若热盛，脉象常为滑脉，但滑脉不一定便血。

【6】太阳病，医发汗，遂发热恶寒，因复下之，心下痞，表里俱虚，阴阳气并竭。无阳则阴独，复加烧针，因胸烦，面色青黄，肤瞤者，难治；今色微黄，手足温者，易愈。（153）

【串讲】

太阳病，医生用了发汗的方法，接着出现了发热恶寒；又用了下法，出现心下剑突部位痞满不畅，此为“表里俱虚，阴阳气并竭”，阳气大伤，阳亡阴孤，表现为阴证。由于一派阴证，故又用了烧针治疗，如继而出现心烦、面色发青发黄、肌肉跳动的情况，则病情危重难治。如果患者此时表现为面色微微发黄，四肢温，则疾病容易痊愈。

【要点延伸】

①“太阳病，医发汗，遂发热恶寒”的启示：

A. 所述状况当为恶寒、无汗，否则医生不会用汗法治疗。

B. 发汗未能够消灭病邪，反而使病情进一步加重，出现“发热、恶寒”，说明治疗错误。

②“因复下之，心下痞，表里俱虚，阴阳气并竭。无阳则阴独”的启示：

A. 泻下治疗应该不会导致“心下痞”，泻下常用的药物为大黄，治疗心下痞的泻心汤中尚有大黄。“心下痞”提示疾病本身即是消化道感染，所以发汗治疗无效。

B. 严重的消化道感染不思饮食、腹泻导致津液严重不足，进一步导致气血阴阳俱虚。这也就是临床上会见到的：严重的消化道感染导致的腹泻容易出现低血容量性休克。

③“复加烧针，因胸烦，面色青黄，肤瞤者，难治”的启示：

A. 烧针治疗后，病情进一步加重，导致电解质紊乱、血容量减少，患者进入早期休克状态，所以难治。

B. 心脑缺血，出现心悸、心烦；皮肤缺血出现面色青黄；交感神经兴奋出现肌肉瞤动。

④“今色微黄，手足温者，易愈”的启示：

病情轻、未进入休克状态，所以易愈。

【7】太阳病，先发汗不解，而复下之，脉浮者不愈。浮为在外，而反下之，故令不愈。今脉浮，故在外，当须解外则愈，宜桂枝汤。（45）

【串讲】

太阳病，先用发汗治疗，疾病未愈，又使用下法，如果此时的脉象仍旧是浮脉的话，说明疾病尚未好转。脉浮提示病邪在表，却使用了下法，此为误治，所以不愈。脉浮，病邪在表，应以桂枝汤解表治疗。

【要点延伸】

“今脉浮，故在外，当须解外则愈，宜桂枝汤”的启示：

①脉浮表明感受外邪后，津液营阴充足。

②脉浮是桂枝汤应用的重要指征。

【8】太阳病，下之后，其气上冲者，可与桂枝汤。方用前法。若不上冲者，不得与之。（15）

【串讲】

太阳病，使用下法后，导致气逆上冲，这种情况可使用桂枝汤治疗。如果气不上冲，则不能用之。

“气上冲”的描述包括多种情况，如：咳嗽上气、呃逆嗳气，以及“气上冲咽”的感觉。“气上冲咽”一般描述的是心律失常所致的气往上顶、被扼住咽喉的感觉，常见于阵发性快速性心律失常。但有时“气上冲咽”描述的也可能是嗳气，需要根据前后文来确定。

【要点延伸】

①桂枝汤是治疗各种气逆的要方，《伤寒论》中的佐证有：

治疗奔豚的桂枝加桂汤，治疗喘息发作的桂枝加厚朴杏子汤，治疗心下痞满气上冲胸的苓桂术甘汤，其中桂枝甘草是治疗气上冲的核心药对。

②进一步推论，桂枝甘草汤具有理气降逆的作用。桂枝甘草汤为什么有广泛的降逆气作用呢？实际上，这与其温通心阳的作用有关。若心阳不足，则整个血液循环不利，进而导致全身各处气血不顺，不得顺降则见上冲。桂枝甘草汤是温通、温补心阳的基本方，效果很好，如果能与真武汤合用，可使疗效更佳。

三、火劫发汗

【9】太阳病中风，以火劫发汗，邪风被火热，血气流溢，失其常度。两阳相熏灼，其身发黄。阳盛则欲衄，阴虚小便难。阴阳俱虚竭，身体则枯燥，但头汗出，剂颈而还，腹满微喘，口干咽烂，或不大便，久则谵语，甚者至哕，手足躁扰，捻衣摸床。小便利者，其人可治。（111）

【串讲】

太阳部位感受风邪，治以火熏逼汗，感受的风邪合并人为的火热之邪，导致热盛动血。气血妄行，失去常度即为“妄”。“两阳”是指风邪与火热，“相熏灼”即为风火相煽，虽然后世使用的“风火相煽”有特定含义，但此处是指两邪相合，则风更大、火更盛，出现黄疸。阳气盛则容易出血，营阴不足则尿量减少。此处导致尿量减少的原因有二，一为津液不足，一为营阴不足导致的神经功能紊乱。阴阳俱虚时则皮肤干燥，只有颈部以上头部出汗，腹部胀满、呼吸略微急促，口干、咽喉溃烂，或者大便数日不行，日久出现谵语，严重者出现恶心、呕吐，以及四肢不安、循衣摸床，这是神昏的表现。如果尿量充足者，还有好转的希望。言外之意，如果尿量少、津液缺乏者，病情还会进一步加重。

对于“哕”的解释众说纷纭，很多人认为是呃逆的意思，但据我考证，“哕”是河南、河北方言中的常用语，在方言中发音为ruǒ，多为恶心、呕吐之意。

【要点延伸】

①“太阳病中风，以火劫发汗，邪风被火热，血气流溢，失其常度。两阳相熏灼，其身发黄。阳盛则欲衄，阴虚小便难”的启示：

A. 黄疸初期表现可以中风的形式出现。消化道感染，如有些肝炎、胆系感染的早期可表现为怕冷、微汗，或有低热。

B. 火热治疗对黄疸病无效，甚至会加重病情。

C. 根据其导致出血的特征，该条所述疾病当为急性重型肝炎。

②“阴阳俱虚竭，身体则枯燥，但头汗出，剂颈而还，腹满微喘，口干咽烂，或不大便，久则谵语，甚者至哕，手足躁扰，捻衣摸床”的启示：

A. 急性重型肝炎由于不能饮食，体液缺失严重，机体抵抗力明显下降，所以表现为“不大便、恶心、呕吐、身体枯燥、口干咽烂”。

B. “但头汗出”的意义:头部热重,是大脑自我调节的反应。

脑细胞对于温度极为敏感,所以出现头热的时候,机体会因自我保护机制而使头部出汗来降低温度,保持头脑的清醒。

C. 当脑部受影响严重时,可以出现“手足躁扰,捻衣摸床”等精神错乱表现,即肝性脑病。

③“小便利者,其人可治”的启示:

小便量的多少是判断急性肝炎轻重的重要指征。如果小便量由少转多,说明病情在好转。

四、饮水过多

【10】太阳病,小便利者,以饮水多,必心下悸。小便少者,必苦里急也。(127)

【串讲】

太阳病,如果小便通畅,说明饮水太多,此时必然会出现心下悸动。为什么呢?因为太阳病初期发热,如伴有不思饮食时,小便量一般是偏少的。如此时出现小便量多,则说明是饮水多了。

如果小便量少,往往会伴随腹痛不适,实际的逻辑关系应为因为腹痛,导致饮食、饮水减少,造成了小便量少,而不是只要小便量少,就会出现腹痛。

【要点延伸】

①“太阳病,小便利者,以饮水多,必心下悸”的启示:

A. 过度饮水治疗太阳病可以导致心下悸、小便量多。

B. 饮水对于太阳消渴病治疗也得适可而止。此段中提到饮水多,应当是见到了患者有口渴的表现而采取的措施,因此推测此段所述的可能为太阳消渴病。

②“小便少者,必苦里急也”的启示:

“里急”提示胃肠原因性太阳病,因此,常见饮食减少、肠道水液增多、血容量减少,故见“小便量少”。

第十五节　太阳病汗禁

本节为太阳病的最后一节。“汗法”是太阳病比较常用的治疗方法,正因如此,必须明确不可使用“汗法”的情况。所以,单列一节来讲解,这也属于太阳病的治疗禁忌。

一、心悸尺脉微禁汗

【1】脉浮数者，法当汗出而愈。若下之，身重心悸者，不可发汗，当自汗出乃解。所以然者，尺中脉微，此里虚，须表里实，津液自和，便自汗出愈。(49)

【串讲】

如果患者脉浮数，按一般情况来讲，汗出即愈。如果使用泻下的方法，出现身重、心悸，这种情况下不可用药物或者熏蒸发汗了，需让机体自我恢复、调节，等能够自然汗出，就提示疾病解除了。之所以出现这种情况，是因为尺脉微，这是里虚的表现。实际上，尺脉微是血容量减少的表现，所以不可使用汗法。要等到人体表里充实，津液恢复到自然状态，自汗即愈。“自”指非人为干预，自然状态。

【要点延伸】

①“脉浮数者，法当汗出而愈”的启示：

临床可见，发热患者多伴有脉浮数，汗出后脉浮数消失，这是一般规律。

②“若下之，身重心悸者，不可发汗，当自汗出乃解。所以然者，尺中脉微，此里虚”的启示：

A. 如果脉浮数，攻下后津液丢失，导致血容量不足，就会心率加快，出现身重心悸。

B. 津液损伤者不可采用药物、火熏等发汗方法治疗，常用发汗药麻黄还有加重心悸的作用。

C. “尺中脉微”是津液不足里虚的脉象特征。

③“须表里实，津液自和，便自汗出愈”的启发：

A. “津液自和”提示机体具有强大的自我调节功能，津液损伤后，机体具有自我恢复的可能性。

B. “须表里实”的启示：“津液自和”的机制是机体内外脏腑组织功能恢复正常。

C. “汗出自愈”的本质：汗出只是津液充足的标志，而不是祛邪的手段。身体自有的强大自愈功能是疾病痊愈的基础，用药也是通过人体自身调节功能达到痊愈目的的。

二、脉迟禁汗

【2】脉浮紧者，法当身疼痛，宜以汗解之。假令尺中迟者，不可发汗。何以知然？以荣气不足，血少故也。(50)

【串讲】

外感初期，脉浮紧，本应身疼痛，应该以汗法治疗。如果尺脉迟，也就是脉迟，脉迟是正虚的表现，此时不可用汗法。为什么这么讲呢？是因为营阴不足、津液不足，故不可用汗法。

一般来讲，无论是感受风寒还是风热，脉率都是快的。按照原文来讲，脉迟是血容量不足导致的，但我认为可能还存在其他因素，还需要结合患者的具体情况来判断。一方面，需要考虑患者的身体素质，如素体阳气不足；另一方面，还需要考虑病邪的性质，比如本有寒邪潜伏。上述这种情况下，如果再感受外邪，心脏不能随之作出反应，所以出现了脉迟，现代临床常见的比如房室传导阻滞、心动过缓的患者，在感冒的状态下，脉象依旧是迟的，即使比原来快一些，相较于正常情况还是偏迟的。

【要点延伸】

①脉浮紧与身疼痛往往并见。

②脉迟是血容量不足的表现，脉迟是“不可发汗”的硬指标。这是原文给予我们的启发，但临床实际并非绝对如此，比如麻黄具有提高心率的作用。另外，确实存在一种情况，使用发汗药是无益于病情的，那就是感受了外邪，外邪直接对心肌有损害作用，如果损伤窦房结，或是影响窦房结的起搏功能，或是引起传导阻滞，则会表现为脉迟，此时使用发汗药，心率也无法提高，脉迟不会改变。

三、淋证禁汗

【3】淋家，不可发汗，发汗必便血。（84）

【串讲】

淋证患者不可发汗，如发汗则会导致尿血。此处的“便血”即为尿血。

【要点延伸】

①泌尿系感染不可用促进出汗的方法治疗。

②发汗则血容量减少，进一步导致尿量减少，致使泌尿系感染加重，出现尿血。“淋家”就是慢性泌尿系感染的这一类患者，发作时有尿频、尿急、尿痛的表现。在临床上见到泌尿系感染的患者，我们常叮嘱患者要多喝水。

四、疮痈禁汗

【4】疮家，虽身疼痛，不可发汗，汗出则痉。（85）

【串讲】

反复化脓性感染患者，虽然感觉身体疼痛似有受寒，但不能使用汗法，如果使用汗法，则会出现抽搐。

【要点延伸】

①慢性化脓性感染多有气血不足，不可用发汗的办法治疗。

②汗出过多则血容量减少、脑部供血不足，导致上虚不能制下而出现肢体抽搐。

以上这种情况不存在脑部感染，如果是原有的慢性感染通过血行引起化脓性脑炎、脑膜炎造成的抽搐，则是另外的机制了。在临床上，这两种情况都是可能出现的。

在我刚工作不久时，一位男性患者高烧、抽搐，我当时就考虑是一种感染性抽搐，但是当时没有找到具体的感染灶，后来通过仔细的询问，原来是患者足底有一处化脓性感染所致的窦道久治不愈，后来通过各种检查确定就是因此处感染导致的抽搐。

理解“上虚不能制下”的内涵，先举例来看，大至一个国家，如果领导层无力，国家就容易乱而不治；小至一个家庭，如果家长无力，家庭内部就容易生乱。同理，大脑作为人体的主宰，如果出现问题，受其控制协调的各个部位就容易发生紊乱。

五、出血禁汗

【5】衄家，不可发汗，汗出必额上陷脉急紧，直视不能眴，不得眠。（86）

【串讲】

衄家是反复微量出血的患者，可以是鼻衄、齿衄、肌衄等。

我对此段的句读与常见的句读不同，这就涉及对于“额上陷脉”的理解。从解剖学、生理学的角度来看，只有静脉是可以陷下的，动脉是无法陷下的。“汗出必额上陷脉急紧”是指，反复微量出血的患者不能使用汗法，否则汗出后会见到额部的静脉变细、变紧，还伴见两眼发直、发呆，失眠。

【要点延伸】

①衄血发生后，机体必然分泌缩血管物质如去甲肾上腺素等，以达到止血的目的，这是机体的正常反应。

②发汗可以导致血容量减少，为了维持正常血压保证重要脏器的供血，机体缩血管物质会进一步升高。

③随着机体缩血管物质的增多，平时可见的额部静脉也出现收缩、变细，故言“陷脉急紧”，为不柔和状。

一般来讲，如果能引起静脉收缩，说明血容量丢失比较严重，因为静脉系统正常状态下是用来储存血液的，它只要微微收缩，就会有大量的血液进入到循环，从而保证组织供血。

④如果汗出过多、电解质紊乱，血压调节不上来，即可出现大脑供血不足，大脑功能下降则出现“上虚不能制下”的“去皮层状态”，出现肌肉痉挛震颤（见下条），在眼则表现为“两眼直视”。

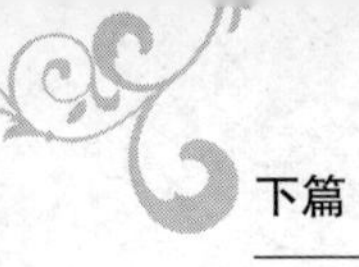

【6】亡血家，不可发汗，发汗则寒栗而振。（87）

【串讲】

大量出血的患者，不可使用汗法，发汗则会导致寒战，也就是怕冷伴有肌肉震颤。失血的患者与正常人在相同的温度下，会因循环血量减少而更容易怕冷。

【要点延伸】

衄家是轻症亡血家，亡血家是重症衄家，本质一致。

六、汗淋烦躁禁汗

【7】汗家，重发汗，必恍惚心乱，小便已阴疼，与禹余粮丸。（88）

【串讲】

汗出严重的人，又给予其发汗的治疗，必然会出现恍惚，也就是轻度的意识错乱，排尿结束时尿道疼痛，针对此情况可使用禹余粮丸治疗。

【要点延伸】

①“汗家，重发汗，必恍惚心乱，小便已阴疼”的启示：

A. 出汗过多之人，禁止再用发汗治疗。

B. 津液丢失过多，则导致血容量不足、电解质紊乱、大脑缺血缺氧，故见意识障碍。

C. 血容量减少则尿量减少，尿道细菌容易繁殖增多，导致尿道逆行感染。起病之初，往往表现为小便结束时尿道口疼痛。

②“与禹余粮丸”的启示：

此方的具体组成不清楚，是单有禹余粮一味药，或是还有其他药物，我们不得而知，但至少可推测禹余粮是主药。

A. 禹余粮为氢氧化物类矿物褐铁矿，主含碱式氧化铁[FeO(OH)]，具有涩肠止泻、收敛止血之功效，常用于久泻久痢、大便出血、崩漏带下。

B. 禹余粮肯定不能直接纠正血容量和改善电解质紊乱。

C. 禹余粮丸应该是为“小便已阴痛”而设，可能对泌尿系感染有效。

D. 进一步结论：禹余粮可以治疗消化系和泌尿系感染。

第十讲 | 少 阳 病 篇

第一节　少阳之为病

【1】少阳之为病，口苦、咽干、目眩也。（263）

【串讲】

少阳病初期，会见到口苦、咽干、阵发性眼前发黑。“目眩”是指黑蒙，也就是眼前发黑，而并非视物旋转。在古代描述看东西旋转时，是使用“旋晕”。

【要点延伸】

①少阳病的特征是“口苦、咽干、目眩”。这是少阳病最基本的表现，而并不是说少阳病仅有以上表现。

②“口苦”提示口腔部位病变，“咽干”提示咽部病变。

③“目眩”提示眼部阵发性缺血，当由“血压降低”所致，也就是瞬间的体位性低血压导致的眼前发黑。

④综合分析，少阳病当为口咽部感染伴有血压降低的一类疾病。

【2】伤寒二三日，阳明、少阳证不见者，为不传也。（5）

【串讲】

感受寒邪以后的第二、三日，未见阳明证，也未见口苦、咽干、目眩等少阳证，说明疾病尚未传变，病邪仍在太阳部位。

阳明部位：包括消化系统神经和中枢神经系统。消化系统神经，包括肠道神经系统和外周神经中分布到胃肠道的自主神经。

少阳部位：口咽部至胃、十二指肠部位。

【要点延伸】

①阳明、少阳都是紧邻太阳的部位，太阳病后容易深入到这两个部位。

②少阳病，可由太阳病传变而来。

【3】伤寒，脉弦细，头痛发热者，属少阳。少阳不可发汗，发汗则谵语，此属胃，胃和则愈，胃不和，烦而悸。（265）

【串讲】

感受寒邪之后，出现脉细弦、头痛、发热者，此时的病情是与少阳密切相关了。此处“属”的意思是密切相关，还不能完全讲这就是少阳病，因为太阳病也会出现发热、头痛。

如果是少阳病，则不可发汗，发汗后容易出现谵语（即不自主讲话），此时便与胃密切相关。此处的汗法不是讲用药物发汗，古人更多讲的是用加热、熏蒸的办法迫使人汗出。如果胃的功能是正常的，即使使用了发汗等一些疗法，也会很快病愈，但是如果胃气不和，则会出现烦躁、心悸。

【要点延伸】

①“伤寒，脉弦细，头痛发热者，属少阳”的启示：

“脉弦细 + 头痛 + 发热”三联征是病邪侵犯少阳常见的非特异性临床表现。

②“少阳不可发汗，发汗则谵语，此属胃，胃和则愈，胃不和，烦而悸”的启示：

A. 以口咽部感染为特征的少阳病禁止使用发汗的方法治疗，否则出现谵语。

B. 谵语出现是病邪深入到“胃”，造成了大脑功能紊乱的表现，此处的“胃”是指“阳明”。

C. “胃和则愈，胃不和，烦而悸”的启示：胃肠功能正常提示病邪没有从口咽部影响到胃肠功能，也没有影响到大脑，如果影响到胃肠进一步影响到大脑，就会出现烦躁、心悸。说明少阳病导致阳明病变与否直接决定了少阳病的转归。

第二节　少阳中风

【1】少阳中风，两耳无所闻，目赤，胸中满而烦者，不可吐下，吐下则悸而惊。（264）

【串讲】

少阳部位感受风邪后，若突发耳聋、眼红、胸闷、烦躁，不能用催吐、攻下的方法治疗，否则会出现心悸、惊恐。惊悸在感染性疾病是常见的现象，儿童尤其容易发生。

【要点延伸】

①嗜神经的风邪从口咽部侵入，一方面可导致其紧邻的脑神经功能受损，出现突发性耳聋、胸闷、心烦；另一方面可以导致炎性血管扩张出现目赤。

②催吐、攻下不能祛除风邪，反而导致津液大量丢失、血容量减少，使病情进一步加重，出现心悸、惊恐等神经精神症状。

③少阳中风如何治疗？见少阳伤寒的小柴胡汤。

第三节　少阳伤寒

一、少阳伤寒中风通治

【1】伤寒五六日，中风，往来寒热，胸胁苦满，默默不欲饮食，心烦喜呕，或胸中烦而不呕，或渴，或腹中痛，或胁下痞硬，或心下悸，小便不利，或不渴，身有微热，或咳者，小柴胡汤主之。（96）

小柴胡汤

柴胡（半斤）　黄芩（三两）　人参（三两）　半夏（半升，洗）　甘草（炙）　生姜（各三两，切）　大枣（十二枚，擘）

上七味，以水一斗二升，煮取六升，去滓，再煎取三升。温服一升，日三服。

若胸中烦而不呕者，去半夏、人参，加瓜蒌实一枚；若渴，去半夏，加人参，合前成四两半，瓜蒌根四两；若腹中痛者，去黄芩，加芍药三两；若胁下痞硬，去大枣，加牡蛎四两；若心下悸，小便不利者，去黄芩，加茯苓四两；若不渴，外有微热者，去人参，加桂枝三两，温覆微汗愈；若咳者，去人参、大枣、生姜，加五味子半升、干姜二两。

【串讲】

“伤寒五六日，中风”是指感受寒邪五六日，或感受风邪，这两种情况都可以见到下文所述的临床表现。“往来寒热”是指先有恶寒并伴随发热，接下来体温降至正常，并反复出现上述过程。“胸胁苦满”就是胸胁严重胀满，“苦”是形容严重程度。“默默”是精神萎靡的状态，“不欲饮食”就是不思饮食，并且有烦躁，频繁恶心、呕吐。“喜”是容易出现、总是出现的意思，而并非喜欢之意。

“往来寒热”“胸胁苦满”“默默不欲饮食”“心烦喜呕”是少阳伤寒或中风后的四个常见症状，接下来讲的是“或然证”，也就是不一定出现的症状。

有的患者会出现胸中不适，但没有呕吐；有的患者会出现口渴；有的患者出现腹痛；有的患者有胁下胀满不通的感觉，且局部按上去有抵抗感；有的患者见到上腹部搏动感，并且伴随尿量减少，心率快与尿量少并见，提示存在血容量不足；有的患者没有口渴，而有低热；有的患者还伴随有咳嗽。遇到以上的情况，治疗的主方就是小柴胡汤。

柴胡半斤，约合120g左右，现在临床上很少有人能用到如此大量。黄芩、党参、炙甘草和生姜均用至45g左右，半夏42g左右。大枣十二枚，根据实际大小的不同，约在36~120g。由此可见，古人的“一剂知，二剂已”的疗效是建立在足量用药的基础上的。

以上七味药，用 2 400ml 的水，煮到剩余 1 200ml 的药液，去掉药渣后再单独煎煮药液，最终剩余 600ml，每次温服 200ml，每日服用 3 次。由此可见，小柴胡汤的煎煮时间是比较长的。

下面是张仲景以小柴胡汤为基础，针对条文中提到的或然证所给出的加减法。张仲景书中的一些处方，方后有加减法，都是十分精彩的部分，不容忽略。

如遇胸中烦、但无呕吐者，不再使用半夏和党参，另外加上瓜蒌一枚，基本在 60~90g。

如遇口渴者，去掉半夏，党参加量至 70g 左右，另加天花粉约 60g。

如遇腹痛者，去掉黄芩，加上 45g 芍药。

如遇胁肋部硬满不痛者，去大枣，加上牡蛎 60g。

如遇上腹部悸动、尿量减少者，去掉黄芩，加上茯苓 60g。

如遇到口不渴、且有低热者，去掉党参，加上肉桂 45g，需要盖被，等到有微汗出则提示疾病已愈。

如遇咳嗽者，去掉党参、大枣、生姜，加上半升的五味子，也就是大约 76g 的五味子，以及 30g 左右的干姜。

【要点延伸】

①“伤寒五六日，中风”的启示：

该条所论述各种临床表现既可以是伤寒所致，也可以是中风所致。

②“往来寒热，胸胁苦满，默默不欲饮食，心烦喜呕，或胸中烦而不呕，或渴，或腹中痛，或胁下痞硬，或心下悸，小便不利，或不渴，身有微热，或咳者，小柴胡汤主之”的启示：

A.“往来寒热”提示生物感染性疾病。

B.“胸胁苦满”，提示十二指肠部位以上感染，致使其以上的胃部出现排空障碍。

C.“默默不欲饮食”提示感染性精神异常、形神俱病。有关“形神分治论”的内容，可参考《贾海忠中医体悟》。

D.“心烦喜呕，或胸中烦而不呕，或渴，或腹中痛，或胁下痞硬，或心下悸，小便不利，或不渴，身有微热，或咳”的启示：上消化道感染可以合并胸部感染，如咳嗽；上消化道感染还可以合并体液不足，如心下悸、小便不利，以及口渴。

E. 小柴胡汤是治疗寒邪或风邪导致上消化道以上各部位（口咽、肺、胃、十二指肠）感染的基本用方。

③小柴胡汤剂量与煎服法的启示：

A. 柴胡、黄芩、党参剂量要足够大。

B. 需要浓煎。

C. 服用次数为每日三次，不可按照现在通行的每日服药两次的习惯，而且原文不强调服药与进食的关系。

④小柴胡汤加减法的启示：

A. “胸中烦而不呕”当为食管炎症反应，“去半夏、人参”提示两药不宜于急性食管炎，“加瓜蒌实”提示全瓜蒌是治疗急性食管炎的良药，小陷胸汤可以佐证。

B. “若渴，去半夏，加人参，合前成四两半，瓜蒌根四两”提示：口渴不宜用半夏，党参、天花粉是治疗口渴的良药。

C. “若腹中痛者，去黄芩，加芍药三两”的提示：芍药是治疗感染性腹痛的良药，芍药的作用不仅是通常理解的“缓急止痛”，也具有很好的祛邪作用。另外，根据我们的临床经验，黄芩未必需要去掉。

D. “若胁下痞硬，去大枣，加牡蛎四两”的启示：大枣不利于感染性胃肠通降不利的治疗，牡蛎具有治疗感染性胃肠通降不利的作用。

E. “若心下悸、小便不利者，去黄芩，加茯苓四两”的启示：黄芩对严重血容量不足见到心悸、尿少者不利。此处是感受寒邪或风邪导致的血容量不足，可去黄芩，但若遇到热邪感染所致的血容量不足，针对热性病邪黄芩是可用的。茯苓是治疗严重血容量不足见到心悸、尿少的最佳选药。

F. “若不渴，外有微热者，去人参，加桂枝三两，温覆微汗愈”的启示：不渴体温略高提示津伤不重，“去人参”提示党参是为津伤而设，党参具有生津的作用，白虎加人参汤可以佐证；“加桂枝”是为风寒之邪而设，肉桂具有祛风散寒的功效。

G. “若咳者，去人参、大枣、生姜，加五味子半升、干姜二两”的启示：党参、大枣、生姜可能对肺部感染咳嗽不宜。但是根据我们的临床经验，慢性迁延不愈的咳嗽却需要使用人参、党参一类的补益药，比如止嗽神丹。“五味子（76g）+ 干姜（30g）”对肺部感染咳嗽有极好的治疗作用，但剂量要足够大，小青龙汤和苓甘五味姜辛汤均可佐证。

【2】伤寒中风，有柴胡证，但见一证便是，不必悉具。凡柴胡汤病证而下之，若柴胡证不罢者，复与柴胡汤，必蒸蒸而振，却复发热汗出而解。（101）

【串讲】

不论是伤寒还是中风，有“柴胡证”，即往来寒热、胸胁苦满、默默不欲饮食、心烦喜呕，只要见到其中任何一个表现，就可确定为柴胡汤的应用指征，不用全部具备。凡是柴胡汤病证而用了下法治疗，如果“柴胡证”还存在，可以再次使用柴胡汤，必然出现蒸蒸发热、战栗，继而出现发热、汗出，这是病解的表现。

【要点延伸】

①“伤寒中风，有柴胡证，但见一证便是，不必悉具”的启示：风邪、寒邪导致十二指肠以上各部位的任何感染表现，均是小柴胡汤的使用指征，不必全部具备。

②“凡柴胡汤病证而下之，若柴胡证不罢者，复与柴胡汤，必蒸蒸而振，却复发热汗出而解”的启示：

A. 十二指肠以上部位的风寒感染性疾病不宜使用攻下治疗。

B. 即便误用了攻下治疗，只要小柴胡汤证没有消失，仍然需要继续使用小柴胡汤。

C. 服用小柴胡汤解除少阳部位风寒的标志是先有体温升高伴有寒战，继而自觉发热、汗出。

【3】伤寒四五日，身热恶风，颈项强，胁下满，手足温而渴者，小柴胡汤主之。（99）

【串讲】

感受寒邪四五日，体温升高、怕风，颈项僵硬，胁下胀满，四肢温暖，并且口渴，遇到这种情况就使用小柴胡汤治疗。此条文提示我们见到上述表现使用小柴胡汤治疗，但所描述临床表现仅具备“柴胡证”中的“胁下满”一项，这就是所谓的“但见一证便是，不必悉具”。

【要点延伸】

①“身热恶风，颈项强，胁下满”是十二指肠以上部位感受风寒之邪，第十一对脑神经（副神经）受到影响的表现。

②“手足温而渴”提示存在津液损伤，但程度不重，尚未影响到血液循环。如果循环血容量减少，末梢循环变差，则会见到手脚凉。因此在临床中，可根据手足的温度来判断津液损伤、血容量减少的程度。

二、少阳伤寒大便硬

【4】伤寒五六日，头汗出，微恶寒，手足冷，心下满，口不欲食，大便硬。脉细者，此为阳微结，必有表，复有里也。脉沉，亦在里也。汗出为阳微。假令纯阴结，不得复有外证，悉入在里，此为半在里半在外也。脉虽沉紧，不得为少阴病。所以然者，阴不得有汗，今头汗出，故知非少阴也，可与小柴胡汤。设不了了者，得屎而解。（148）

【串讲】

伤寒五六日，头部汗出，稍微有些怕冷，手脚凉，自觉心下部位胀满，不欲进食，大便干硬，以上为患者出现的临床表现，接下来讲的是鉴别诊断。

如果脉细,这是"阳微结",即阳气不足导致的大便不通,"阳微"指阳气不足,"结"指大便干结不通,多由汗出伤阳导致。这种情况一定有表证,如恶寒;还有里证,如脉细、脉沉。原文接下来也提到"脉沉,亦在里也"。汗出会导致阳气不足,亦是阳气不能固摄津液的表现。

以上是"阳微结",下面做了一个假设。如果是"纯阴结",即寒积便秘,那不会见到"外证",也就是说,如果是寒积便秘,是不会见到汗出的,全部表现为里证。

"半在里半在外"的具体表现,是指此条文开头所描述的"伤寒五六日,头汗出,微恶寒,手足冷,心下满,口不欲食,大便硬"。"半在里半在外"指的是表有邪气,里亦有邪气。见到沉紧脉,并不是少阴病。为什么说不是少阴病呢?少阴病不会见到汗出,而患者有头部汗出,因此知道这不是一个少阴病。这种邪气"半在里半在外"的情况,可以使用小柴胡汤治疗。假如疾病总是不好,使用小柴胡汤后,大便通畅则标志外邪已经祛除。

【要点延伸】

①"头汗出,微恶寒,手足冷,心下满,口不欲食,大便硬"常需要与多种情况鉴别。

②第一种情况是"阳微结",阳微结的临床表现是"大便硬、汗出(表)脉细或脉沉(里)",阳微结形成的原因是"汗出"。

③如何治疗"阳微结"?我认为可以使用柴胡桂枝干姜汤。对于柴胡桂枝干姜汤,刘渡舟认为其适应证有大便稀,而胡希恕则认为大便干是其适用证。后面我们会在柴胡桂枝干姜汤的条文中详细讲解。

④第二种情况是"纯阴结",但是纯阴结的大便硬,不应该有汗出和恶寒(外证)。如何治疗?对于寒积便秘,巴豆是最好的药物,那是否可以选用含巴豆的方剂呢?张仲景著作中有三物白散,组成是桔梗、巴豆、贝母。当然我们也可以选择更为常用的大黄附子细辛汤。

⑤第三种情况是"半在里半在外"的大便硬,其形成原因为外邪一半在表、一半在里,其临床特征是"头汗出,微恶寒,手足冷,心下满,口不欲食,脉沉紧",其治疗方案为小柴胡汤。小柴胡汤所治疗的邪在半表半里的便秘,实际上是十二指肠以上部位感染而导致饮食减少的便秘。感染解决后,能够正常饮食,大便自然就能恢复正常。

⑥"所以然者,阴不得有汗,今头汗出,故知非少阴也"的思考:纵观《伤寒论》全篇,少阴病可以有全身汗出,因此,这里的"阴不得有汗"特指"纯阴结"的阴证大便不通不会伴有汗出。

【5】伤寒五六日,已发汗,而复下之,胸胁满微结,小便不利,渴而不呕,但头汗出,往来寒热,心烦者,此为未解也,柴胡桂枝干姜汤主之。(147)

柴胡(半斤) 桂枝(三两,去皮) 干姜(二两) 瓜蒌根(四两) 黄芩(三两) 牡蛎(二两,熬) 甘草(二两,炙)

上七味,以水一斗二升,煮取六升,去滓,再煎取三升。温服一升,日三服。初服微烦,复服汗出便愈。

【串讲】

伤寒五六日,接连使用汗法和下法,仍然有胸胁部位胀满,“微结”就是指大便困难,还有尿量减少、口渴,没有呕吐,仅在头部有汗出,交替出现恶寒、发热、体温正常,还有心烦。这种情况是邪气还没有祛除,使用柴胡桂枝干姜汤作为主方治疗。

方后注中提示我们,第一次服用柴胡桂枝干姜汤后可能出现轻微烦躁,再次服后出汗,疾病就痊愈了。

【要点延伸】

①“胸胁满微结”提示上消化道感染,由于饮食减少以及使用了发汗、攻下的治疗,导致津液不足,血容量减少,所以在出现大便干的同时,还见“小便不利”。

②“渴”说明津伤,“不呕”提示病变在消化道靠下的部位,如十二指肠附近。

③“但头汗出,往来寒热,心烦”提示风寒之邪仍在。

④“柴胡桂枝干姜汤主之”是治疗上消化道感染、津伤便秘的有效方剂,其中天花粉的大剂量值得关注。之所以柴胡桂枝干姜汤能治疗便秘,与大剂量天花粉的作用是分不开的。在使用柴胡桂枝干姜汤时,如果患者阳虚明显,且有大便稀,那天花粉的剂量就要相对少些;如果患者是阳虚而大便干,那天花粉的剂量就要相对大些。另外,由于寒邪性质不会因病位深入而改变,故治疗寒邪的桂枝、干姜仍需要继续应用。

我们常讲“寒邪入里化热”,难道寒邪进入人体后就变成热邪了吗?寒邪如何能变成热邪呢?其实,只是人体的寒证变成了热证,即出现了里热的征象,寒邪是不会因为病位深入而改变自身性质的。那本条所述,病邪已经入里,但其寒邪的性质不变,因此仍需用肉桂、干姜来治疗寒邪,再使用大量的天花粉来祛热,治疗大便不通。柴胡桂枝干姜汤的妙处恰在于其寒热并用、补泻兼施。

【6】伤寒十三日不解,胸胁满而呕,日晡所发潮热,已而微利。此本柴胡证,下之以不得利,今反利者,知医以丸药下之,此非其治也。潮热者,实也,先宜小柴胡汤以解外,后以柴胡加芒硝汤主之。(104)

柴胡(二两十六铢) 黄芩(一两) 人参(一两) 甘草(一两,炙) 生姜(一两,切) 半夏(二十铢,本云五枚,洗) 大枣(四枚,擘) 芒硝(二两)

上八味，以水四升，煮取二升，去滓，内芒硝，更煮微沸。分温再服，不解更作。

【串讲】

感受寒邪已经有将近两周的时间，病还没好，症见胸胁胀满、呕吐，还会在下午大概2:00—5:00这一时间段内出现定时发热。“潮热”指的是有规律的发热、周期性发热。“已而微利”是指热退后大便稀。“胸胁满而呕，日晡所发潮热”原本是小柴胡汤的适应证，而服下小柴胡汤，不会见到大便稀，这里的“下之”是服下小柴胡汤的意思。

使用小柴胡汤不见到腹泻，此时出现大便稀，这是不合常规的，所以原文说“反利”，故而便推测是医生给用了泻下的药丸，这不是正确的治疗。

出现潮热，这是外邪盛的表现。治疗时先用小柴胡汤祛邪，再用柴胡加芒硝汤治疗。柴胡二两十六铢，约40g左右；半夏二十铢，约12g左右。使用完柴胡加芒硝汤后，如果“胸胁满而呕，日晡所发潮热”不消失，就需要继续使用。

【要点延伸】

①小柴胡汤祛除风寒外邪的作用比较强大，所以少阳感受寒邪的重症首选小柴胡汤。

②邪去大部后，即可减量使用小柴胡汤，加芒硝可以通便，促进肠道排空，对消除“胸胁满而呕”更加有利。故“后以柴胡加芒硝汤主之”。

③“分温再服，不解更作”的启示：一日服药两次提示病邪不重，疾病未愈可以再用柴胡加芒硝汤提示该方是祛除余邪恢复胃肠通降的良方。芒硝不仅可以通便，其祛邪作用也很好。我们治疗体表的感染，比如丹毒，用芒硝外敷，或者芒硝水外洗，很快就好了。所以不要认为芒硝仅可通便，它还具有祛除胃肠道病邪的作用。

三、少阳伤寒转归

【7】伤寒三日，少阳脉小者，欲已也。（271）

【串讲】

伤寒三日，如果见到耳前耳门穴处的动脉的搏动不过强，说明疾病将愈。

【要点延伸】

感染在口咽部，整个头面部的动脉搏动是增强的，如果见到耳前动脉小，表明头面部感受的邪气已减轻，预示疾病即将痊愈。

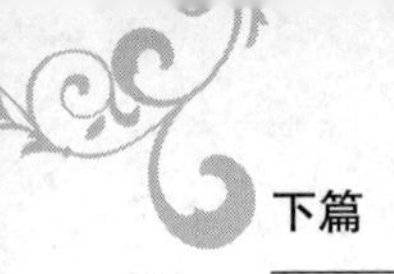

第四节　少阳病欲解时

【1】少阳病欲解时，从寅至辰上。（272）

【串讲】

少阳病，即少阳部位感受风寒所致的疾病。少阳部位，即内、外胚层交界处器官组织，包括口咽、食管、胃、十二指肠等部位。少阳病即将痊愈的时辰，是从寅时（3:00—5:00），经卯时（5:00—7:00），到辰时（7:00—9:00）。

【要点延伸】

①少阳病的特点：

A. 部位特点：内、外胚层交界处器官组织——口咽、食管、胃、十二指肠；

B. 阴阳特点：阳气不足较重。

②"从寅至辰上"的阴阳特征：自然界一日之内阳气上升的时段。子夜时，阴气最盛，后半夜阳气渐长，至正午阳气最盛，而"从寅至辰上"这个时间段是阳气增长的过程。

③本条文的启示：

A. 少阳病即将痊愈的时刻是自然界阳气增长的时段；

B. 天阳可以帮助人体阳气驱除外来风寒之邪。

第五节　少阳病治禁

【1】咽喉干燥者，不可发汗。（83）

【串讲】

口咽部感觉干燥，就不能采用逼汗的方法治疗。

【要点延伸】

咽喉干燥，是各种外邪侵犯咽喉的表现。作为人体正气，津液不足则咽喉干燥。如若此时发汗，会致津液更伤，外邪深入。

第六节　少阳病与太阳病

一、太阳病转成少阳病

太阳的部位特征决定了太阳病是所有疾病的开始，少阳与太阳紧密连接，因此太阳病可以转成少阳病。

【1】太阳病，十日以去，脉浮细而嗜卧者，外已解也。设胸满胁痛者，与小柴胡汤。脉但浮者，与麻黄汤。（37）

小柴胡汤方

柴胡（半斤）　黄芩　人参　甘草（炙）　生姜（各三两，切）　大枣（十二枚，擘）　半夏（半升，洗）

上七味，以水一斗二升，煮取六升，去滓，再煎取三升。温服一升，日三服。

【串讲】太阳部位的疾病已经有十日以上，患者的脉象是浮、细的，而且有神疲乏力，这是外邪已去。但假如患者出现了胸部满闷、胁部疼痛，治疗使用小柴胡汤，这说明太阳病转为少阳病了。如果脉象是浮的，就需要使用麻黄汤治疗了。

小柴胡汤的内容之前已经讲过。这里需要补充的是，《伤寒论》中的半夏是新鲜的生半夏，其实半夏经过煎煮之后是很安全的，我在临床上治疗肿瘤，尤其是消化道肿瘤，生半夏都是30g起用，没有见到任何不良反应，这其中的关键在于延长煎煮时间。原文中小柴胡汤的煎煮方法是由一斗二升煎至三升，这就是久煎。

【要点延伸】

①太阳病十日以上出现“脉浮细而嗜卧”是疾病痊愈的表现，不必用药，注意休息即可。

②太阳病十日以上，出现“胸满胁痛”提示病邪侵入少阳部位，可以按照少阳病治疗，选用小柴胡汤。

③太阳病十日以上，脉浮明显，仍然可以使用麻黄汤。

二、太阳少阳并病

并病，是指一个部位先病，还没有痊愈，另一个部位又病了；合病，是指两个部位同时起病；而传变，是指一个部位的疾病痊愈，进而出现另一个部位的疾病。

【2】太阳少阳并病，心下硬，颈项强而眩者，当刺大椎、肺俞、肝俞，慎勿下之。（171）

【串讲】

“太阳少阳并病”就是指太阳病的表现（颈项强）尚未消失，少阳病的表现（心下硬、眩）已经出现。“心下硬”是指，上腹部肌肉紧张。“眩”是指，短暂的眼前发黑。这种情况，针刺大椎、肺俞、肝俞，不能用攻下的方法治疗。

【要点延伸】

①太阳少阳并病的“心下硬，颈项强而眩”提示：

患者先有“颈项强”，此为太阳感受物理性风寒之邪的表现；继而出现“心下硬”，这是胃部痉挛所引起的腹肌紧张，此为少阳感受物理性风寒之邪的表现。“眩”可能是迷走神经兴奋引起血压降低所致。

由于此条未见恶心、呕吐、腹泻等消化道表现的描述，因此推测其感受的是真正的物理性风寒之邪。腹部或背部受凉，都可以肌肉痉挛而出现僵硬甚至疼痛。伴随疼痛时，迷走神经张力增高，血压会下降，此时可以伴随有“眩”。

②“当刺大椎、肺俞、肝俞”的启示：

原文未使用方药治疗，而是使用针刺治疗，说明针刺是治疗感受物理性风寒之邪的首选方法。

③“慎勿下之”的启示：

太阳、少阳部位感受物理性风寒之邪，不可以使用攻下的方法治疗，攻下无益，反而添乱。

【3】太阳与少阳并病，头项强痛，或眩冒，时如结胸，心下痞硬者，当刺大椎第一间、肺俞、肝俞，慎不可发汗。发汗则谵语、脉弦。五日谵语不止，当刺期门。(142)

【串讲】

太阳与少阳并病，表现出枕部、项部僵硬疼痛，或者出现眼前发黑、头脑不清楚，有时像上腹部疼痛、呼吸困难、憋气等“结胸”的表现，自觉心下胀满但触摸柔软，此时应针刺大椎穴、第一胸椎棘突下、肺俞、肝俞，切记不可以用发汗的方法。如果用发汗的方法，则会出现谵语、脉弦。如果谵语持续不止，应当针刺期门穴。

【要点延伸】

①该条提示“生物性风寒之邪”也可以导致太阳少阳并病，表现为“头项强痛，或眩冒，时如结胸，心下痞硬”。而感受物理性风寒之邪，一般情况下不会引起谵语，除非是受热后大量出汗导致电解质紊乱，可能会出现谵语。

②针对“生物性风寒之邪”不可以用各种发汗的方法治疗，否则其后果就是导致“感染性脑病”，出现“谵语”。脑炎初期会有颈项僵硬的表现，若出现谵语，说明病邪已侵犯大脑。

③期门穴治疗谵语的启示：

根据我们的临床经验，针刺期门穴没有直接治疗谵语的作用，之所以选择期门穴，应该是期门穴可以很好地调节少阳部位（咽喉至十二指肠）组织器官的功能，从根本上恢复机体的抗病能力，进一步促进感染性脑病的痊愈。

【4】太阳少阳并病，而反下之，成结胸，心下硬，下利不止，水浆不下，其人心烦。（150）

【串讲】

太阳少阳并病，反而错误地使用了攻下的治法，导致"结胸"表现，出现心下硬满，严重腹泻，汤水不进，患者心烦。

【要点延伸】

①该条所述为"生物性风寒之邪"侵犯少阳部位，导致急性胃炎，故症见心下硬满、疼痛，严重者可见腹泻。

小结胸病就是急性胃炎，甚至急性胃炎影响到周围组织，再严重者可能出现胃肠道穿孔。那在临床中，遇到急性胃炎，可从张仲景治疗结胸的方剂中进行选择，全瓜蒌、黄连、半夏，就是小陷胸汤，治疗急性胃炎的效果很好。

②用攻下治疗后出现严重腹泻的原因：

A. 攻下药所致。

B. 生物性风寒之邪本身导致急性胃肠炎引起腹泻。

③太阳少阳并病如何治疗？

小柴胡汤、小陷胸汤、理中汤、藿香正气散等均可选用。

【5】本太阳病不解，转入少阳者，胁下硬满，干呕不能食，往来寒热，尚未吐下，脉沉紧者，与小柴胡汤。（266）

【串讲】

原本是太阳病还没有解除，又转入少阳，即太阳少阳并病。"胁下硬满"，一般来讲，如果是胃炎的话，是偏于左胁下硬满，如果胃炎进一步加重，涉及肝胆时，则可见两胁下不适。患者还有恶心、呕吐无物、往来寒热的表现。还没有使用催吐、攻下治疗，脉沉紧的，使用小柴胡汤治疗。

【要点延伸】

治疗生物性风寒之邪引起的太阳少阳并病，可以选用小柴胡汤，表明小柴胡汤是治疗急性胃炎的基本方之一。

【6】伤寒四五日，身热恶风，颈项强，胁下满，手足温而渴者，小柴胡汤主之。（99）

【串讲】

伤寒四五日，发热、恶风、颈项僵硬，这是太阳病的表现。还有胁下胀满，四肢温暖，口渴，治疗以小柴胡汤为主方。

【要点延伸】

小柴胡汤是治疗太阳少阳并病的主方。

通过太阳病和少阳病的学习，我们就知道小柴胡汤非常好用，无论是太阳病、太阳少阳并病，还是少阳中风、伤寒，都可以使用。虽然疗效不一定是最好的，但都会有效，这就是这个方子的特点。

【7】**呕而发热者，小柴胡汤主之。**(379)

【串讲】

呕吐伴有发热的患者，以小柴胡汤为主方治疗。

【要点延伸】

“生物性风寒之邪”侵袭上消化道的治疗主方是小柴胡汤。

【8】**得病六七日，脉迟浮弱，恶风寒，手足温，医二三下之，不能食，而胁下满痛，面目及身黄，颈项强，小便难者，与柴胡汤，后必下重。本渴饮水而呕者，柴胡汤不中与也，食谷者哕。**(98)

【串讲】

患病六七日，脉象迟浮弱，怕风、怕冷，手足尚温暖，医生再三使用攻下治疗，患者表现为不能进食，且有右胁下胀满疼痛，巩膜与全身皮肤黄染，颈项僵硬，尿量减少。以上情况，看似是太阳少阳并病，但使用小柴胡汤后，出现肛门坠胀。“后”就是指后阴，也就是肛门。原本就有口渴、饮水则吐的，不宜使用小柴胡汤，进食则会恶心。以上这些表现，肝炎患者很常见。

【要点延伸】

①生物性病邪为患。

②病变部位在肝胆。

③仍然是太阳少阳并病。

④“后必下重”和“本渴饮水而呕”提示，病邪性质当为生物性湿邪，湿困气机所致。当肝脏病变时，门脉回流会受阻。而消化道的绝大部分血液都需要进入门静脉系统，若直肠部位静脉血液回流不畅，则会表现为局部的瘀血状态，产生“下重”的感觉。因此，在临床上，如果见到腹部不适、肛门下坠而无便脓血的患者，需要考虑到可能是肝脏、门静脉系统存在问题。

⑤“脉迟浮弱”提示正气严重不足。

⑥柴胡汤不是治疗湿邪所致太阳少阳并病的方剂，如果是湿热所致，可以选用茵陈五苓散，参考黄疸的治疗选用茵陈蒿汤、栀子柏皮汤、麻黄连轺赤小豆汤等方剂。

【9】**太阳病，过经十余日，反二三下之，后四五日柴胡证仍在者，先与小柴胡。呕不止，心下急，郁郁微烦者，为未解也，与大柴胡汤，下之则愈。**(103)

柴胡(半斤)　黄芩(三两)　芍药(三两)　半夏(半升，洗)　生姜(五两，切)　枳实(四枚，炙)　大枣(十二枚，擘)

上七味，以水一斗二升，煮取六升，去滓，再煎。温服一升，日三服。一方加大黄二两。若不加，恐不为大柴胡汤。

【串讲】

太阳病持续十余日，“过经”就是经过的意思，与“经络”无涉。再三误用攻下治疗，又经过四五日，仍有小柴胡汤适应证，先使用小柴胡汤治疗即可。如果呕吐不止，心下部位硬，甚至可能存在拘急、疼痛的感觉，感到烦闷。“郁郁”形容的是一种堵闷不通的感觉。见到以上表现，是疾病尚未解除，此时使用大柴胡汤治疗，药后即可痊愈，此处的“下之”并非泻下之意，而是指服下药物。

方后注中有后人批注：“一方加大黄二两。若不加，恐不为大柴胡汤”，这可能与将“与大柴胡汤，下之则愈”中的“下之”理解为“泻下”有关。但原方的七味药中确实没有大黄，且煎服法中亦标明为“上七味”。对于大柴胡汤中有无大黄的问题，我们将在“要点延伸”中进行分析。

【要点延伸】

①本条原文所描述的是生物性风寒之邪导致的太阳少阳并病。

②“呕不止、心下急、郁郁微烦”提示外邪严重。

③之前的条文以及本条都反复强调，太阳少阳并病使用攻下治疗是错误的。

④大柴胡汤是以祛除外邪为主的方剂，较小柴胡汤增加的枳实、芍药，为祛邪、理气、止痛而设。芍药与枳实的作用并不仅限于理气止痛，芍药具有很好的祛除生物性病邪的作用，湿热或风寒之邪均可使用，如黄芩汤治下利使用芍药，芍药汤治痢疾也用芍药。枳实亦具有良好的祛邪作用，古人常使用大量枳实治疗化脓性感染，另外大承气汤中使用枳实、厚朴，不仅是取其理气之用，此两者本身就是很好的祛邪效药。

⑤“下之则愈”提示大柴胡汤治疗“呕不止，心下急，郁郁微烦”的疗效极佳。

⑥进一步推论：大柴胡汤中应该没有以攻下为目的的大黄。

⑦大柴胡汤可否用大黄？大黄具有很好的祛除湿热邪气的作用，如果是湿热之邪导致的“呕不止，心下急，郁郁微烦”，当然可以加入；若是风寒之邪则不可加入。

【10】伤寒发热，汗出不解，心中痞硬，呕吐而下利者，大柴胡汤主之。（165）

【串讲】

寒邪外侵导致的发热，汗出之后外邪不除、疾病未愈，胸脘硬满，“痞”为上下不通，“硬”为触之觉硬，并且有呕吐、下利，吐利并作提示消化道感染较重。遇到这种情况，治疗以大柴胡汤为主方。

【要点延伸】

①病因为生物性寒邪。

②外邪严重，导致急性胃肠炎。

③寒邪严重，侵犯人体，导致太阳少阳并病，大柴胡汤是主方。

三、太阳少阳合病

【11】太阳与少阳合病，自下利者，与黄芩汤；若呕者，黄芩加半夏生姜汤主之。（172）

黄芩汤

黄芩（三两） 芍药（二两） 甘草（二两，炙） 大枣（十二枚，擘）

上四味，以水一斗，煮取三升，去滓。温服一升，日再夜一服。

黄芩加半夏生姜汤方

黄芩（三两） 芍药（二两） 甘草（二两，炙） 大枣（十二枚，擘） 半夏（半升，洗） 生姜（一两半，一方三两，切）

上六味，以水一升，煮取三升，去滓。温服一升，日再夜一服。

【串讲】

太阳部位与少阳部位同时受病，未用攻下治疗而腹泻，使用黄芩汤治疗。如果有呕吐，就使用黄芩加半夏生姜汤治疗。

本条文十分简略，实际在“太阳与少阳合病”中就蕴含了很多信息，比如有恶寒、头项强痛等太阳病症状，以及往来寒热、胸胁苦满、不思饮食等少阳病症状。

黄芩汤是可以治疗从上到下整个消化道感染的一个方子。黄芩汤的服用方法是白天服用两次、晚上服用一次。

半夏、生姜是治疗呕吐的圣药，两味药组成的方剂叫作小半夏汤。

【要点延伸】

①“太阳与少阳合病”提示，生物性寒邪同时侵袭太阳和少阳，既有太阳伤寒的“体痛、呕逆、脉阴阳俱紧”，又有少阳伤寒的“寒热往来、默默不欲饮食、心烦喜呕、胸胁苦满”等表现。

②该条所述即现代临床的急性胃肠炎。

③黄芩汤是治疗急性胃肠炎的主方之一。

④半夏、生姜是治疗呕吐的专药。

【12】伤寒表不解，心下有水气，干呕，发热而咳，或渴，或利，或噎，或小便不利，少腹满，或喘者，小青龙汤主之。（40）

麻黄（去节） 芍药 细辛 干姜 甘草（炙） 桂枝（各三两，去皮）

五味子（半升） 半夏（半升，洗）

上八味，以水一斗，先煮麻黄，减二升，去上沫，内诸药，煮取三升，去滓，温服一升。若渴，去半夏，加瓜蒌根三两；若微利，去麻黄，加荛花，如一鸡子，熬令赤色；若噎者，去麻黄，加附子一枚，炮；若小便不利，少腹满者，去麻黄，加茯苓四两；若喘，去麻黄，加杏仁半升，去皮尖。且荛花不治利，麻黄主喘，今此语反之，疑非仲景意。

【串讲】

太阳伤寒不解，出现胃中水液潴留，呕而无物，发热及咳嗽。或有口渴，或有腹泻，或有吞咽困难，或有尿量减少、下腹两侧胀满，或有呼吸急促。以上情况的治疗以小青龙汤为主方。

小青龙汤的加减法十分精彩，一定要记住：

伴随有口渴的，原方去掉半夏，加入天花粉约45g。

伴随有轻微腹泻的，去掉麻黄，加入"荛花"，即芫花，其炮制方法是烘焙为红色，用量是攥成一团时如一枚鸡蛋大小。

伴随吞咽困难的，去掉麻黄，加入炮附子一枚。

伴随尿量减少、下腹胀，去掉麻黄，加入茯苓约60g。

伴随有呼吸急促的，去掉麻黄，加入杏仁半升，56g左右，需去掉皮尖。

"且荛花不治利，麻黄主喘，今此语反之，疑非仲景意"，从本句的内容来看，应当是后人认为上述加减法不是仲景本意，原因在于：芫花不治疗下利，反而在微利的情况下加芫花；麻黄治疗喘，反而在喘的时候去掉麻黄。林亿在校注时曾对这种后世的判断予以反驳。在"要点延伸"中我们将对此问题进行详细论述。

【要点延伸】

①本条文的启示：

A. "伤寒表不解，心下有水气，干呕，发热而咳" 提示太阳少阳合病。

B. "或渴，或利，或噎，或小便不利，少腹满，或喘者" 提示太阳少阳合病的临床表现涉及口腔、呼吸道、食管、胃肠、泌尿系。在讲《伤寒论》的时候，通常对于食管疾病讲得较少，此处提示大家，食管疾病的治疗方案可以在治疗少阳病以及太阳少阳合病的方剂中选择。

C. 太阳少阳合病的治疗主方之一是小青龙汤。

D. 小青龙汤是治疗内胚层源器官生物性寒邪感染疾病的主方。

②小青龙汤煎服法的启示：

A. 剂量要足够，重剂缓投。

B. 麻黄必须先煎去沫，避免烦躁、心悸。

③小青龙汤加减的启示：

A. 口渴不宜使用半夏,宜用天花粉。但若是呕吐严重所致的口渴,也可以使用半夏。

B. 大便稀去麻黄,提示麻黄有通利大便的作用,特别是没有便意的便秘,可以考虑使用麻黄;大便稀加焙黄的芫花,提示焙黄的芫花煎服具有止泻作用,而芫花研末冲服则具有泻下作用,如有峻下逐水作用的十枣汤即为冲服药末而非煎煮。

C. 噎者去麻黄,提示麻黄有促进食管收缩的作用,麻黄可能对贲门松弛导致的反流性食管炎有效;噎者加炮附子提示,炮附子对炎症性食管痉挛有缓解作用。

D. 尿量减少伴见少腹满,提示结肠炎性腹胀伴血容量减少;去麻黄,提示麻黄对尿量减少的情况不利,可能与麻黄兴奋肾动脉 α 受体导致肾动脉收缩有关;加茯苓,提示茯苓可治疗结肠炎,通过促进消化道吸收水分提高血容量。

E. 喘者去麻黄,提示这里的喘不是呼吸道感染引起的支气管痉挛导致的呼吸困难,当为心动过速导致的呼吸困难,因为麻黄有增快心率的作用,故而可以使这种呼吸困难加重;加杏仁提示杏仁可能有减慢心率的作用,《神农本草经》记载杏仁可以治疗“寒心奔豚”,在讲解《金匮要略》的时候,我们已经明确“奔豚”就是阵发性心动过速。另外,原文杏仁用量很大,此时注意重剂缓投、中病即止,要保证安全且有效。

④“且荛花不治利,麻黄主喘,今此语反之,疑非仲景意”的启示:

否定原文的内容,需要十分谨慎。对于原文,需要仔细研究与临床验证,否则会导致有效治疗方法的丢失。

【13】伤寒心下有水气,咳而微喘,发热不渴,服汤已渴者,此寒去欲解也。小青龙汤主之。(41)

【串讲】

伤寒之后,出现胃中水液潴留,咳嗽,并且有轻微的呼吸急促、发热,没有口渴。喝热汤后出现口渴,这提示寒邪即将祛除,这种情况小青龙汤为治疗主方。

【要点延伸】

①生物性寒邪同时侵犯太阳少阳(发热,不渴),呼吸道(咳而微喘)上消化道(心下有水气)同时被侵袭。

②小青龙汤是治疗寒邪侵犯呼吸道合并上消化道的主要方剂。

【14】伤寒六七日,发热微恶寒,支节烦疼,微呕,心下支结,外证未去者,柴胡桂枝汤主之。(146)

桂枝(去皮) 黄芩(一两半) 人参(一两半) 甘草(一两,炙) 半夏

(二合半,洗)　芍药(一两半)　大枣(六枚,擘)　生姜(一两半,切)　柴胡(四两)

上九味,以水七升,煮取三升,去滓,温服一升。

【串讲】

伤寒六七日,发热伴有轻微怕冷,四肢关节严重疼痛,有恶心欲吐的感觉,上腹胀满、撑胀不适,此时仍有表证,应使用柴胡桂枝汤治疗。

【要点延伸】

①生物性寒邪导致的太阳少阳合病。

②柴胡桂枝汤是治疗热重寒轻、四肢疼痛、上腹胀满的方剂。实际上还是一个胃肠道感染,只不过是四肢疼痛的表现明显。原因可能是不同的生物性寒邪致病的具体特点不同。

【小结】

表5　太阳少阳关联疾病的治疗方剂及适应证

方剂名称	病机特点	适应证	方药组成
小青龙汤	邪实为主,以咳喘为特征的太阳少阳合病	伤寒表不解,心下有水气,干呕,发热,咳而微喘	麻黄、芍药、细辛、干姜、炙甘草、桂枝、五味子、半夏
小柴胡汤	邪实正虚,以胁下满为特征的太阳少阳并病	胸满胁痛、胁下硬满,干呕不能食,往来寒热、身热,恶风,颈项强,胁下满,手足温而渴,本渴饮水而呕者柴胡汤不中与也	柴胡、黄芩、半夏、生姜、大枣、人参、炙甘草
柴胡桂枝汤	邪实正虚,以肢体疼痛上腹不适为特征的太阳少阳合病	发热微恶寒,支节烦疼,微呕,心下支结,外证未去	柴胡、黄芩、半夏、生姜、大枣、人参、炙甘草、桂枝、芍药
大柴胡汤	邪实为主,以呕利心下急硬为特征的太阳少阳并病	呕不止,心下急,郁郁微烦,伤寒发热,汗出不解,心中痞硬,呕吐而下利	柴胡、黄芩、半夏、生姜、大枣、芍药、枳实
黄芩汤	邪实为主,以自下利为特征的太阳少阳合病	自下利	黄芩、大枣、炙甘草、芍药
黄芩加半夏生姜汤	邪实为主,以呕吐自下利为特征的太阳少阳合病	呕,自下利	黄芩、大枣、炙甘草、芍药、半夏、生姜

第十一讲｜阳明病篇

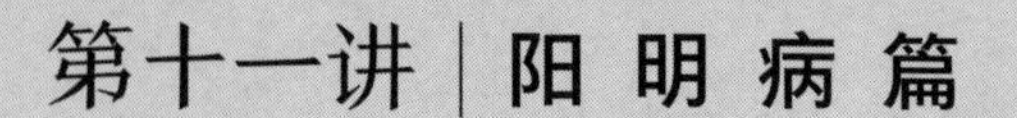

第一节　阳明之为病

一、阳明病外证

（一）身热、汗自出、不恶寒反恶热

【1】问曰：阳明病外证云何？答曰：身热，汗自出，不恶寒，反恶热也。（182）

【串讲】

提问道："阳明病的外在表现是如何的呢？"回答说："体温升高，未用发汗的方法而汗出，不怕冷，反而怕热"。

【要点延伸】

外证，指外在表现，对于阳明病而言，就是胃肠道外的表现。阳明病胃肠外表现（身热、自汗、恶热）是体温超出中枢神经体温调定点后的表现。

【2】伤寒转系阳明者，其人濈然微汗出也。（188）

【串讲】

寒邪一般首先侵犯到太阳，继而传变影响到阳明，表现为微汗不断。"濈然"是形容水外流的样子。

【要点延伸】

汗出不断是阳明病的基本特征之一。

（二）阳明脉大

【3】伤寒三日，阳明脉大。（186）

【串讲】

感受寒邪三日之后，阳明脉变大了。"阳明脉"是指人迎脉、趺阳脉。

（三）但头眩不恶寒

【4】阳明病，但头眩，不恶寒，故能食而咳，其人必咽痛，若不咳者，咽不痛。（198）

【串讲】

阳明病，只有黑蒙、眼前发黑，不怕冷，进食无碍，伴有咳嗽，若患者咳则一定伴有咽痛，若不咳则咽不痛。

【要点延伸】

①“阳明病，但头眩，不恶寒”的启示：

阳明病眼前发黑，多是感染导致大脑神经受损，视神经受到影响。这种情况基本没有怕冷的表现与低血压、短暂性脑缺血导致的黑蒙。

②咽痛与咳嗽并见也是阳明病的表现，常与神经损伤性黑蒙并见，咽痛、咳嗽提示咽喉是此类阳明病邪侵入之处。

（四）不更衣、内实、大便难

【5】问曰：何缘得阳明病？答曰：太阳病，若发汗，若下，若利小便，此亡津液，胃中干燥，因转属阳明。不更衣，内实，大便难者，此名阳明也。（181）

【串讲】

提问道：在什么条件下，会得阳明病？回答道：太阳病，如果使用发汗、攻下、利小便的方法，容易导致津液丢失，出现胃肠道津液损耗，进而影响到阳明部位。“不更衣”就是没有便意，不想去厕所。“内实”是指存在腹胀，“大便难”是排便次数减少，出现这些表现，就是阳明病。

【要点延伸】

①该条描述的是太阳阳明病（脾约），即太阳转属阳明。

②太阳病转属阳明的原因包括：发汗、攻下、利小便。

（五）无汗、身如虫行皮中状

【6】阳明病，法多汗，反无汗，其身如虫行皮中状者，此以久虚故也。（196）

【串讲】

阳明病，常规表现是多汗，现症一反常规，表现为无汗，同时伴随身体蚁行感，出现上述症状是机体正气不足的表现。

【要点延伸】

①“无汗 + 身体内蚁行感”是机体正气不足的表现，神经炎基础上感受外邪，可以见到此种情况。比如糖尿病末梢神经病变后，本应出汗时却不出汗。

②汗多是阳明病的最常见症状。

③阳明病的临床表现与体质状况密切相关。

（六）呕咳肢厥头痛

【7】阳明病，反无汗而小便利，二三日呕而咳，手足厥者，必苦头痛。若不咳不呕，手足不厥者，头不痛。（197）

【串讲】

阳明病，不同于常见的汗多、小便量少，反而出现无汗、小便量正常，患

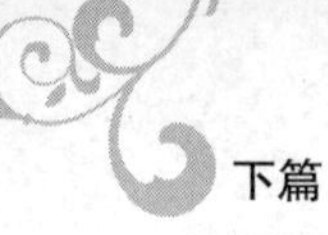

病二三日后出现呕吐、咳嗽，四肢逆冷，必定出现严重的头痛。如无呕吐、咳嗽、四肢未见逆冷者，则不会出现头痛。

【要点延伸】

“阳明病，反无汗而小便利，二三日呕而咳，手足厥者，必苦头痛”的启示：

①阳明受寒初期。

②寒邪侵入起始部位为呼吸道、上消化道。

③寒邪已经侵及头部神经。

二、阳明病的来源

（一）阳明病来源

【8】问曰：病有太阳阳明，有正阳阳明，有少阳阳明，何谓也？答曰：太阳阳明者，脾约是也；正阳阳明者，胃家实是也；少阳阳明者，发汗利小便已，胃中燥烦实，大便难是也。（179）

【串讲】

问：病有太阳阳明、正阳阳明、少阳阳明，是什么意思呢？答道：由太阳病转变成阳明病，是因为太阳部位病变导致津液不足，脾无津液运化、肠道津液不足，引起大便不通；阳明部位直接受邪导致的疾病，是消化道自身的问题导致的大便不通；由少阳病转变成阳明病，是因为使用发汗、利小便的方法后导致消化道津液受损，大便不通。

【要点延伸】

阳明病可以直接受邪得病，也可以由太阳病、少阳病转化过来。提示：

①阳明部位的特点是“阳明与太阳、少阳广泛联系”。

②阳明、太阳、少阳皆直接对外，阳明部位偏深。

【9】问曰：病有得之一日，不发热而恶寒者，何也？答曰：虽得之一日，恶寒将自罢，即自汗出而恶热也。（183）

【串讲】

问道：起病时，不发热、但怕冷，这是为什么呢？答道：虽然刚生病，怕冷会在未用任何治疗的情况下自然消失，接下来就出现自然地汗出不止、怕热。

【要点延伸】

此条描述的是正阳阳明，即由风寒之邪直接侵袭阳明所致的疾病。

【10】问曰：恶寒何故自罢？答曰：阳明居中，主土也，万物所归，无所复传，始虽恶寒，二日自止，此为阳明病也。（184）

【串讲】

问道：为何恶寒会自然结束呢？

张仲景对于这种现象给出一种解释,答道:阳明位于上下内外的中间,主宰“稼穑”,“稼”指生长,“穑”指收藏,土地是万物最终的归宿。由于阳明具有这种特征,因此疾病至此,便不再发生进一步的传变。疾病开始虽然怕冷,两天时怕冷自然消失,这就是阳明病。也就是说,按照原文所述,阳明病不会再变成太阴、厥阴、少阴病了。

原文明确说“无所复传”,就是指阳明病不会再传到三阴。大家原来的观念中,一般都认为阳病最终都会传到阴病,而原文并非如此。在实际临床中,疾病影响到神经系统之后,常见情况是到此为止,很少再进一步出现少阴病“脉微细、但欲寐”的表现。当然,如果是特别严重的中枢系统感染,也会出现感染性休克,这种情况我们会在少阴病篇里讲解。

【要点延伸】

①“阳明居中,主土也,万物所归,无所复传”的启示:

广泛联系人体上下内外的、具有“中”的属性的组织包括“神经和血液”,根据之前研究已知阳明就是人体内部的“神经组织”。

三阳病,从表入里,一类是最终影响到神经系统,也就是发展为阳明病;另一类是影响到血液循环系统,也就是发展为少阴病。张仲景讲的疾病演变规律是很符合临床实际的。

②“始虽恶寒,二日自止”提示:

正阳阳明病,恶寒时间极短。

③“此为阳明病也”启示:

外感风寒侵犯到神经组织,就形成了阳明病。

【11】本太阳初得病时,发其汗,汗先出不彻,因转属阳明也。伤寒发热无汗,呕不能食,而反汗出濈濈然者,是转属阳明也。(185)

【串讲】

太阳病之初,使用发汗的方法治疗,汗出不透,接下来就转属阳明。“因”即“遂”,顺、沿之意,表达前后连续发生之意,如“因循守旧”的“因”,而非原因的意思。伤寒的一般情况是发热、不出汗、呕吐不能食。如果此时反而有持续的汗出,说明已经影响到阳明了。

【要点延伸】

①“本太阳初得病时,发其汗,汗先出不彻,因转属阳明也”的启示:

此段为由太阳病转变而来的阳明病,即太阳阳明(脾约)病。

②“伤寒发热无汗,呕不能食,而反汗出濈濈然者,是转属阳明也”的启示:

“呕不能食”提示为少阳部位病变,此段为少阳阳明病。

在以上两条原文中,讲了阳明病来源的三个途径,即正阳阳明、太阳阳明和少阳阳明。

【12】伤寒二三日，阳明、少阳证不见者，为不传也。(5)

【串讲】

太阳伤寒两三日，未见阳明病和少阳病的表现，说明疾病没有传变，仍旧停留在太阳部位。

【要点延伸】

本条文从反面提示，阳明病可以由太阳传变而来，形成太阳阳明病。

(二)太阴病转属阳明病

【13】伤寒脉浮而缓，手足自温者，是为系在太阴。太阴者，身当发黄，若小便自利者，不能发黄。至七八日，大便硬者，为阳明病也。(187)

【串讲】

伤寒如果出现脉浮而缓，四肢在自然状况下都是温暖的，这是病变部位在太阴。太阴部位的病本应出现黄疸，但如果小便正常，就不能形成黄疸。如果到七八日以后，出现大便干，此时就是阳明病了。这一段提示我们，不仅太阳、少阳可以转属阳明，太阴病同样可以转变成阳明病。

【要点延伸】

①“伤寒脉浮而缓，手足自温者，是为系在太阴”的启示：

太阴伤寒初期的表现是“脉浮缓、手足温”。太阴病的有关内容，会在太阴病的篇章内详细讲解。

②“太阴者，身当发黄，若小便自利者，不能发黄”的启示：

太阴病多见黄疸，尿少是黄疸发生之前的常见表现，小便量增加是退黄的先兆。

在讲黄疸的治疗时，大家通常认为是利小便以退黄。原文也说，用上茵陈蒿汤之后，“小便当利，尿如皂荚汁状，色正赤，一宿腹减，黄从小便去也”。这实际上是一种基于表象的认识。而我们应当进一步明确这其中的逻辑关系。

为什么在黄疸发生之前会见到尿少呢？并不是尿少导致了黄疸。而是感染了可以导致黄疸的病邪，全身微循环受到广泛损害，其中就包括肾脏，引起肾脏灌注减少，因此尿液形成减少。而经恰当治疗后，肾脏灌注改善，尿量因此增加。所以说，不能见到尿量增加，就认为利尿可以退黄，若是如此，那岂不是呋塞米也可退黄？因此治疗黄疸方子的作用也不是利小便，而是祛除湿热病邪，从而改善肾脏循环，故而恢复了小便的通利。所以说，小便量的增加是退黄的先兆，而并非退黄的原因。

③太阴病也可转化成阳明病。

三、阳明病与三阴病的鉴别

（一）“能食而不呕”表明不是三阴伤寒病，但“不能食而呕”可以是阳明病。

【14】伤寒三日，三阳为尽，三阴当受邪。其人反能食而不呕，此为三阴不受邪也。（270）

【串讲】

一般而言，伤寒的病位有“一日太阳、二日少阳、三日阳明”的顺序关系，因此原文说，患伤寒病三日，是“三阳为尽”，这种情况在《伤寒论》中常称为“经尽”，是三阳自然病程的结束，此时寒邪当侵犯到三阴。此时如果患者是能食、不呕，这说明邪气还没有侵犯到三阴部位。

【要点延伸】

①三阳疾病可以逐渐深入到三阴部位。

②寒邪侵入三阴与否的标志是“不能食而呕”。这其中逻辑关系需要理顺清楚，如果在伤寒病的过程中见到患者“不能食而呕”，就存在寒邪侵入三阴的可能，而并非一定是三阴病；而如果见到“能食而不呕”，则基本可以确定是三阴没有受邪。

（二）三阴伤寒病必见“脉微下利”，阳明伤寒病不见“脉微下利”。

【15】伤寒，其脉微涩者，本是霍乱，今是伤寒，却四五日，至阴经上，转入阴必利，本呕下利者，不可治也。欲似大便，而反矢气，仍不利者，此属阳明也，便必硬，十三日愈。所以然者，经尽故也。下利后，当便硬，硬则能食者愈，今反不能食，到后经中颇能食，复过一经能食，过之一日当愈。不愈者，不属阳明也。（384）

【串讲】

伤于寒邪，脉象弱且涩，这原本是霍乱常见的脉象，而如今在伤寒病中见到了。过四五日，病邪深入到三阴，而寒邪侵入三阴一定出现腹泻，如果患者原本就有呕吐，后又出现腹泻，这提示病情严重，难治。想要大便，却只是矢气而未见腹泻，大便不通，这是与阳明部位关系密切了，会表现为大便干硬，从患病开始的大概第十三日，疾病将愈。之所以是这样，是由于疾病演变的自然病程结束了。在临床上常见的感染性疾病的自然病程大约就在1~2周。如果出现腹泻，腹泻停止后会大便干硬，而后进食正常者，疾病就痊愈了。如果是大便干硬而不能进食，一段时间后，稍微能进食，饮食逐渐恢复正常也就痊愈了。如果“脉微下利”不痊愈的，这就不是阳明病了。

【要点延伸】

①“伤寒，其脉微涩者，本是霍乱，今是伤寒，却四五日，至阴经上，转入

阴必利，本呕下利者，不可治也”的启示：

A. 脉微涩是津液损伤的表现，是霍乱最常见脉象。

B. 寒邪侵犯三阴（太阴、少阴、厥阴）的脉象也是脉微涩多见。

C. 呕吐、腹泻、脉微是病情严重的表现。在《黄帝内经》《伤寒论》等著作中，“不可治”只是强调病情严重。

②“欲似大便，而反矢气，仍不利者，此属阳明也，便必硬，十三日愈。所以然者，经尽故也。下利后，当便硬，硬则能食者愈，今反不能食，到后经中颇能食，复过一经能食，过之一日当愈。不愈者，不属阳明也”的启示：

A. 腹泻后便秘是临床常见现象，有便意、矢气多、大便不畅者，大便干硬，表明病变涉及阳明。

B. 伤寒脉微涩的呕吐下利转变成大便干能食，标志疾病即将痊愈。

C. 如果“脉微下利”不痊愈，这就不是阳明病，而是少阴病了。

四、阳明之为病

【16】阳明之为病，胃家实是也。（180）

【串讲】

①阳明之为病：阳明部位受邪生病。

②胃家实：前面讲了这么多条文，最后概括起来就是这句话：“阳明之为病，胃家实是也。”阳明部位的疾病，之前已经讲过，就是内、外胚层源神经组织的疾病，其特点是“胃家实”。“胃家”指胃肠道，“胃家实”是指外邪伤及胃肠导致胃肠不通畅。“不更衣、内实、大便难”就是对“胃家实”的注解。

【要点延伸】

病邪直接伤及胃肠往往导致呕吐、腹泻，这并不是阳明病的特征表现，而胃肠神经受伤则表现为胃肠蠕动缓慢，出现“胃家实”，这才是阳明病。其他的阳明病表现，基本上都是与“胃家实”伴随出现的。

第二节 阳明中风

我们一直在强调，《伤寒论》的三阴三阳病都由中风和伤寒两部分组成，本节就讲阳明中风病。

一、阳明中风与伤寒的鉴别

【1】阳明病，若能食，名中风，不能食，名中寒。（190）

【串讲】

阳明病，如果饮食正常，是感受风邪，这叫“阳明中风”。如果不能饮食，是感受寒邪，这叫“阳明中寒”。

【要点延伸】

①阳明中风和阳明伤寒的关键区别是能食、不能食。

②“能食”说明病邪没有影响到消化系统，也就是说，导致阳明中风病的风邪，其侵入的部位不是消化系统，而是消化系统之外。由此亦可见，不能将阳明病等同于胃肠道疾病。

③“不能食”说明，导致阳明伤寒病的外来寒邪，容易侵犯消化系统，因此导致“不能食”。

④阳明伤寒与太阳伤寒的病邪侵入部位和临床特点高度一致。“太阳病，或已发热，或未发热，必恶寒，体痛，呕逆，脉阴阳俱紧者，名为伤寒”，这是太阳伤寒，有消化系统症状。表明消化道是寒邪入侵的门户。“风伤卫、寒伤营”，风邪伤神经，寒邪伤营血，那寒邪是如何伤及营血的呢？就是寒邪侵袭消化道，导致津液损伤，进而影响到血液、循环系统。这是风邪致病与寒邪致病的差异。

⑤结合之前的研究结论，进一步提示，阳明病是由风邪和寒邪从不同部位侵入，影响全身神经系统的一类疾病。

二、阳明中风的病邪侵入途径

【2】**阳明中风，口苦咽干，腹满微喘，发热恶寒，脉浮而紧，若下之，则腹满、小便难也**。（189）

【串讲】

阳明部位感受风邪，其表现有口苦、咽干，进一步还有腹部胀满、轻微的呼吸困难，还有发热、怕冷，脉浮紧。这种情况，如果用攻下的方法治疗，就会出现肚子胀，以及尿量减少引起的排尿困难。

【要点延伸】

①“口苦咽干，腹满微喘”提示阳明中风的风邪侵入部位是口咽、呼吸系统，进一步影响到消化系统而出现“腹满”。腹满，而没有呕吐、腹泻，说明首先受邪的部位不在胃肠道内。

②“发热恶寒，脉浮而紧”提示“脉紧”不只是伤寒的脉象，风邪致病同样可见。因此，不要一见紧脉，就判断是寒邪。感受风邪，亦可见紧脉。不要拘于“中风脉浮缓，伤寒脉浮紧”。

③“若下之，则腹满、小便难”提示，阳明中风病虽有“腹满”症状，但不可用攻下的方法。这是由于病变部位在口咽部等偏上的位置，攻下的方法

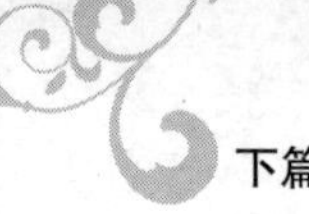

无益，只会伤及肠胃，损伤人体津液，导致血容量减少，引起小便量减少。

三、阳明中风的治疗

（一）阳明中风恶寒脉迟汗多

【3】阳明病，脉迟，汗出多，微恶寒者，表未解也，可发汗，宜桂枝汤。（234）

桂枝（三两，去皮） 芍药（三两） 生姜（三两） 甘草（二两，炙） 大枣（十二枚，擘）

上五味，以水七升，煮取三升，去滓。温服一升，须臾啜热稀粥一升，以助药力取汗。

【串讲】

阳明病，脉迟，出汗多，还有微微地怕冷，这是“表未解”，这说明在太阳部位的外邪还没有完全消失，因此可以用“汗法”治疗，可以使用桂枝汤来治疗。之前已经详解过桂枝汤，在此就不再展开了。注意服药后“须臾啜热稀粥一升，以助药力取汗”，这是桂枝汤使用的基本方法。

【要点延伸】

①本条文的启示：

A.“脉迟，汗出多，微恶寒”提示胆碱能神经释放乙酰胆碱增多。迷走神经（副交感神经）末梢释放的是乙酰胆碱，支配心脏的迷走神经（副交感神经）兴奋，会导致心动过缓，引起脉迟；支配汗腺的交感神经节后纤维亦释放乙酰胆碱，其兴奋时会引起汗出增多。以上提到的两种神经均为胆碱能神经。

B.“可发汗，宜桂枝汤”提示，“汗出多”是风邪损伤卫气所致，治病求本，当祛风邪，桂枝汤为祛除风邪、扶助正气的方剂，所谓“可发汗”只不过是邪去卫气功能恢复后的微微汗出而已。

还是要强调，桂枝汤的作用并不是发汗，而是祛邪。我们根据服药后微微汗出、体温下降、疾病痊愈的表现而将之归结为“发汗药”，这是本末倒置的，实际上是由于使用桂枝汤后邪气已祛，邪去而正安。与加温逼迫汗出不同，服药后的汗出是人体的自我调节恢复的表现。

C. 桂枝汤治疗乙酰胆碱增多导致的脉迟、汗多，进一步提示，桂枝汤应该还可以治疗胆碱能神经功能亢进，即迷走神经（副交感神经）亢进的其他各种症状，例如，支配呼吸道的迷走神经（副交感神经）张力增高引起的呼气困难，支配肠道的迷走神经（副交感神经）兴奋引起的胃肠痉挛等。仲景原文中，桂枝加厚朴杏子汤（喘家）、小建中汤（里急腹痛）可以佐证。使用桂枝加厚朴杏子汤治疗40年喘病的案例，已在“太阳中风病”一节讲过，大家可以回看。

②“须臾啜热稀粥一升，以助药力取汗”的启示：

喝热稀粥的目的是补足津液，帮助桂枝汤发挥作用，达到卫气恢复、微微汗出，起扶正作用。

(二) 阳明中风潮热脉浮腹满

【4】阳明中风，脉弦浮大而短气，腹都满，胁下及心痛，久按之气不通，鼻干不得汗，嗜卧，一身及目悉黄，小便难，有潮热，时时哕，耳前后肿，刺之小差，外不解，病过十日，脉续浮者，与小柴胡汤。(231)

【串讲】

阳明中风病，脉是弦而浮大的，呼吸急促，全腹胀满，胸、胁、腹部疼痛拒按，按之则疼痛不敢呼吸。鼻干，不出汗。嗜卧、神疲乏力。全身皮肤、巩膜黄染，也就是黄疸。尿量减少，有潮热。“潮热”就是每日固定时间的周期性发热，如潮水涨落一般。“哕”不是呃逆，而是指恶心、呕吐，这是河南的方言。耳朵前后的肿胀实际上就是腮腺肿大，针刺可以缓解耳前后肿胀的症状，但是外证仍在，提示外邪尚未祛除。患病十日后，仍然见浮脉，则应使用小柴胡汤治疗。

【要点延伸】

①该条阳明中风病的特点有：涉及范围广泛但没有“不能食”，当为一种病毒感染性疾病。

②“耳前后肿”高度提示病毒性腮腺炎。

③腮腺炎病毒具有广泛的侵袭特征，现代研究得知，该病毒首先侵入口腔黏膜和鼻黏膜，进一步侵入腮腺等脏器(腮腺、睾丸、卵巢、胰腺、肠腺、胸腺、甲状腺、脑膜、肝、心肌)，导致该条文所描述的“腹满、胸胁疼痛拒按、鼻干、神疲乏力、黄疸、恶心、腮腺肿大”诸多症状。

④小柴胡汤是治疗病毒性腮腺炎的有效方剂，这得到了现代临床的广泛验证。现代临床治疗病毒性腮腺炎的普济消毒饮方中就有柴胡、黄芩。可见柴胡、黄芩对腮腺炎病毒的治疗作用很可靠。柴胡、黄芩是治疗病毒感染不可缺少的药，而且用量要大。

(三) 阳明中风发热汗多

【5】阳明病，发热汗多者，急下之，宜大承气汤。(253)

【串讲】

阳明病，发热、汗出多，此时要赶紧用攻下的治疗方法，使用大承气汤。

此条文未标明是伤寒还是中风，根据其描述的表现，仅有发热、汗出，而没有呕吐、腹胀等消化系统症状，因此判断为阳明中风，故列于此处。

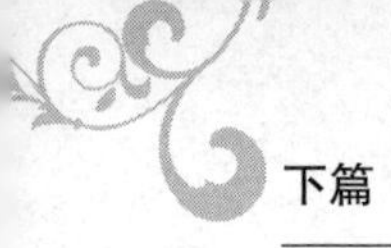

【要点延伸】

①“发热汗多”提示风邪侵犯了神经系统。或是病邪侵犯到大脑，或是神经功能失调。

②“发热“与”汗多”并见，才是使用大承气汤泻下治疗的指征。

③大承气汤是治疗神经系统感染的有效方剂。

通过这一段的学习，我们可知，病毒性感染导致的神昏谵语，即病毒已经侵犯到神经系统时，大承气汤、桃核承气汤是最基本的治疗处方，尤其是大黄，这个药是必须要用的。

第三节　阳明伤寒口渴多饮

阳明伤寒病的内容比较丰富，放在一节里讲的话，内容太多。因此没有单列“阳明伤寒病”一节，而是根据具体临床特点的不同，进行分节讲解。

【1】伤寒脉浮，发热无汗，其表不解，不可与白虎汤。渴欲饮水，无表证者，白虎加人参汤主之。（170）

【串讲】

感受寒邪，出现脉浮、发热、无汗，“其表不解”指的是“恶寒”等证候尚未消失，这也说明外邪未去，此时不能用白虎汤治疗。如果是出现渴欲饮水，而没有表证，即没有怕冷了，这时候可以用白虎加人参汤治疗。

【要点延伸】

①“伤寒脉浮，发热无汗，其表不解，不可与白虎汤”的启示：

“恶寒”证候没有消失，不可以使用白虎汤。

②“渴欲饮水，无表证者，白虎加人参汤主之”的启示：

白虎加人参汤是治疗没有“恶寒”而口渴思饮的主方。

【2】伤寒若吐若下后，七八日不解，热结在里，表里俱热，时时恶风，大渴，舌上干燥而烦，欲饮水数升者，白虎加人参汤主之。（168）

【串讲】

伤寒经过催吐或者攻下治疗后，七八日仍未缓解，内热蕴积。阳明是里，内外都是热象，还时不时地怕风，严重口渴、口干，心烦，想要大量饮水，还是用白虎加人参汤治疗。

【要点延伸】

①催吐、攻下是促进消化道病邪排出的捷径，疾病不缓解，提示病邪已经不在消化道。

②持续怕风是寒邪导致神经功能紊乱的表现。

③口渴多饮是津液损伤的表现。

④白虎加人参汤是“怕风 + 口渴多饮”的主方。

⑤结合本条，参照“渴欲饮水，无表证者，白虎加人参汤主之”可知，无论有无“恶寒、恶风”，只要“口渴多饮”就可使用白虎加人参汤。

⑥结论：白虎加人参汤是治疗“口渴多饮”的专方。临床经验确证如此。比如，治疗糖尿病口渴多饮时，无论有无怕冷，白虎加人参汤效果都是很好的，而且人参的用量要大。

第四节　阳明伤寒病喘

【1】阳明病，脉浮，无汗而喘者，发汗则愈，宜麻黄汤。（235）

【串讲】

阳明病，脉浮，无汗而喘，汗出则愈，适合使用麻黄汤。

“无汗而喘”，一般认为是寒邪束缚肌表所致。但原文没有明确提出是伤寒还是中风，实际上不管中风还是伤寒，只要是影响到神经系统，而未见其他突出表现时，都可以使用麻黄汤治疗。

【要点延伸】

①阳明伤寒的病邪侵入部位是消化道，因此，推测此条的“无汗而喘”当为消化道生物性寒邪隐性感染诱发的。也就是说，这是一个消化道的疾病，但是消化道症状还不是十分突出，却已经影响到心肺，因此出现喘。

②进一步推测，麻黄汤应该可以治疗消化道寒邪感染导致呕吐、腹泻。临床已有医家验证，麻黄汤可以治疗呕吐及慢性腹泻。另外，《金匮要略》里就有使用麻黄醇酒汤治疗黄疸的记载。对于呼吸、消化等内胚皮层器官感染引起的疾病，麻黄汤是很有效的。

第五节　阳明伤寒心中懊侬

【1】阳明病，脉浮而紧，咽燥口苦，腹满而喘，发热汗出，不恶寒，反恶热，身重。若发汗则躁，心愦愦，反谵语。若加温针，必怵惕烦躁不得眠；若下之，则胃中空虚，客气动膈，心中懊侬。舌上胎者，栀子豉汤主之。（221）

肥栀子（十四枚，擘）　香豉（四合，绵裹）

上二味，以水四升，煮栀子，取二升半，去滓，内豉，更煮取一升半，去滓。分二服，温进一服，得快吐者，止后服。

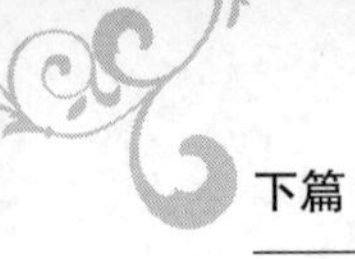

【串讲】

阳明病,脉浮紧,咽喉干燥,口苦,实际上这里没有明确是中风还是伤寒,但是“心中懊恼”是其特点。腹部胀满、呼吸急促、气短,发热、出汗、不怕冷,反而怕热,全身觉得沉重。

如果用发汗的办法来治疗,患者就出现烦躁,“心愦愦”是指头昏、犯糊涂的意思。“反谵语”即出现语言错乱。

如果用温针的方法来治疗,会导致“心怵惕”,出现这种表现可能有两种情况,一种是感染导致心律失常,因而见到心慌、心悸;另一种是感染影响到大脑,而出现惊恐不安、易受惊吓、烦躁、睡不着觉。此处需要注意,张仲景书中的“不得眠”是指睡不着觉,而“不得卧”是指不能平卧,我们不能将两者混淆。

如果用攻下的方法,就觉得胃肠空虚。“客气”就是外来的邪气,外邪侵入胸膈、食管部位。此处的“膈”应该是纵隔。“心中懊侬”,在许多书上的解释是不一致的,根据我的临床体会,“心中懊侬”就是“胸中如啖蒜状”,食用生蒜以后,胸膈部位有种难以描述的难受,实际上就是食管黏膜受到刺激所表现出的症状,即食管炎的表现。“舌上苔”,就是舌苔厚的意思。遇到这种情况就是用栀子豉汤来治疗的。

栀子豉汤是用肥栀子(十四枚,擘),折合成现代剂量栀子为7~10g,要掰开。香豉(四合,绵裹)即为淡豆豉,四合就是80ml,我们实际称量约为50g,要包煎。方后注中讲,“得快吐者止后服”,也就是服药后迅速呕吐者停止服药。

【要点延伸】

①“阳明病,脉浮而紧,咽燥口苦,腹满而喘,发热汗出,不恶寒,反恶热,身重”的启示:

A. 脉浮紧可见于阳明伤寒,不独见于太阳伤寒。

B. 口苦亦可见于阳明病,不独见于少阳病。

C. 喘可见于阳明病,不独见于太阳病。

D. 腹满是阳明病常见症状,但并非特异性症状,在太阳病、少阳病中均可见到。

E.“发热汗出,不恶寒,反恶热”是阳明病的特征性表现。

F. 身重也可见于阳明病,不独见于太阳病。

②“若发汗则躁,心愦愦,反谵语”的启示:

A. 阳明病禁用发汗治疗。

之前有条文提到使用麻黄汤治疗阳明病,因此这里还是需要向大家强调,不能把麻黄汤理解成发汗的方子,汗出只是邪去病愈的表现。一个没有外感、正常体温的人，服用麻黄汤是不出汗的。

B. 阳明病多有大脑功能异常。

③“若加温针，必怵惕烦躁不得眠”的启示：

A. 阳明病禁用温针疗法。

B. 阳明病多影响大脑功能。

④“若下之，则胃中空虚，客气动膈，心中懊憹”的启示：

A. 阳明病在胸膈食管部位可见“心中懊憹”的表现。

临床见到食管炎患者，在叙述症状时，通常就是表述为胸膈部位难以描述的不适。

B. 由于病位较高，攻下不宜，容易引邪深入。

另外，食管部位病变的患者，服药要在餐前和餐后小量频服。

⑤“舌上胎者，栀子豉汤主之”的启示：

A. 舌苔厚是栀子豉汤的舌象特征。

B. 栀子豉汤的适应证是寒邪侵犯胸膈食管以上导致的“脉浮而紧，咽燥，口苦，腹满而喘，发热，汗出，不恶寒，反恶热，身重，烦躁，神昏，谵语，怵惕，烦躁不得眠，心中懊憹，舌苔厚”，表明栀子豉汤对神经受到寒邪侵袭导致的阳明病具有明确效果。

栀子豉汤的适应证还是比较广的，对于感受外邪所致的神经功能紊乱有较好的疗效，在临床上我们经常使用其治疗失眠。

大家都知道栀子能清热解毒，实际上，淡豆豉清热解毒的作用也很好，这味药看似平淡，实有大用，不可小觑。豆豉以黑豆或黄豆为主要原料，利用毛霉、曲霉或者细菌蛋白酶的作用，发酵制成。从制作方法上可知豆豉是个微生物代谢产物严重污染了的药，其中的物质对于病原微生物的杀灭作用是很好的。僵蚕也是如此，蚕感染白僵菌而死，这个过程中产生的物质使其他的病原微生物难以生存。这一类的药物都有很好的杀毒祛邪作用。再如，青霉素就是青霉菌繁殖产生的代谢产物。食物中的酱豆腐、毛豆腐都是“坏透”了的，也是如此。因为已经坏极了，反而有用了。另外，豆豉煎煮后没有明显的味道，口味易接受，因此小儿外感，单独使用豆豉非常适宜，又有很好的疗效。

⑥“分二服，温进一服，得快吐者，止后服”的启示：

A. 栀子豉汤可能有催吐作用，因此后世多将之当作催吐剂。

B. 我们的临床经验中很少见到栀子豉汤导致呕吐。

C. 食管胃炎本来就潜在呕吐可能，服用栀子豉汤后“得快吐”可能只是促发呕吐而已，不必停止用药。

【2】发汗吐下后，虚烦不得眠，若剧者，必反复颠倒，心中懊憹，栀子豉

汤主之;若少气者,栀子甘草豉汤主之;若呕者,栀子生姜豉汤主之。(76)

【串讲】

经过发汗、吐下的治疗后,出现“虚烦不得眠”,也就是莫名的烦恼,不能入睡。《金匮要略·血痹虚劳病脉证并治第六》酸枣仁汤条文“虚劳,虚烦不得眠”中的“虚烦”也是此意。情况严重的,会烦躁,翻来覆去不能入眠,“胸中如啖蒜状”,也就是食管黏膜受刺激的不适感,此时用栀子豉汤治疗。临床中确实发现,无论是感染性的还是胃液反流,是急性还是慢性,食管炎的患者晚上几乎没有能睡好的。

如果有气短的,使用栀子甘草豉汤治疗。也就是栀子豉汤加了一味甘草。如果伴随呕吐的,就只用栀子生姜豉汤治疗。也就是栀子豉汤加一味生姜。

【要点延伸】

①“发汗吐下后,虚烦不得眠,若剧者,必反复颠倒,心中懊憹,栀子豉汤主之”的启示:

A. 大脑功能受到严重影响。

B. 栀子豉汤是治疗感染性大脑功能紊乱的有效方剂。

②“若少气者,栀子甘草豉汤主之”的启示:

A. 甘草是治疗少气的主要药物,即提示甘草具有补气作用。

B. 这里的“少气”不伴随咳喘,因此并非呼吸系统疾病,故提示可能是心脏神经性或血管性或心肌性的原因所引起的气短。现代研究证实甘草对神经、血管、心肌均有很好的治疗作用。例如甘草干姜汤、炙甘草汤、奔豚汤诸方。

甘草干姜汤,是治疗神经功能紊乱非常好的方子。

奔豚汤里边也是用甘草,“奔豚”实际上就是阵发性心律失常。以上内容我们在《金匮要略》中已经讲过,因此不再展开。

炙甘草汤是治疗伤寒“心动悸脉结代”的一个代表方,甘草是主药。

后世方中的血府逐瘀汤里也有甘草,血府逐瘀汤是我在临床上治疗神经功能紊乱最常使用的方剂。甘草的作用广泛且安全,所以可以放心使用。一般疾病用到15g也就足够,根据病情,使用到30g、50g,都是没有问题的。

③“若呕者,栀子生姜豉汤主之”的启示:

生姜是止呕专药。张仲景的书中,常见生姜与半夏同用以止呕,如小半夏汤。

【3】伤寒五六日,大下之后,身热不去,心中结痛者,未欲解也,栀子豉汤主之。(78)

【串讲】

伤寒五六日，使用下法之后，体温不降，心中疼痛不止，疼痛部位固定、拒按，疾病还没有痊愈的迹象。此时，就用栀子豉汤来治疗。

【要点延伸】

①本条所述疾病见于急性感染性“胃食管炎”。

②栀子豉汤是治疗胃食管炎症的有效方剂。

【4】发汗若下之而烦热，胸中窒者，栀子豉汤主之。(77)

【串讲】

用发汗或攻下的方法治疗后，仍有严重发热、心烦，伴有胸中堵塞感，也就是严重的胸闷，就用栀子豉汤治疗。

【要点延伸】

①急性感染性食管炎，导致胸部神经功能紊乱，因此可见胸部气机不畅的表现。

②栀子豉汤是治疗食管源性感染性神经功能紊乱的主方。

【5】阳明病，下之，其外有热，手足温，不结胸，心中懊侬，饥不能食，但头汗出者，栀子豉汤主之。(228)

【串讲】

阳明病，使用泻下法治疗后，有发热的表现，手足温暖，没有剑突下疼痛拒按，有胸膈部位烦闷的感觉，感到饥饿但不能进食，进食困难，只有头部出汗，这种情况使用栀子豉汤治疗。

【要点延伸】

①“饥不能食，但头汗出”提示病变部位在食管以上的部位。

能感到饥饿，说明“神”正常；却不能进食，说明是脏器本身存在问题，也就是食管、胃本身有问题。

②栀子豉汤是治疗感染性胃食管炎的主方。

【6】阳明病，下之，心中懊侬而烦，胃中有燥屎者，可攻。腹微满，初头硬，后必溏，不可攻之。若有燥屎者，宜大承气汤。(238)

【串讲】

阳明病泻下之后，出现心中懊侬而且烦躁。如果是大肠中大便干结、腹胀满，可以使用攻下的方法。如果腹部只是稍略微胀满，大便头干而后稀，则不能用泻下的方法。如果大便干，就用大承气汤来通下。

这一段所讲的是，患者有食管炎，因此饮食减少，逐渐出现大便干硬，这种情况下可以临时用大承气汤。

【要点延伸】

①所述疾病为感染性食管炎伴随大便干硬。

②治疗方法可以攻下，使用大承气汤即可。

另外，大黄止呕的效果也是很好的，《金匮要略》里讲过“食入即吐”可以用大黄甘草汤。大黄是一个很好的抗感染的药，大黄、甘草两个药用上去治疗食管炎、胃炎都是很好的。何况大黄还有通便的作用。

③感染性食管炎伴腹胀轻微、大便先干后稀，不可以使用攻下治疗，当用栀子豉汤。

第六节　阳明伤寒呕吐

【1】阳明病，胁下硬满，不大便而呕，舌上白胎者，可与小柴胡汤。上焦得通，津液得下，胃气因和，身濈然汗出解也。（230）

【串讲】

阳明病，胁下胀满且有抵抗感，摸上去是硬的。大便排不出来，而且还有呕吐，舌苔白厚。张仲景的书里很少描述舌苔，这里提示“舌上白胎”，“胎”同“苔”，说明舌苔明显超出正常厚度。可以使用小柴胡汤，使用之后，上焦气机通畅，津液能下行，胃气恢复正常，“因”即“顺”的意思，是因果、先后顺序的意思。出现身体汗出不断，问题就解决了。

【要点延伸】

①此为少阳阳明。

首先这是一个少阳病，又进一步出现“胃家实”，所谓的“胃家实”就是胃肠道胀而不通。

②不是所有的大便不通都需要用攻下治疗的，治病求本，仍用小柴胡汤即可。

③身汗出是津液恢复的表现，而并非发汗可以治疗疾病。中医传统表述中因果颠倒、本末倒置的有好多，都需要纠正。

【2】伤寒大吐大下之，极虚，复极汗者，其人外气怫郁，复与之水，以发其汗，因得哕。所以然者，胃中寒冷故也。（380）

【串讲】

伤寒，经过过度的催吐、攻下，虚弱得非常厉害，又过度发汗，进一步导致寒邪外侵。“外气”指“客气”“邪气”，“怫郁”指不舒畅，外邪侵袭使气机郁闭。此时又给患者喝水以促进出汗，随即就会出现恶心。之所以如此，是因为胃中寒冷。

【要点延伸】

①过度吐下发汗均不利于外邪的祛除。

这是由于过度的汗、吐、下损伤正气，正气受伤，邪气就不容易祛除，因此治疗要适可而止。

②饮水即恶心，是胃中寒冷的表现。提示病变部位在胃，其实也就是胃炎。

这种情况，用汗、吐、下等治疗方式都不正确，该如何治疗呢？张仲景没提供治疗方案，我们在临床上遇到这种情况就用小半夏汤，或者藿香正气散。

【3】食谷欲呕，属阳明也，吴茱萸汤主之。得汤反剧者，属上焦也。（243）

吴茱萸（一升，洗）　人参（三两）　生姜（六两，切）　大枣（十二枚，擘）

上四味，以水七升，煮取二升，去滓。温服七合，日三服。

【串讲】

进食则恶心欲吐，这是病变波及阳明。“呕”是吐而有声，那没有声音的就叫“吐”。这种情况就使用吴茱萸汤治疗。喝药后病情加重，说明病在上焦，具体就是指食管及以上的消化道。下面看吴茱萸汤方。吴茱萸一升，大概就是70g左右，这是目前《药典》用量的11倍以上，按照目前的《药典》规定，吴茱萸超过6g就需要签字了。但临床上一般不会用到如此大量，我最多会用到30g，这个用量都已经相当大了。人参三两就是大约45g，生姜六两将近100g，大枣十二枚，也是50~100g。

煎煮法：这四味药，用1 400ml的水煎到400ml，应该说煎煮的时间是比较长的。每次服用140ml，每日服用三次。

【要点延伸】

①本条文的启示：

“食谷欲呕”有两种可能：

A. 一种是寒邪伤胃，治疗选用吴茱萸汤，吴茱萸是祛邪的好药，尤其是寒毒为患，不管寒邪伤于何处，都可使用。这种“食谷欲呕”，实际上是病邪侵袭，影响到神经系统的表现。病邪影响到迷走神经时就出现吐、泻等偏于寒证的表现；病邪直接影响到大脑，导致神经性呕吐。此时应该使用吴茱萸汤。

B. 一种是邪伤食管黏膜严重，吴茱萸汤服用时由于对食管黏膜的刺激作用，可以使症状加重。临床经验证明，食管炎、食管黏膜损伤的患者，尤其是原本有烧心的，即使辨证为寒证，使用吴茱萸后烧心会立马加重，这是需要注意的。

②吴茱萸汤煎服法的启示：

A. 吴茱萸的用量远远超出我们现在的使用剂量。

B. 大量吴茱萸，水煎、久煎、分次服用是安全的。

另外，吴茱萸的气味比较浓，因此少量服用时都可产生难以下咽的感觉，之所以用如此大量的吴茱萸没有较大的反应，一方面通过与姜、枣的配伍可改善口感，另一方面是一定量的吴茱萸可能早已经达到味觉的顶峰，即使再增加用量，味觉上的差异也不会很大。

【4】干呕，吐涎沫，头痛者，吴茱萸汤主之。（378）

【串讲】

呕而无物吐出，涎多，头痛，这种情况使用吴茱萸汤治疗。

【要点延伸】

①“干呕”提示不是胃部感染性疾病。

②“吐涎沫”提示支配唾液腺的副交感神经兴奋占优势。

③“头痛 + 干呕 + 涎多”高度提示寒邪导致的大脑神经功能紊乱。

④吴茱萸汤是治疗寒邪所致大脑神经功能紊乱的主方。

第七节　阳明伤寒黄疸

黄疸在《金匮要略》中是有专篇讲解的，而《伤寒论》中着重讲解的是感受寒邪引起的黄疸。有的黄疸是感受外邪引起的，具有传染性的，但有的黄疸，如胆管癌、肝癌、胰头癌等引起的黄疸需要在内科学中讲解。本节讲解的黄疸分为两类，一类是发热黄疸，一类是非发热黄疸。

一、发热黄疸

【1】阳明病，面合色赤，不可攻之，必发热。色黄者，小便不利也。（206）

【串讲】

阳明病，满面通红，不可以用攻下的方法，一看面红目赤，这种情况一定会有体温升高的发热，而不是自我感觉发热。皮肤黄，还伴随小便不利。

我们通常认为，黄疸的发生是由于小便不利，而利小便可以退黄，事实上并非如此。

【要点延伸】

①强调“阳明病满面红赤”不可以用攻下的方法治疗，提示攻下治疗不能治本，也就是说，单纯的通腑泄热是消灭不了导致疾病的病邪，不能见到大便不通就给通便。

②“发热、黄疸”一定伴随“尿量减少”，这种规律提示瘀热病变影响到肾脏的血液灌注，导致尿量减少。

肝炎，看似仅有肝脏病变，实际上存在全身性病变，全身血管均受到了影响，只是肝脏尤其明显而已。这提示我们，发热、黄疸、尿少，是“瘀热在里”的三联征，是同时出现的。

【2】阳明病，被火，额上微汗出，而小便不利者，必发黄。（200）

【串讲】

阳明病，使用了火熏、艾灸等火热疗法，额头微微出汗，小便量减少，就会出现黄疸。

为什么在古代阳明病会使用火热疗法？大家可能或多或少地体会过，在消化道感染的时候，会感到冷，一般在治疗时就会选择用加热的方法。使用火法后虽然微微汗出，但是疾病并未痊愈，患者出现了小便不利。根据上述过程及表现就推测，接下来会出现黄疸。实际上，这条原文暗含了肝炎发展过程的临床描述。

【要点延伸】

①火热治疗促发黄疸。

②“头汗－尿量减少”是“黄疸”的前驱表现。

【3】阳明中风，脉弦浮大而短气，腹都满，胁下及心痛，久按之气不通，鼻干不得汗，嗜卧，一身及目悉黄，小便难，有潮热，时时哕，耳前后肿，刺之小差，外不解，病过十日，脉续浮者，与小柴胡汤。（231）

【串讲】

由于此条亦涉及黄疸，故列于此处。该条已在阳明中风讲过，详情可参照“阳明中风”篇。

【4】阳明病，发热汗出者，此为热越，不能发黄也。但头汗出，身无汗，剂颈而还，小便不利，渴引水浆者，此为瘀热在里，身必发黄，茵陈蒿汤主之。（236）

茵陈蒿（六两）　栀子（十四枚，擘）　大黄（二两，去皮）

上三味，以水一斗二升，先煮茵陈，减六升，内二味，煮取三升，去滓。分温三服，小便当利，尿如皂荚汁状，色正赤，一宿腹减，黄从小便去也。

【串讲】

阳明病，出现发热、出汗，这是“热越”，指的是热邪得以排出，这种情况下，患者不会出现黄疸。如果只有头上汗出，颈部以下无汗，尿量减少，口渴思饮，也就是内有瘀热，这种情况就会出现黄疸了，治疗以茵陈蒿汤为主方。

茵陈蒿六两，也就是90g的量。栀子十四枚，大约10~15g。大黄二两，30g左右。以上三味，用水2 400ml煎煮，先煮茵陈，煮到减少1 200ml溶液了，再把另外两味药放进去，煮取600ml，去掉药渣，分三次服用，一次服用200ml。服药后，尿量应该增加，小便如皂角汁一样有泡沫，颜色如正红色，一夜就没有腹胀了。张仲景告诉我们，黄疸的因素是随着小便排出体外的。

我们现在都知道是胆红素排了出来。

【要点延伸】

①本条文的启示:

A. 瘀热是阳明黄疸的主要病机。

B. “发热 - 但头汗出 - 尿量减少 - 口渴多饮 - 黄疸”往往先后并见。

C. 茵陈蒿汤是治疗瘀热黄疸的主方。

D. 茵陈蒿汤可以治疗瘀热导致的各种疾病,尤其是合并消化道湿热征象明显时,我的临床经验已经证明。

②茵陈蒿汤煎服法的启示:

A. 茵陈蒿剂量必须足够大。

B. 茵陈蒿必须先煮,表明有效成分不易煎出。

C. 大黄不后下,是避免大黄的泻下作用。也提示我们,大黄治疗瘀热不是靠通便解决的。

D. 小便浓度大、尿中胆红素排出增多、大黄色素成分多三者是小便泡沫多、颜色红的主要原因。

液体中的溶质多,形成的泡沫就多。

E. “一宿腹减”表明瘀热黄疸常见症状还有“腹胀满”。

【5】伤寒七八日,身黄如橘子色,小便不利,腹微满者,茵陈蒿汤主之。(260)

【串讲】

伤寒七八日,皮肤黄染如新鲜橘子色,即形容皮肤黄润。这就是我们常讲的“阳黄”。伴随有尿量减少和腹部胀满,治疗以茵陈蒿汤为主方。

上一条原文方后注中提到“一宿腹减”,这是提示瘀热黄疸常见症状还有“腹胀满”,此条文就明确提出有腹胀的表现。结合这两条原文来看,茵陈蒿汤的临床适应证就非常清晰了,由发热到逐渐汗出,再到黄疸、小便不利、腹胀。

【要点延伸】

“皮肤黄润 + 尿量减少 + 腹满”的黄疸,才是茵陈蒿汤的准确适应证。

【6】伤寒瘀热在里,身必黄,麻黄连轺赤小豆汤主之。(262)

麻黄(二两,去节) 连轺(二两) 杏仁(四十个,去皮尖) 赤小豆(一升) 大枣(十二枚,擘) 生梓白皮(切,一升) 生姜(二两,切) 甘草(二两,炙)

上八味,以潦水一斗,先煮麻黄再沸,去上沫,内诸药,煮取三升,去滓。分温三服,半日服尽。

【串讲】

感受生物性寒邪,出现瘀热在内的时候,就容易出现黄疸了,治疗以麻黄连轺赤小豆汤为主方。

麻黄二两,大约30g,量还是蛮大的。连轺,据考证是连翘的根,不是目前的常用药,因此现代临床常用连翘代替,也用二两的话,就是30g左右。杏仁四十个,去皮尖,杏仁一个约0.3g,四十个约12g。赤小豆一升,200ml的赤小豆相当于150g。大枣十二枚。生梓白皮也不是现在的常用药物,因此目前多用桑白皮来代替。生梓白皮在《神农本草经》中记载:"味苦,寒,主热,去三虫。"在《名医别录》中记载:"疗目中疾。主吐逆胃反,去三虫,小儿热疮,身头热烦,蚀疮,汤浴之,并封薄、散敷。"另外还有生姜和炙甘草各30g。

这个方子煎煮用的是"潦水",一般都认为是雨后的积水。用潦水2 000ml先煮麻黄,煮两沸,把上沫去了,然后放剩余的药物继续煎煮,取600ml,分三次服,要在半日内把一剂药喝完,用法上比较特殊。

【要点延伸】

①本条文的启示:

A. 黄疸的病因是寒邪,由消化道侵入。

B. 黄疸的病机是"瘀热在里",血中有"瘀热"。

C. 麻黄连轺赤小豆汤是治疗伤寒瘀热在里黄疸的主方。麻黄是治疗黄疸的主要药物之一,这是大家容易忽略的。在《金匮要略》黄疸病篇中有一个附方"麻黄醇酒汤",用酒煮麻黄来治疗黄疸。

②"分温三服,半日服尽"的启示:

麻黄连轺赤小豆汤当为祛邪主方,祛邪宜速。我们这么去推测和理解"半日服尽"的原理,还需进一步研究验证。

【7】**伤寒身黄发热,栀子柏皮汤主之**。(261)

肥栀子(十五个,擘) 甘草(一两,炙) 黄柏(二两)

上三味,以水四升,煮取一升半,去滓,分温再服。

【串讲】

感受寒邪,黄疸伴随发热,使用栀子柏皮汤为主方治疗。肥栀子十五个,擘,炙甘草一两,黄柏二两。用800ml的水,煎煮这三味药,煮取300ml,分两次温服。

【要点延伸】

栀子柏皮汤是治疗伤寒发热黄疸的主方之一。

栀子、黄柏对瘀热的肝炎疗效很好,也就是化瘀热的效果很好,甘草,现代药理研究也发现其具有很好的保肝作用。茵陈蒿汤、麻黄连轺赤小豆汤、栀子柏皮汤均是治疗瘀热黄疸的主方,因此在临床常合方使用。

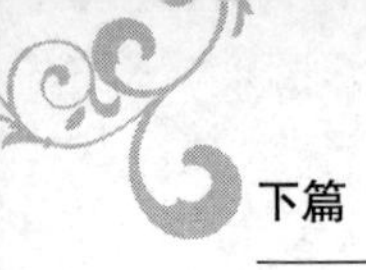

二、无热黄疸

【8】阳明病，脉迟，食难用饱，饱则微烦，头眩，必小便难，此欲作谷瘅，虽下之，腹满如故，所以然者，脉迟故也。（195）

【串讲】

阳明病，脉迟，心率慢，饮食量少而易饱，稍微吃饱一点就难受，有微微烦躁、眼前发黑，此时一定伴随小便量少。张仲景说这是要发作“谷瘅”，“瘅”通“疸”，“谷瘅”就是食源性黄疸，古人认为这是与饮食有关的黄疸。即使用了泻下的方法，腹胀也不见好转。之所以用下法无效，这是由于患者的脉是迟的。

【要点延伸】

①脉迟提示病性属寒。

②“食难用饱+腹满”导致血容量不足，进一步导致“头眩+小便量少”。

③“虽下之，腹满如故”提示“食难用饱+腹满”不是湿热所致，结合“脉迟”可知，谷瘅的原因是寒湿。阳虚感受的寒湿之邪，不能用泻下的方法，如果补充一个方子，可以使用茵陈术附汤。

【9】伤寒发汗已，身目为黄。所以然者，以寒湿，在里不解故也。以为不可下也，于寒湿中求之。（259）

【串讲】

感受寒邪，用发汗方法治疗后，出现皮肤和白睛黄染，之所以是这样，是由于内有寒湿之邪未能祛除，不能用下法治疗，还是应当治疗寒湿之邪。

【要点延伸】

①不仅瘀热可以导致黄疸，寒湿也可以导致黄疸。

②发汗法不能治愈寒湿黄疸。

③用什么处方治疗？《医学心悟》的茵陈术附汤（茵陈、白术、附子、干姜、甘草、肉桂）。

【10】阳明病，无汗，小便不利，心中懊侬者，身必发黄。（199）

【串讲】

阳明病，无汗，尿量减少，胸中如啖蒜状，有莫名其状的难受，会出现黄疸。

比如说食管炎的患者，也表现为不敢吃饭、喝水，不出汗，尿量也少，但是不一定发黄。但是这篇是在讲阳明病，其义可能是影响到了阳明部位的时候，出现黄疸的比较多，不一定是出现上述症状就一定出现发黄。

【要点延伸】

①“身必发黄”提示肝胆疾病。

②“心中懊侬”提示食管炎症。

③“无汗、小便不利”提示饮食减少。

④综合分析该条所述是“食管至肝胆”部位感染所致，可以选用小柴胡汤治疗。肝胆疾病，也常出现胃部的问题不好，进而容易导致反流，刺激食管黏膜，引起食管的炎症，因此便出现了心中懊恼。

第八节　阳明伤寒腹满

一、腹满治疗原则

【1】伤寒哕而腹满，视其前后，知何部不利，利之即愈。（381）

【串讲】

伤寒，出现恶心、吐，需要诊查患者的大小便情况，以判断到底是何处不通畅，是小便不通畅，还是大便不通畅。尿少的，恢复小便通利即可；大便不通的，恢复大便通畅即可。“利之”是指结果，是指要恢复大小便通畅的状态，并非一定是使用了利尿和泻下的方法。

【要点延伸】

①保持大小便通利是治疗“哕而腹满”的基本原则。小便不利，如肾功能不全时，常见恶心、想吐；大便不通时，整个肠道通降不利，也会出现恶心、吐。当然，除此之外，也有神经性的呕吐，如吴茱萸汤所治疗的一类。

②大便通利则肠道积滞消除、小便通利则肠壁水肿消除，“哕而腹满”自然消除。

③寒邪所致“哕而腹满”是导致大小便不利的常见原因。

④治疗寒邪导致的“哕而腹满”的根本原则应该是祛除寒邪、促进脏腑功能的恢复。

二、汗出腹满

【2】阳明病，脉迟，虽汗出不恶寒者，其身必重，短气腹满而喘，有潮热者，此外欲解，可攻里也。手足濈然汗出者，此大便已硬也，大承气汤主之；若汗多，微发热恶寒者，外未解也，其热不潮，未可与承气汤；若腹大满不通者，可与小承气汤，微和胃气，勿令至大泄下。（208）

大承气汤

大黄（四两，酒洗）　厚朴（半斤，炙，去皮）　枳实（五枚，炙）　芒硝（三合）

上四味，以水一斗，先煮二物，取五升，去滓，内大黄，更煮取二升，去滓，

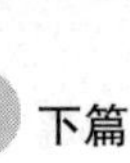

内芒硝,更上微火一两沸。分温再服,得下,余勿服。

小承气汤方

大黄(四两) 厚朴(二两,炙,去皮) 枳实(三枚,大者,炙)

上三味,以水四升,煮取一升二合,去滓,分温二服。初服汤,当更衣,不尔者,尽饮之,若更衣者,勿服之。

【串讲】

阳明病,脉迟,虽然出汗,但不怕冷,身体感觉到沉重、短气、腹部胀满、呼吸急促,如果在此基础上出现"日周期性发热",就是以日为单位的周期性发热,这就说明位于太阳部位的病邪将要消失。体温升高时,机体抵抗力增强,因此外邪就容易祛除。"可攻里也"是指可以治疗在里的病邪,往往是用通腑的办法。"手足濈然汗出者,此大便已硬也",通过患者手足持续汗出,可知其大便已经干硬。其实患者不仅是手脚出汗,而是全身出汗。全身包括手足汗出,水液丢失,使用大承气汤治疗。如果出汗多,还有轻微体温升高以及怕冷,这说明太阳部位的邪气还没有解,没有潮热,提示还未到使用承气汤的时候。如果腹胀满严重且不排大便,可以先用小承气汤微微通降胃气,不要让患者泻下得很厉害。如何把握泻下的程度,也就是张仲景经常讲的"得下,止后服"的原则。

下面看大承气汤的组成,大黄是四两也就是大约 60g,"酒洗"所使用的是米酒,厚朴半斤,是在 120g 左右,枳实五枚,75g 左右。经考证张仲景使用的"枳实"是现在的枳壳。芒硝三合就是 60ml,大概是 37g。用 2 000ml 的水,先煮枳实、厚朴,煮到剩余 1 000ml 液体,去掉药渣,再加入大黄,煮到剩余 400ml 液体,去掉药渣。此处需注意,虽然大黄比枳实、厚朴煎煮时间晚,但并非现代意义上的"后下",因为将 1 000ml 液体煎煮到 400ml 所需的时间还是不短的。然后再加芒硝,开锅再稍微一煮就可以了。分两次服用,如果服用一次后即大便,剩余的药就不再喝了。虽然一剂药物的用量大,但每次服用的只有一半,"重剂缓投"在保证药物安全、有效中很关键。

下面再看小承气汤。小承气汤的组成是大黄四两,厚朴二两,枳实三枚,枳实和厚朴的用量都比大承气汤要少。这三味药,用 800ml 的水,一起煮到剩余 240ml,分为两次服用。服用一半的量,就应该出现排便,如果不排便的,就需要把这一剂药全部服完。如果服用一半就排便了,便无需服用另一半了。中病即止,得下即止。

【要点延伸】

①"阳明病,脉迟,虽汗出不恶寒者,其身必重,短气腹满而喘,有潮热者,此外欲解,可攻里也"的启示:

A."脉迟"不是攻里的禁忌证。

不要一见到脉迟，就认为是阳虚，而不能使用攻下法治疗。我们在临床上，治疗心动过缓的患者，如果确有一派热象，那就要使用清热药，而不是用附子、麻黄、细辛来治疗。

B. “脉迟、汗出、身重、短气、腹满、喘、潮热” 宜用攻里治疗。

C. 太阳部位病邪影响到阳明部位才可攻里。

只有太阳阳明并病、合病的情况，才可以加用攻里的办法。这是古人所定的治病章法，但根据现在的医学指导思想，其实也可以早用，不一定非到见到“潮热、汗出、大便硬”的时候才用。这是由于外感性疾病，不论是风、寒、暑、湿、燥、火，为主的致病邪气从疾病一开始就是确定的，病邪性质与病程无关。比如在细菌感染性疾病中，西医是全程可以使用抗生素的，而并非要等到疾病严重的阶段才用。所以，古人所给出的规定，不一定全对。上海的姜春华老中医提出的“截断扭转”治法，提前用药，截断疾病发展过程、扭转病势，这实际上是突破古人认识的一种创见，是合理的，合理的我们就可以突破。

②“手足濈然汗出者，此大便已硬也，大承气汤主之”的启示：

“持续手足汗出 + 大便干硬”是大承气汤的适应证。

③“若汗多，微发热恶寒者，外未解也，其热不潮，未可与承气汤；若腹大满不通者，可与小承气汤，微和胃气，勿令至大泄下”的启示：

A. 有“恶寒”即不可使用承气汤。

B. 但伴有“严重腹胀满 + 便秘”者也可用小承气汤促进胃肠通畅，但不可通下过度。

④大承气汤煎服法的启示：

A. 大承气汤各药用量要足够大。

B. 大承气汤中的大黄不是后下，不是取其通便作用而是取其祛邪作用。

C. 大承气汤分成两次服用，大便通畅是停服的标志。

⑤小承气汤煎服法的启示：

A. 小承气汤各药用量要足够大。

B. 小承气汤的大黄也是不后下。

C. 小承气汤的停药指征是大便通畅。

三、心烦腹满

【3】伤寒下后，心烦腹满，卧起不安者，栀子厚朴汤主之。（79）

栀子（十四个，擘） 厚朴（四两，炙，去皮） 枳实（四枚，水浸，炙令黄）

上三味，以水三升半，煮取一升半，去滓。分二服，温进一服，得吐者，止后服。

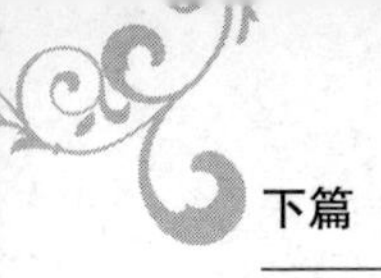

【串讲】

伤寒,用过攻下的方法之后,出现烦躁、肚子胀满,躺下也不舒服,坐起来也不舒服,坐卧不宁。这种情况使用栀子厚朴汤治疗。

栀子十四枚,大约是10g左右,栀子是除烦的好药,厚朴四两约60g左右,这个量比较大,枳实四枚约60g左右。这三味药,用700ml的水,煮取300ml药汁,然后去掉药渣,分两次服用,服完一次,如出现呕吐,就不再服用剩下的药物了。

根据原文,栀子厚朴汤的停药指征是"得吐",所以大家认为其中一定含有催吐的药物。由于栀子豉汤方后注中也提到"得吐,止后服",因此大家认为栀子具有催吐的作用。但通过临床使用体会,并未发现栀子具有明显的催吐作用。

【要点延伸】

①本条文的启示:

A. 下后腹满不解,说明病位偏上,当在胃部。

本条所述的"心烦、腹满、卧起不安"接近于"心中懊侬"的表现,只是相对食管而言,病位偏下一些。

B."卧起不安"是胃部病变出现呕吐之前最为常见的表现,也说明这个疾病本身就可以出现呕吐。

②"得吐者,止后服"的启示:

A. 进一步提示病位偏上,当在胃部。

B. 不可把栀子厚朴汤当成催吐剂。

使用完栀子厚朴汤,出现呕吐,在胃的病邪得以祛除,实际上也可以继续服药,促进残余病邪的消除,调理胃肠的功能,此处是可以突破原文的。

四、呕吐腹满

【4】伤寒吐后,腹胀满者,与调胃承气汤。(249)

【串讲】

伤寒催吐治疗后,腹部胀满,治疗使用调胃承气汤。

【要点延伸】

①催吐治疗后腹胀满不愈,提示病变部位较低,当在肠道。

②调胃承气汤是治疗肠道受邪腑气不通病变的方剂。

五、潮热胸胁满

【5】阳明病,发潮热,大便溏,小便自可,胸胁满不去者,与小柴胡汤。(229)

柴胡(半斤) 黄芩(三两) 人参(三两) 半夏(半升,洗) 甘草(三两,炙) 生姜(三两,切) 大枣(十二枚,擘)

上七味,以水一斗二升,煮取六升,去滓,再煎取三升。温服一升,日三服。

【串讲】

阳明病出现日周期性发热,大便稀,小便还是正常的,如有胸胁胀满不解除,就用小柴胡汤治疗。

【要点延伸】

①"潮热"是阳明病特征之一。

②阳明病可见"大便溏"。

③"胸胁满+大便溏+潮热"是胃肠炎的表现。从胃一直到大肠的整个消化道都有问题。

④治疗"胸胁满+大便溏+潮热"的代表方是小柴胡汤。

六、严重腹满

【6】腹满不减,减不足言,当下之,宜大承气汤。(255)

【串讲】

持续腹满不能缓解,即便缓解也不明显,这种情况还是应该用泻下的方法,可以使用大承气汤。

注意此处,并非大承气汤"主之",而是"宜",表达的意思是暂无更好的方法,只好先用大承气汤。

【要点延伸】

①持续性腹满可以用大承气汤治疗。

②该条所述病症多为"麻痹性肠梗阻"。

比如,低钾或感染所致的麻痹性肠梗阻,可以用大承气汤,但并非最好的方法。

七、腹满疼痛

【7】发汗不解,腹满痛者,急下之,宜大承气汤。(254)

【串讲】

用发汗方法治疗病情不见缓解,腹胀满疼痛仍在者,应迅速使用通下的方法治疗,依旧可以使用承气汤。

【要点延伸】

①该条所述病证当为"低位性肠梗阻"。

如果肠道的梗阻部位偏上,腹胀的范围是偏小的,比如,贲门失弛缓,那是吃不下东西;幽门梗阻,只是上腹胀、呕吐;而如果梗阻部位在直肠、结肠,通常就表现为全腹胀。

②“腹部胀满疼痛”的治疗是用大承气汤紧急通腑。

第九节 阳明伤寒大便难

“胃家实”是阳明病的主要病机之一,大便难就是其一个突出的表现,本节所讲,即阳明伤寒大便难的几种情况。

一、不大便身热头痛

【1】伤寒不大便六七日,头痛有热者,与承气汤。其小便清者,知不在里,仍在表也,当须发汗。若头痛者必衄,宜桂枝汤。(56)

【串讲】

伤寒,不排便有六七日了,头痛,还有体温增高,怎么治疗?用承气汤。如果患者的小便是清澈的,便知道病邪没有入里,仍然在体表,这个时候,应当用发汗方法治疗。如果有头痛,就一定会出现鼻出血,可以用桂枝汤治疗。

为何此处的“衄”,认为是鼻出血,而不是皮肤或其他部位的出血呢?因为在桂枝汤的适应证里,涉及明确部位的只有“鼻鸣”。

【要点延伸】

①感染寒邪后六七日,“不大便+头痛身热”是承气汤的应用指征。

②小便清与小便黄浊是病邪在表和在里的辨证要点之一。

③“不大便+头痛身热+小便黄浊”才真正是承气汤的应用指征。

④“不大便+头痛身热+小便清澈”则是桂枝汤的应用指征。

二、不大便身热视昏

【2】伤寒六七日,目中不了了,睛不和,无表里证,大便难,身微热者,此为实也。急下之,宜大承气汤。(252)

【串讲】

伤寒六七日,视物不清,眼睛觉得不舒服,既无太阳表证,又无少阴里证,大便困难,微微发热,用大承气汤来治疗。

【要点延伸】

①“视物不清+眼睛不适+大便六七日不行+身热”是大承气汤的适应证。

“睛不和”也就是眼睛存在不适,说明感染影响到眼睛局部,不同于脑部病变所致的眼睛问题。大承气汤对于眼部感染性疾病效果很好,临床用大承气汤治疗急性结膜炎表现为目赤肿痛的情况,可迅速改善。

②如果是“视物不清+眼睛不适+大便六七日不行+身热”+“口苦+咽干”则是少阳病证,是小柴胡汤的适应证。

三、不大便绕脐痛

【3】病人不大便五六日,绕脐痛,烦躁,发作有时者,此有燥屎,故使不大便也。(239)

【串讲】

患者不排大便五六日了,肚脐周围疼痛,烦躁,上述症状间断发作,推测这是“有燥屎”,也就是大便干硬。

【要点延伸】

①“燥屎”提示病在结肠部位。此时进行腹诊,可触及左下腹粪块,严重时甚至在右下腹也可触及。

②不大便则环绕脐周的结肠充盈胀痛,可以导致烦躁。

③如何治疗?大承气汤。

四、不大便腹满痛

【4】大下后,六七日不大便,烦不解,腹满痛者,此有燥屎也。所以然者,本有宿食故也,宜大承气汤。(241)

【串讲】

剧烈腹泻后,又有六七日不排大便,持续烦躁,腹胀腹痛,这也是“有燥屎”,即大便干结。之所以这样,是由于患者原本就有宿食停留,治疗还是用大承气汤。

宿食,即真正的食积,也就是吃得太多,消化不良。而临床上,我们所说的食积,很多情况下,并不仅仅是消化不良,通常是合并有感染的,因此才会见到“嗳腐吞酸”的表现。

【要点延伸】

①剧烈腹泻后,多伴有大便干硬、数日无便的现象。

②“烦不解,腹满痛”提示,虽然腹泻,热邪未除,仍然积滞在内。

③大承气汤可用以治疗胃肠热邪积滞的病症。

五、大便乍难乍易喘冒不能卧

【5】病人小便不利,大便乍难乍易,时有微热,喘冒不能卧者,有燥屎也,宜大承气汤。(242)

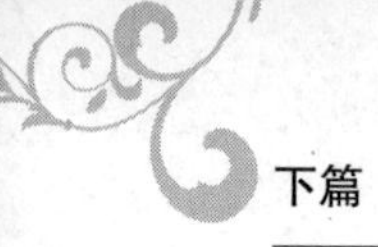

【串讲】

患者尿量减少，大便时难时易间断地出现轻微的体温升高，喘息、头昏、不能平卧。这种情况，仍然是“有燥屎”的原因，可以使用大承气汤治疗。

【要点延伸】

①“小便不利，燥屎”提示津液已经不足。

②“大便乍难乍易”提示，津液不足，但不是特别明显。

③“喘冒不能卧”提示肺部感染严重。

④“宜大承气汤”提示肺部严重感染依然可以用大承气汤。此条所描述的是肺部感染合并便秘的情况，可以用大承气汤治疗。临床上有很多的案例证明，肺部感染出现便秘时，使用大承气汤效果特别好。以前中西医结合研究“肺与大肠相表里”，不管是动物实验，还是做临床应用，发现使用大承气汤可以迅速改变肺部感染的状态。

六、大便硬潮热

【6】阳明病，潮热，大便微硬者，可与大承气汤，不硬者，不可与之。若不大便六七日，恐有燥屎。欲知之法，少与小承气汤，汤入腹中，转矢气者，此有燥屎也，乃可攻之。若不转矢气者，此但初头硬，后必溏，不可攻之，攻之，必胀满，不能食也。欲饮水者，与水则哕。其后发热者，必大便复硬而少也，以小承气汤和之。不转矢气者，慎不可攻也。（209）

【串讲】

阳明病潮热，大便略微干一点，可以用大承气汤。如果大便不硬，不可使用。如果不排大便有六七日，应怀疑患者已经有燥屎。如何知道有没有燥屎呢？方法是少量服用小承气汤。汤药喝进去后，腹中肠鸣、放屁，这是有燥屎，可以使用泻下治疗。如果服药后，没有肠鸣、放屁，这种情况，大便只是头干后稀而已，不能用攻下的方法治疗，如果攻下就会出现腹部胀满、不能进食。如果患者觉得口渴想喝水，饮水后出现恶心、呕吐。之后又出现了发热，说明大便又变硬了，但是量还是比较少的，此时可以用小承气汤缓和地通便，使肠道恢复到正常。如果没有肠鸣，就不能用攻下的方法。

【要点延伸】

①“阳明病，潮热，大便微硬者，可与大承气汤，不硬者，不可与之”的启示：

A.“潮热+大便干”可用大承气汤。

B.“潮热+大便稀”不可用大承气汤。但通过临床证明：大便虽稀，但气味臭者，还是可以使用大承气汤的。

②“若不大便六七日，恐有燥屎。欲知之法，少与小承气汤，汤入腹中，

转矢气者，此有燥屎也，乃可攻之。若不转矢气者，此但初头硬，后必溏，不可攻之，攻之，必胀满，不能食也。欲饮水者，与水则哕。其后发热者，必大便复硬而少也，以小承气汤和之。不转矢气者，慎不可攻也”的启示：

A. 六七日不大便者，可能大便干硬。

B. 小承气汤可以验证是否存在大便干硬，少量服用小承气汤后出现肠鸣矢气提示大便干硬，可以使用攻下治疗；不出现肠鸣矢气者提示大便头干后稀，不能用攻下治疗，如果攻下治疗会更加损伤肠胃，加重腹胀呕吐。

七、大便硬尿频

【7】趺阳脉浮而涩，浮则胃气强，涩则小便数。浮涩相搏，大便则硬，其脾为约，麻子仁丸主之。（247）

麻子仁丸方

麻子仁（二升） 芍药（半斤） 枳实（半斤，炙） 大黄（一斤，去皮） 厚朴（一斤，炙，去皮） 杏仁（一升，去皮尖，熬，别作脂）

上六味，蜜和丸如梧桐子大。饮服十丸，日三服，渐加，以知为度。

【串讲】

趺阳脉，也就是足背动脉。浮脉，是胃气强的表现。涩脉，则小便次数多。浮脉和涩脉同时见到，提示大便干硬，脾的运化功能受限。使用麻子仁丸来治疗。

麻子仁丸的组成有：麻子仁，就是火麻仁，芍药、枳实、大黄、厚朴、杏仁，看上去每一味药的用量都很大，实际要制成丸药后服用，每次的实际用量不大。这六味药用蜜做成如梧桐子大的丸药。每次服用 10 丸，1 丸就如黄豆大小，每日服用两次。逐渐加量，大便通下来了，就可以了。

【要点延伸】

①“趺阳脉”在腰 5 神经节段分布区，可以反映与其对应的大肠功能。

②“脉浮”形成的条件：血管周围无过多组织隔离，常见情况就是患者比较干瘦。

③“脉涩”提示较为严重的血容量不足。

④“脉浮而涩”提示血容量不足导致组织脱水，形体干瘦。

⑤“浮则胃气强”提示饮食尚好。

⑥“涩则小便数”提示水液从小便丢失。

⑦“浮涩相搏，大便则硬”提示大便硬的原因不是因为饮食减少，而是因为尿量过多。

⑧“其脾为约”提示脾的运化功能出现单向受限，出现了“能够为胃行其津（吸收水分），却不能为胃行其液（分泌消化酶和胃肠黏液）”的脾约现

象，以致营养未被充分吸收而“瘦”，加上小便量多，津液丢失，以致出现“肌肤干瘦、脉浮而涩”。

⑨进一步推测“大便干中伴有完谷不化”。

⑩除了感染性疾病可以见到这种情况以外，内科临床中的“糖尿病”常见这种情况，临床文献证实麻子仁丸治疗糖尿病肠病便秘有效。

八、大便硬小便自利

【8】阳明病，自汗出，若发汗，小便自利者，此为津液内竭，虽硬，不可攻之，当须自欲大便，宜蜜煎导而通之，若土瓜根及与大猪胆汁，皆可为导。（233）

蜜煎方

食蜜（七合）

上一味，于铜器内，微火煎，当须凝如饴状，搅之勿令焦着，欲可丸，并手捻作挺，令头锐，大如指，长二寸许。当热时急作，冷则硬。以内谷道中，以手急抱，欲大便时乃去之。疑非仲景意，已试甚良。

又大猪胆一枚，泻汁，和少许法醋，以灌谷道中，如一食顷，当大便出宿食恶物，甚效。

【串讲】

阳明病，未经治疗有自然的汗出，又用发汗的方法治疗，但未经利尿而小便量多，这就说明津液耗伤得很厉害。津液已经从汗出丢失，本应尿量减少，但如今小便量多，说明自身保存津液的功能减退或丧失了，因此说“津液内竭”。此时即使大便是干硬的，也不能用泻下的方法治疗。因为攻下会使津液丢失更多。那怎么办？必须等到患者想排便的时候，有便意时，使用蜜煎，在前引导出大便而通便。从外引导大便而出，称为“导”；自内推动大便排出体外，称为“攻”。使用土瓜根，或猪胆汁，均可以导便外出。现在我们可以直接使用开塞露，不一定非要去使用蜜煎、土瓜根，或猪胆汁。

蜜煎方，是使用蜂蜜140ml，置于铜器内，使用小火熬，熬到如胶饴状，熬的过程中要不断地搅拌，防止焦化粘锅。熬到蜂蜜的质地差不多可以制成药丸，此时将之两手合搓为条状，制成一挺，一头是尖的，方便塞入肛门中，每一个的大小如手指，长短大约是二寸。需要趁热的时候制作，冷却就会变硬。使用时，即将之塞到肛门中，并用手堵住肛门，当患者产生便意再松开，

也可使用一枚大的猪胆，把胆汁倒出来，加少量的醋。“法醋”的具体所指尚未考证清楚，但总之是醋。将胆汁和“法醋”的混合物从肛门灌入。大约经过吃一顿饭的工夫，大约十几分钟的时间，会排出肠道的内容物，非

常有效。

【要点延伸】

①本条文的启示：

A. 多汗、多尿可致体液丢失、大便干硬，不宜使用攻下通便的方法，正治之法当是“止汗、缩尿＋饮水”，权宜治法可用“润通引导”，选择能够濡润大肠的蜜煎、土瓜根、猪胆汁。

土瓜根在北方不常见，文献考证的结果又不止一个，很难确定。不能确定也没关系，现在遇到这种情况，使用开塞露解决即可。

B. 润通导引治疗大便干硬，需要掌握在“有要大便的感觉又排不出来”时使用。

②蜜煎方煎服法的启示：

蜜煎剂制作的火候和方法，以及使用的方法，都很重要。

③“大猪胆一枚，泻汁，和少许法醋，以灌谷道中，如一食顷，当大便出宿食恶物，甚效”的启示：

A. “猪胆汁＋醋”才有很好润通引导干硬大便的作用。

B. 其机制可能与模拟增强胃和胆功能有关。胃酸是酸的，胆汁是苦的，此两者分泌充足时，可以保障肠道的分泌和蠕动正常。猪胆汁和“法醋”，虽然是直肠给药，但可以说实际上是模拟了胃和胆对肠道所产生的作用，故可使大便就通畅。

这启示我们，消化道功能差时，合用酸味药与苦味药就有很好的作用。比如我们创制的五行生化汤（五味子、黄连、炙甘草、生姜、玄参）就运用了五味配合的原理，药味少、药量小，但疗效非常好。所以，味道配伍是有奥秘的，只不过一般没有人去深究。

【9】得病二三日，脉弱，无太阳柴胡证，烦躁，心下硬。至四五日，虽能食，以小承气汤少少与，微和之，令小安，至六日，与承气汤一升。若不大便六七日，小便少者，虽不受食，但初头硬，后必溏，未定成硬，攻之必溏，须小便利，屎定硬，乃可攻之，宜大承气汤。（251）

【串讲】

患病两三日，脉是弱的。既没有太阳病的头项强痛、恶寒等表现，也没有少阳柴胡汤证的胸胁苦满、默默不欲饮食、寒热往来、呕吐等表现。没有太阳证和少阳柴胡证，那最大可能是指有阳明病。患者有烦躁，心下硬，到第四五日，即使能吃饭，这时候也需要使用小承气汤微和胃气，使患者舒服一些。到第六日，可以使用承气汤200ml。如果不解大便又六七日，小便量也少，虽然不能吃饭，大便只是头干、后稀，也不一定是真的大便干，此时如果使用攻下的方法，一定会出现大便稀。此时应待小便通畅，也就是津液充足，才能用攻下的方法，使用大承气汤。也就是说，津液不足的大便干是不可以用攻下方法的。

【要点延伸】

①“得病二三日，脉弱，无太阳柴胡证，烦躁，心下硬。至四五日，虽能食，以小承气汤少少与，微和之，令小安，至六日，与承气汤一升”的启示：

A.“脉弱”提示胃气不足。

B.“烦躁”提示邪扰神志。

C.“心下硬+能食”，提示“心下”所指的确切病位不在胃，而在结肠，是大肠粪便积聚。

D.“心下硬+能食+脉弱+烦躁”需用小承气汤和大承气汤序贯治疗，提示“脉弱”而上腹胀满应谨慎使用大承气汤。

②“若不大便六七日，小便少者，虽不受食，但初头硬，后必溏，未定成硬，攻之必溏。须小便利，屎定硬，乃可攻之，宜大承气汤”的启示：

A.“初头硬，后必溏”慎用攻下治疗。

B. 小便量恢复正常时，才能使用攻下的大承气汤治疗大便干硬。

第十节　阳明伤寒蓄血病

【1】阳明证，其人喜忘者，必有蓄血。所以然者，本有久瘀血，故令喜忘。屎虽硬，大便反易，其色必黑者，宜抵当汤下之。（237）

水蛭（熬）　虻虫（去翅足，熬，各三十个）　大黄（三两，酒洗）　桃仁（二十个，去皮尖及两人者）

上四味，以水五升，煮取三升，去滓。温服一升，不下更服。

【串讲】

阳明证，健忘，一定是有积血（蓄血），也就是瘀血。之所以出现这种情况，是患者原本就有瘀血，所以有健忘。即使出现大便干硬，但是排便并不困难，容易解下来，大便色黑者，可以使用抵当汤治疗。

下面看抵当汤的组成。水蛭（熬），这个“熬”，即“焙”之意，将药物焙黄、焙干的意思。虻虫去掉翅膀和足，也是焙干。水蛭和虻虫都是三十个。三十个水蛭可是不小的量，根据水蛭的大小不同，一条水蛭大约2~3.3g，三十个水蛭就是60~100g，可见这么大量的水蛭煎煮服用是安全的，但打粉服用就不一样了，需要减少用量。虻虫很轻，三十个虻虫可能也就1g左右。大黄三两酒洗，大约45g，桃仁二十个，需要把皮和尖都去掉，有的桃核中有两个种仁，这种的不能用，要去掉。

这四味药，使用1 000ml的水，煮取600ml，把药渣去掉，温服200ml，也就是一剂药分成三次喝。如果喝了200ml，还不大便，就继续喝剩下的药。

【要点延伸】

①本条文的启示：

A. 瘀血是健忘的原因：慢性腔隙性脑梗死患者是很容易见到健忘症状的，急性瘀血性脑缺血也可以见到健忘。

B. 大便干结、色黑易解是消化道出血的表现。

但粪便在肠道停留时间过长，也可见到大便色黑，本条文中没有其他信息提示存在消化道出血，因此无法判断是否一定存在消化道出血。在急性感染性疾病中出现大便黑的机制，可能是肠道黏膜损伤渗血或肠道血管瘀血性出血所致。

C. 抵当汤是治疗感染性瘀血的有效方剂。之前我们讲过，治疗瘀热可以用茵陈蒿汤、四妙勇安汤，如果想要加强治疗作用，可以再合用抵当汤。

②抵当汤煎服法的启示：

A. 大剂量水蛭、虻虫，水煎服是安全的。

B. 重剂缓投、得下为止，是安全用药的保障。

【2】病人无表里证，发热七八日，虽脉浮数者，可下之。假令已下，脉数不解，合热则消谷喜饥，至六七日不大便者，有瘀血，宜抵当汤。（257）

【串讲】

患者既没有表证，也没有里证，发热七八日，虽然脉是浮数的，但是可以使用下法。假如已经使用了泻下的方法，脉数没有消失，仍有发热，以及多食易饥，过了六七日，仍不大便，这也是瘀血的表现，还是用抵当汤来治疗。

【要点延伸】

①“脉数＋身热＋消谷善饥＋大便干硬”是抵当汤的适应证。

②感染病变部位不在胃肠道内。如果感染部位在胃肠道内，就不会见到多食易饥。

③“消谷善饥＋发热”当为血脉内瘀血所致神经功能受损后饥饿感异常和体温调节改变的结果。

这与之前条文所讲的“其人喜忘者，必有蓄血”是一致的，均是瘀血所致的神经系统问题。

【3】伤寒有热，少腹满，应小便不利，今反利者，为有血也，当下之，不可余药，宜抵当丸。（126）

抵当丸方

水蛭（二十个，熬）　虻虫（二十个，去翅足，熬）　桃仁（二十五个，去皮尖）　大黄（三两）

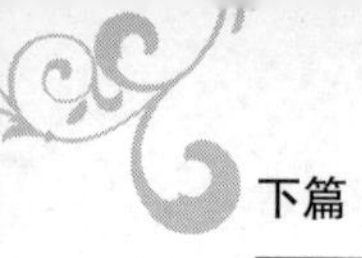

上四味，捣分四丸，以水一升，煮一丸，取七合服之，晬时当下血，若不下者更服。

【串讲】

伤寒发热，下侧腹满，一般情况会伴见小便量少。如果小便反而是通利的，这是病在血分，应该用泻下的方法，不可使用别的药物，需要用抵当丸来治疗。

抵当丸方中有水蛭和虻虫各二十个，比在抵当汤中用量要少一些。桃仁二十五个，去皮尖。大黄三两，也就是45g左右。以上四味药，捣碎后制成药丸，使用的时候不是直接吃药丸，而是用200ml的水，煮一丸药丸，取140ml的药液服进去。“晬时”即一昼夜，观察24小时以后，大便可能带血，如果没有便血，可以再服药。

【要点延伸】

①“发热+少腹满+小便通利”是抵当丸的适应证。

②“小便通利”提示肾脏血液灌注正常，瘀血不在血脉。

③“少腹满”提示肠道瘀血、大便干硬。肠道瘀血，有些表现为大便干硬，有些表现为大便稀，王清任膈下逐瘀汤所治疗的病证就是泄泻。瘀血在动脉端、静脉端的表现是不同的，以肢体为例，若是闭塞性动脉硬化症时，下肢不肿、皮温降低、出现干性坏疽；若是静脉回流障碍，下肢是肿胀的；若是微循环的瘀血，其表现就介于两者之间。

④抵当丸的用法也是煎煮服用。这是张仲景用药特征。不可以直接吞服如此剂量大的药物。

⑤“晬时当下血”即是服用抵当丸的效果和停药指征，也提示此为感染性疾病，所致的瘀血在大肠。

【小结】

阳明伤寒蓄血病所涉及的条文为以上三条。张仲景所讲的蓄血症，就涉及两个部位，一个是大脑的，一个是肠道的。

第十一节　阳明伤寒心烦

【1】阳明病，不吐，不下，心烦者，可与调胃承气汤。(207)

甘草（二两，炙）　芒硝（半升）　大黄（四两，清酒洗）

上三味，切，以水三升，煮二物至一升，去滓，内芒硝，更上微火一二沸。温，顿服之，以调胃气。

【串讲】

阳明病，没有呕吐，大便不通，心烦，使用调胃承气汤治疗。

调胃承气汤的组成有：炙甘草二两，芒硝半升约62g，大黄四两，约60g左右。调胃承气汤中芒硝的用量比大承气汤还要大。我们通常认为，调胃承气汤的力量比大、小承气汤都弱，但是实际上并非如此。

使用600ml的水，煮甘草、大黄到200ml，去掉药渣。再加入芒硝，放到火上轻轻煮开，煮两沸。温服，一次性服完。大承气汤、小承气汤都不是"顿服"，唯独调胃承气汤是如此。

【要点延伸】

①本条文的启示：

A. 既然是阳明病，当有"胃家实"的腹胀大便不通和阳明病外证"身热、汗自出、不恶寒反恶热"。

B. "心烦"是大脑功能受到影响的早期表现，严重者会出现"神昏谵语"。

②调胃承气汤煎服法的启示：

A. 大黄治疗感染性脑病不用后下。

现代方剂学常讲大承气、调胃承气、小承气汤中的大黄需要后下，但张仲景的原著中是不需要后下的，这样才能发挥大黄祛邪的作用。

感染性脑病说明病情很重，需要尽快祛邪，调胃承气汤具有很好的祛邪作用，尤其是大黄，但煎煮需要有足够的时间，不是后下。

B. 芒硝半升（约62g）比大承气汤中芒硝三合（约37g）还要大，而且调胃承气汤是顿服，大承气汤是分服、得下止后服，可见调胃承气汤远比大承气汤的泻下作用大。

C. 结合"不吐，不下"，进一步提示，胃肠神经功能损伤严重，非大剂量祛邪攻下药难以获效。

D. 结合桃核承气汤、大承气汤的治疗作用，进一步提示"大黄芒硝"是治疗神经系统感染性疾病的良药。

比如桃核承气汤治疗感染性脑病时的精神分裂表现等，其中也使用了大黄和芒硝。证明大黄不仅具有泻下通腑、泻火解毒的功效，还可治疗中枢系统感染。

【2】病人烦热，汗出则解，又如疟状，日晡所发热者，属阳明也。脉实者，宜下之；脉浮虚者，宜发汗。下之与大承气汤，发汗宜桂枝汤。（240）

【串讲】

患者出现心烦、身热，如果有汗出，病情就能缓解。如果病情出现反复，如疟状，下午3—5点发热，这是阳明发热的特点，提示病变涉及阳明部位。

如果脉有力,就应该用泻下的方法。如果脉浮无力,就应该用发汗的方法。用泻下的方法治疗日晡所发热,那就用大承气汤。“发汗”的内涵我们已经反复强调,不可理解为促进出汗。既然原文讲“宜桂枝汤”,即是表明不可用火熏等物理手段逼汗。桂枝汤具有祛邪作用,邪去正安,故有自然汗出。

【要点延伸】

①脉之虚实是“烦躁身热、日晡潮热”施治选方的主要依据。而脉的有力、无力,是与脉压差的大小密切相关。

②“脉实”表明脉压差大、血容量充足、心搏有力,治疗可以选用大承气汤。

③“脉浮虚”表明脉压差小、血容量不足,治疗可以选用桂枝汤。

这是由于桂枝汤可以促进心肌收缩,改善胃肠功能。通过自身功能的改善来补充津液,使得血容量增加,继而出现血压上升。临床中,我们治疗低血压时常用的一个小方子就是桂枝甘草汤。

【3】伤寒,医以丸药大下之,身热不去,微烦者,栀子干姜汤主之。(80)

栀子(十四个,擘)　干姜(二两)

上二味,以水三升半,煮取一升半,去滓。分二服,温进一服,得吐者,止后服。

【串讲】

伤寒病,医生用峻下药丸治疗后,身热不退、轻微烦躁,就用栀子干姜汤治疗。

栀子十四个,大概就是10g左右,干姜二两,大概是30g。这两味药用700ml的水,煮到300ml,去掉药渣,分两次服,一次服用150ml。由于原文中有“得吐者,止后服”,因此栀子被认为有催吐作用。实际上不是,服药后呕吐,有两种情况,一种是病在胃,吐完了就好了,病邪去了,不用再服。另一种本来没有呕吐,喝了吐说明你用错了,也不应该再喝。这个到底是哪一种情况?我们觉得是第一种情况。

【要点延伸】

①本条文的启示:

A.“医以丸药大下之”提示患者原本应该有腹胀。

B.“身热不去,微烦”提示泻下药丸无祛邪作用,病变部位已经涉及中枢神经。

C. 栀子干姜汤具有治疗寒邪影响中枢神经的作用。

D. 进一步推论,栀子干姜汤对胃肠外邪感染所致失眠有效。栀子除烦,大家都很清楚。我们在《金匮要略》的讲解中提到甘草干姜汤是调节神经功能紊乱最好的方子之一,其中干姜起到很好的作用。栀子干姜汤尤其适合胃肠外邪感染的失眠。

②“得吐者,止后服”的启示:

A. 干姜本来具有很好的止呕作用,服药后反而出现呕吐,提示病变部位在胃,且病变较为严重,因此使用干姜之后仍有呕吐,是病邪所致呕吐,而非药物所致。

B. “止后服”的原因可能为外邪因呕吐和药物作用而解,待正气恢复即可。

第十二节 阳明病谵语

本节“阳明病谵语”,不仅包含伤寒谵语,还把中风谵语放在这里一起讲,目的是帮助大家更加全面地掌握外感导致谵语的诊治。

一、中风谵语

【1】汗出谵语者,以有燥屎在胃中,此为风也。须下者,过经乃可下之。下之若早,语言必乱,以表虚里实故也。下之愈,宜大承气汤。(217)

【串讲】

一边有汗出,一边又说胡话。“谵语”即谵语,也就是意识不清时的言语错乱。张仲景认为这是风邪导致大肠内大便干硬引起的。《伤寒论》中的“胃家实”“胃中”不是指解剖所讲的胃,而是指整个消化系统。必须采用攻下者,也必须等到表证消失才可以攻下。如果使用下法太早,就会早早出现谵语,这是由于太阳部位虚弱、邪入阳明。使用下法可以治愈,宜用大承气汤。

【要点延伸】

①风邪可以导致“汗多、谵语、大便干硬”。

②风邪侵入的部位不在胃肠道,所以,尽管大便干硬,需要通便,也不宜下之过早,下之过早则津液丢失,更易加重谵语。

③表虚是病邪深入的基础。

④大承气汤是治疗风邪侵入阳明、神经受病(感染性脑病)的有效方剂。

【2】阳明病,其人多汗,以津液外出,胃中燥,大便必硬,硬则谵语,小承气汤主之。若一服谵语止者,更莫复服。(213)

【串讲】

阳明病,汗出多,津液丢失,因此消化道水分也减少了,大便就会变干了。“硬则谵语”往往被理解为因为大便硬,所以出现谵语。这个因果关系的理解是不正确的。治疗使用小承气汤,如果服完一次药,谵语消失,那就不要再继续服了。小承气汤也是治疗谵语的有效方之一。

【要点延伸】

①“多汗+大便干硬+谵语”是感染中毒性脑病的临床特点。

②“若一服谵语止者,更莫复服”,提示小承气汤是治疗感染性脑病的高效方剂。

【3】问曰:证象阳旦,按法治之而增剧,厥逆,咽中干,两胫拘急而谵语。师曰:言夜半手足当温,两脚当伸。后如师言。何以知此?答曰:寸口脉浮而大,浮为风,大为虚,风则生微热,虚则两胫挛。病证象桂枝,因加附子参其间,增桂令汗出,附子温经,亡阳故也。厥逆,咽中干,烦躁,阳明内结,谵语,烦乱,更饮甘草干姜汤,夜半阳气还,两足当热,胫尚微拘急,重与芍药甘草汤,尔乃胫伸,以承气汤微溏,则止其谵语,故知病可愈。(30)

【串讲】

提问道:患者的临床表现像桂枝汤(阳旦汤)证,但用桂枝汤(加附子)治疗后病情加重,出现了四肢逆冷、咽中干燥、两小腿肌肉痉挛、谵语等表现。

老师回答道:这样的患者,到半夜的时候,手脚就温暖了,两小腿就不拘急了,能伸开了。“脚”,在古代是指小腿。

后来患者的表现确实如老师所说的那样。怎么知道会是这样呢?

回答道:寸口脉是浮大的,脉浮是感受风邪的表现,脉大为正气不足的表现。感受风邪,引起了低热。正气不足,所以两小腿出现抽筋。患者的临床表现像桂枝汤证,又在桂枝汤的基础上加入附子,加强桂枝汤的发汗作用。附子是热药,故可导致汗出过多,而致亡阳。都说附子是回阳救逆的,但是此患者使用桂枝汤加附子之后,出汗多了,反而导致亡阳。如果见四肢凉、嗓子干、烦躁、大便干硬、谵语、烦乱,可让患者服用甘草干姜汤,服药后,到半夜阳气就恢复了,阳气充足,两脚就温暖了。如果小腿还是有些痉挛拘急,再给患者服用芍药甘草汤,这样小腿的痉挛、抽搐就解决了,腿就伸直了。然后再用承气汤,使大便微微变稀,谵语就止住了,因此知道疾病可以痊愈。

【要点延伸】

①“问曰:证象阳旦,按法治之而增剧,厥逆,咽中干,两胫拘急而谵语。师曰:言夜半手足当温,两脚当伸。后如师言。何以知此?答曰:寸口脉浮而大,浮为风,大为虚,风则生微热,虚则两胫挛”的启示:

A. 阳明中风早期的临床表现与桂枝汤类似,但按太阳中风治疗病情加重。

B. “咽中干”提示阳明中风病邪的入侵部位是咽部，实际就是少阳阳明病。口咽部至十二指肠均为少阳部位。

C. “厥逆”提示阳气已虚，有可能导致循环功能不全，即病邪波及少阴。

D. “两胫拘急而谵语”提示风邪内入阳明，即影响到神经系统。

E. “风则生微热”提示阳明中风存在体温升高。

F. “虚则两胫挛”提示阳明（神经）受伤，不能调控肌肉。越是强壮的肌肉，临床表现就越早、越明显，进一步发展则全身肌肉抽搐。

②“病证象桂枝，因加附子参其间，增桂令汗出，附子温经，亡阳故也”的启示：

容易导致阳明中风的风邪为患，桂枝加附子汤不能控制病邪深入，反而由于导致汗出过多，进一步导致血容量减少，阳气耗散，循环功能减退，因此见到厥逆。《伤寒论·伤寒例》中有“桂枝下咽，阳盛即毙”，阳热病邪所致的疾病，不能随便使用桂枝汤。

③“厥逆，咽中干，烦躁，阳明内结，谵语，烦乱，更饮甘草干姜汤，夜半阳气还，两足当热”的启示：

A. 甘草干姜汤是治疗阳明中风、神经损伤、血容量减少、阳气不足的基本方。

以上表现多食热盛阴伤的表现，只有厥逆为阳气不足的表现，这是交感神经相对亢进、副交感神经功能相对不足的特征。张仲景给出的治疗方剂是甘草干姜汤。

B. 参照《金匮要略》治疗肺痿的甘草干姜汤证，确证甘草干姜汤是治疗副交感神经相对亢进的有效方剂。交感神经功能亢进时，在口腔部表现为口渴。副交感神经功能亢进时，则表现为口水多、痰多、呕吐、腹泻等，这就是甘草干姜汤的适应证。

C. 综合以上资料，可知甘草干姜汤可以用于各种状况的自主神经功能紊乱。

④“胫尚微拘急，重与芍药甘草汤，尔乃胫伸”的启示：

A. 芍药甘草汤是治疗神经功能受损后肌肉痉挛、抽搐的有效方剂。临床还发现，该方对腹痛、便秘也是非常好用的方子。

B. 芍药甘草汤对神经损伤有治疗作用，可作为神经保护剂。

C. 芍药甘草汤对肌肉兴奋性痉挛抽搐有良效。

临床上，确实证明芍药甘草汤，不但能使骨骼肌的痉挛缓解，也能缓解平滑肌痉挛，如胃肠道的痉挛、疼痛，甚至结肠的、直肠的痉挛、便秘。芍药甘草汤治疗习惯性便秘，我在《贾海忠中医体悟》中有专门的讲解。

⑤“以承气汤微溏，则止其谵语，故知病可愈”的启示：

A. 承气汤是治疗感染性脑病的有效方剂。

B. 临床使用不以通便为目的，大便微溏只是病情缓解的表现以及大黄、芒硝副作用的体现而已。

也就是说，大黄、芒硝这两味药，对感染性脑病有特效，同时又具有通便的作用。但不能认为是通便治好了感染性脑病。

C. 综合分析，大黄是治疗感染性脑病的必效药物，其作用环节一定是外邪。

大黄的祛邪作用非常好，后世治疗温病时也常用大黄，比如升降散。

D. 进一步推论可以治疗风邪导致的其他疾病，是治疗“风瘀”的确效药。

二、伤寒谵语

（一）肺源性谵语

皮肤、呼吸、消化、泌尿各系统的感染，严重时均可能引起感染性脑病，“肺源性谵语”即病邪从肺部侵入，继而出现的感染性脑病。

【4】伤寒四五日，脉沉而喘满。沉为在里，而反发其汗，津液越出，大便为难，表虚里实，久则谵语。（218）

【串讲】

感受寒邪四五日，脉沉，胸闷、呼吸急促。脉沉提示病邪在里，反而用了发汗的方法，津液从汗丢失，大便就困难了。太阳虚弱、阳明里实，日久便出现谵语。

【要点延伸】

①“喘满”提示病邪侵入途径是呼吸道。

②“脉沉＋汗出过多＋大便困难”提示体液丢失、血容量不足。

③“谵语”提示感染性脑病。

④如何治疗？可以使用小承气汤。

亦可在其中加入宣肺的药物。后世温病学家对此有补充，如宣白承气汤，可以治疗肺部感染导致的感染性脑病。

（二）胃肠源性谵语

【5】伤寒，腹满，谵语，寸口脉浮而紧，此肝乘脾也，名曰纵，刺期门。（108）

【串讲】

感受寒邪后出现腹胀、谵语，寸口脉是浮紧的，此名为“纵”，使用针刺期门穴的方法来治疗。

解释一下“纵”，来源于五行，乘其所胜名曰纵，乘其所不胜名曰横。这是肝病及脾，五行关系是木克土，因此称为“纵”。如果是木火刑金，那就称为“横”。

【要点延伸】

①寒邪也可以侵犯阳明，导致谵语。

②“腹满”提示病邪侵入部位可能在肠道。

原文只描述了“腹满”，而没有大便干。胃肠道感染，可能没有腹泻、呕吐，但一般都会有腹胀。临床上能见到的比较特殊的感染，如感染中毒性菌痢、胆系感染，可以没有腹泻，直接进展到出现神志症状。

③期门穴是治疗腹满谵语（胃肠源性感染性）的有效穴位。

期门穴，在我们讲的纬脉理论中位于胸6纬（相关内容可参考笔者所著《纬脉针灸特效疗法精要》一书），对应的就是胃肠道上部。

【6】伤寒十三日，过经谵语者，以有热也，当以汤下之。若小便利者，大便当硬，而反下利，脉调和者，知医以丸药下之，非其治也。若自下利者，脉当微厥，今反和者，此为内实也，调胃承气汤主之。（105）

【串讲】

伤寒十三日，经过这么长时间之后，出现了谵语，这是热证，应当给予泻下药。如果小便通畅，大便就应该是硬的，但现在是小便通利，反而出现腹泻，脉象是正常的。推测是有医生给这位患者用了泻下的丸药。也就是说腹泻是泻下药导致的，而不是疾病本身的反应，这种治疗方法也是不对的。如果患者是未经干预的下利，脉应该是微弱的，而且会出现四肢厥冷。现在患者脉不微、肢不厥，是病邪入里，应该用调胃承气汤来治疗。

【要点延伸】

①“伤寒十三日，过经谵语者，以有热也，当以汤下之”的启示：

A. 有些感染性脑病出现的时间比较晚些。

B. 谵语多是热证的表现。

C. 里热谵语的治疗当以泻下治疗为主。

②“若小便利者，大便当硬，而反下利，脉调和者，知医以丸药下之，非其治也”的启示：

A. 小便量多则多伴随大便干硬。

B. 小便量多伴随腹泻、脉和，提示是用了作用和缓的通利二便的药物所致。临床中也经常遇到患者原先是大便干，复诊时诉大便稀、大便次数增多，不一定都是疾病所致，可能是使用的药物剂量偏多。这种情况不需要治疗腹泻，只需要将药物减量即可，患者可自行恢复。

③“若自下利者，脉当微，厥，今反和者，此为内实也，调胃承气汤主之”的启示：

A. 腹泻多伴见脉微、肢冷，是血容量减少所致。

B. “腹泻＋脉不微＋肢不冷”，提示邪在胃肠（内实）。一般来讲，机体具有自然的排除邪气的反应，比如，邪气在胃，会出现呕吐；邪气在肠道，会出现腹泻。因此，见到阳明病大便干硬，可不要认为病邪就一定在胃肠道，病邪恰恰可能不在胃肠道。

C. 调胃承气汤是治疗胃肠源性感染性脑病的主要方剂。其实大承气汤、小承气汤都可以使用。

【7】下利，谵语者，有燥屎也，宜小承气汤。（374）

大黄（四两，酒洗） 枳实（三枚，炙） 厚朴（二两，去皮，炙）

上三味，以水四升，煮取一升二合，去滓。分二服，初一服谵语止，若更衣者，停后服，不尔，尽服之。

【串讲】

患者有腹泻，合并谵语，这是有燥屎，使用小承气汤治疗。

患者腹泻，还判断他肠道中有燥屎，临床中确实有这种情况吗？确实有。这种情况一般是患者平素大便干硬，数日方才排便一次，近期由于饮食或其他原因导致胃肠道感染，出现腹泻，但原来干结的粪块尚在肠道中，就会出现所谓的“热结旁流”。我们曾经有个腹泻的患者，腹诊时一摸，从左下腹到右下腹全是硬块，后来给他使用了大量的大承气汤，排出了大量的粪块。

小承气汤的组成，大黄四两，约60g，枳实三枚，厚朴二两。这三味药，同时煎煮，使用800ml的水，煮到剩余240ml，去掉药渣，分两次服。如果喝完第一次药，谵语就消失了，大便也排出来了，那剩下的120ml就不喝了。如果不是这样，就把药都喝完。

由此可见，治疗谵语，要通过祛邪，而非通便，大黄就是很好的祛邪药。所以说，所谓的承气汤泻下、五苓散利水、麻黄汤发汗，都是病愈而大便、小便、汗出得以恢复正常而已。

【要点延伸】

①本条文的启示：

A. 胃肠源性感染性脑病。

B. 素有大便干结。

C. 小承气汤是治疗胃肠感染性脑病的有效方剂。

②小承气汤煎服法的启示：

A. 大黄剂量足够大且不后下。

B. 中病即止。

含有大黄这一类具有泻下作用的方药，都需要防止过度泻下，津损伤液。

（三）生殖源性谵语

【8】妇人伤寒，发热，经水适来，昼日明了，暮则谵语，如见鬼状者，此为热入血室。无犯胃气及上二焦，必自愈。（145）

【串讲】

女性感受寒邪出现发热，正好又来月经了。白天神志清楚，夜间谵语，胡言乱语。这是邪热内蕴子宫，“血室”就是子宫，这就是一个宫腔内感染，没有后世解释得那么复杂。月经期生殖系统易受感染，所以，此条描述的就是一个经期的宫腔内感染，出现发热，继而出现感染性脑病，故见谵语。由于这是一个下焦的病变，因此治疗不要损伤心、肺、胃、肠。

【要点延伸】

①妇科生殖源性感染性脑病。

②正气充足可以自愈。

③治疗选方可用桃核承气汤。

【9】阳明病，下血，谵语者，此为热入血室，但头汗出者，刺期门，随其实而泻之，濈然汗出则愈。（216）

【串讲】

阳明病，出现有阴道出血，伴随谵语，这还是邪热内蕴子宫，只有头部出汗，其他地方不出汗，治疗使用针刺期门穴。使用祛外邪除瘀热的方法来治疗，当出现微微连续出汗时，疾病就痊愈了。

【要点延伸】

①热入血室的妇科感染性脑病多是“出血与谵语”并见。

②期门穴是治疗妇科感染性脑病的有效穴位。

应该是有效的，但我没有使用的经验。

（四）不确定源性谵语

【10】伤寒若吐若下后不解，不大便五六日，上至十余日，日晡所发潮热，不恶寒，独语如见鬼状。若剧者，发则不识人，循衣摸床，惕而不安，微喘直视，脉弦者生，涩者死。微者，但发热谵语者，大承气汤主之。若一服利，则止后服。（212）

【串讲】

感受寒邪，用催吐或攻下方法治疗后，病邪没有消除。五六日，甚至十余日都不解大便。每天到傍晚出现发热、谵语、严重时不能认人，还伴随有无意识动作、惊恐不安、呼吸急促、两目呆滞。如果脉摸上去是有力的，病情相对轻。如果脉细涩无力，说明病情危重。当然此处的“生”和“死”是相对而言的，只是在描述病情的轻重。如果病情轻的，也有可能只是出现发热而已。谵语怎么治疗呢？使用大承气汤治疗。如果吃了一次药，大便通畅了，就不再喝了。

【要点延伸】

①“伤寒若吐若下后不解，不大便五六日，上至十余日，日晡所发潮热，不恶寒，独语如见鬼状”的启示：

A. 吐下不解提示病邪不在胃肠。

B. 发热、谵语提示感染性脑病。

②“若剧者，发则不识人，循衣摸床，惕而不安，微喘直视，脉弦者生，涩者死。微者，但发热”的启示：

A. 脉象可以判断谵语神昏的生死预后。

B. 脉弦提示邪气盛正气尚足，可治，脉涩提示邪盛正虚，危重。

③“谵语者，大承气汤主之。若一服利，则止后服”的启示：

A. 大承气汤是治疗感染性脑病谵语的主要方剂。

B. 中病即止。

【11】阳明病，谵语有潮热，反不能食者，胃中必有燥屎五六枚也。若能食者，但硬耳。宜大承气汤下之。(215)

【串讲】

阳明病，出现潮热、谵语，不能进食，这说明肠道里有干结的粪块。如果患者能进食，说明仅仅是大便干而不是干结。可以使用大承气汤治疗。

【要点延伸】

“反不能食者，胃中必有燥屎五六枚也。若能食者，但硬耳”的启示：

饮食减少则食物残渣在肠道停留时间长，大便容易干结，饮食正常则不易大便干结。

因此在临床上，不能见到患者便秘就用泻下药，还需看患者进食是否正常，如果饮食减少，则应先解决进食问题。

【12】阳明病，谵语发潮热，脉滑而疾者，小承气汤主之。因与承气汤一升，腹中转气者，更服一升，若不转气者，勿更与之。明日又不大便，脉反微涩者，里虚也，为难治，不可更与承气汤也。(214)

【串讲】

阳明病，谵语、潮热，脉滑急快，应该使用小承气汤来治疗。便给患者使用承气汤一升，出现肠鸣，就可以再服用承气汤一升。如果服用小承气汤后，没有肠鸣，这时候就别再用了。前一日使用承气汤后排便了，但第二日又不排便了，这是阳明虚弱，是难治的表现，不可再给承气汤。

【要点延伸】

①“阳明病，谵语发潮热，脉滑而疾者，小承气汤主之”的启示：

小承气汤是治疗脉滑数感染性脑病的主要方剂。

②“因与承气汤一升，腹中转气者，更服一升，若不转气者，勿更与之”的启示：

肠道热积者服用小承气汤可以出现肠鸣，若不出现肠鸣则不是肠道热积，不可用小承气汤。

三、谵语预后

【13】夫实则谵语，虚则郑声。郑声者，重语也。直视谵语，喘满者死，下利者亦死。（210）

【串讲】

阳明感受外邪则导致谵语，阳明虚弱也可导致言语重复。如果出现了说胡话、两眼发直、呼吸急促，这是病情严重的表现。如果出现直视、谵语、喘满，还有腹泻，这也是病情严重的表现。

【要点延伸】

①直视、谵语说明脑部病变严重。

②“喘满”提示合并心肺功能不全，病情危重。

③“下利”提示肠道邪积，津液丢失，可以使心肺脑病情加重。

第十三节　阳明病转归

一、盗汗

【1】阳明病，脉浮而紧者，必潮热，发作有时。但浮者，必盗汗出。（201）

【串讲】

阳明病，脉浮而紧，会出现日晡潮热。脉浮而不紧的，会出现睡眠时出汗。

【要点延伸】

①“脉浮紧”与“日晡潮热”多并见，是邪气太盛，而气血津液尚足的表现。

②“脉浮”与“盗汗”多并见，是邪气不太盛，而卫气已伤，睡眠时神经调节功能变差的表现。

二、衄血

【2】阳明病，口燥，但欲漱水不欲咽者，此必衄。（202）

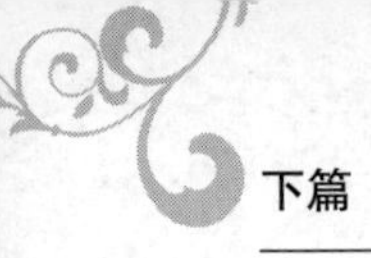

【串讲】

阳明病出现口干，只想漱口不欲吞咽，即口干不思饮，这说明患者体内水液缺失并不严重，这种情况就会出现各部位的出血。

【要点延伸】

①感染性出血性疾病，多由感染性血管内膜损伤所致。

②口腔感染性血管内膜损害可以导致口腔唾液分泌减少出现口干。

③脑部感染性血管内膜损害导致脑部微循环障碍、渴觉中枢异常，不能正常感知体液的变化，导致口干不思饮。因此，中医常把“但欲漱水不欲咽”作为存在瘀血的指征。

【3】脉浮，发热，口干，鼻燥，能食者则衄。（227）

【串讲】

脉浮、发热、口干、鼻干、饮食正常，常见鼻衄。

【要点延伸】

①口鼻部位感染性疾病。

②胃肠功能正常。

③这里的衄当为“鼻衄”。

三、欲作瘕瘕

【4】阳明病，若中寒者，不能食，小便不利，手足濈然汗出，此欲作固瘕，必大便初硬后溏。所以然者，以胃中冷，水谷不别故也。（191）

【串讲】

阳明病，如果是中寒，会出现饮食减少、尿量减少，手脚持续微微汗出，这提示将要发生瘕瘕，会见到大便头干后稀。之所以出现这样的情况，是由于胃寒，水谷不能够被消化吸收。

【要点延伸】

①“大便初硬后溏”说明下热中寒，下热则大肠燥化过度而“大便初硬”，中寒则运化不及而“不能食+小便量少+大便后溏”。

②“固瘕”的发病机制是“寒邪积聚于中”，提示胃肠肿瘤多由“寒邪积聚于胃肠”所致，治疗当以散寒为主。

我们在临床上经常用乌梅丸治疗消化道肿瘤，寒热并用，而且热性药物使用的也比较多，治疗效果不错。这是受伏邪理论的指导，源于古人的著作，在临床上得到了验证。

四、阳绝

【5】脉浮而芤，浮为阳，芤为阴，浮芤相搏，胃气生热，其阳则绝。（246）

【串讲】

患者的脉象浮芤，“芤”是葱的别名，芤脉就是摸上去像葱管的手感。浮脉提示存在外邪，芤脉提示阴不足。浮脉和芤脉同时出现，是胃肠邪盛，出现了发热，进一步就成为阳气衰弱。

【要点延伸】

①“脉浮”是怎样形成的？

A. 脉轻取即得，为浮脉。

B. 形成条件之脉外因素：脉的位置表浅才能轻取即得。而当脉周组织体量减少时，脉位才能表浅。其他条件相同时，瘦人的脉，相对于胖人的脉要浮一些，就是这个原因。而急性的脉周组织体量减少，多为脱水，但脱水时脉内的液体量也是减少的，所以通常不会见到浮脉。

C. 形成条件之脉内因素：脉体粗大才能轻取即得。寸口脉内血液体量大，脉体才粗大。急性寸口脉内体量大，见于外周小动脉收缩时或血液内液体量迅速增加时。

②“脉芤”是怎样形成的？

A. 芤脉的具体表现为浮大而软、按之中空。等于“脉浮而芤”。

B. 具备浮脉形成的脉内、脉外条件：血管外组织体量少 + 寸口脉内血液体量大。

C. 具备“脉压差”小则脉软；“外周血管阻力变大 + 心肌收缩力减弱”形成脉压差变小；去甲肾上腺素能交感神经兴奋则外周血管阻力变大，乙酰胆碱能副交感神经兴奋则心肌收缩力减弱。

我曾经在急诊遇到过一个怀孕的患者，脉象细微，但一测量血压很高。大多数的高血压患者的脉象是弦滑有力的，但这个患者是舒张压和收缩压都很高，因此脉压差相对就偏小，故呈现出弱脉。

③“胃气生热，其阳则绝”的含义？

胃肠道感染发热时，往往同时导致属阴性的胆碱能副交感神经兴奋（肠蠕动增强、心肌收缩无力）和支配汗腺的属阴性的胆碱能交感神经兴奋（汗多、肤凉），组织水液不足导致脉外组织体量减少，同时属阳性的去甲肾上腺素能交感神经兴奋（外周血管收缩），此时最为多见“脉芤（浮大软空）肢凉”的“阳气衰弱”征象。

五、少气欲吐

【6】伤寒解后，虚羸少气，气逆欲吐，竹叶石膏汤主之。（397）

竹叶石膏汤方

竹叶（二把） 石膏（一斤） 半夏（半升，洗） 麦门冬（一升，去心） 人

参(二两)　甘草(二两,炙)　粳米(半斤)

上七味,以水一斗,煮取六升,去滓,内粳米,煮米熟汤成,去米,温服一升,日三服。

【串讲】

本条文原本是在《伤寒论·辨阴阳易差后劳复病脉证并治第十四》篇中,考虑到其临床表现主要涉及胃肠功能紊乱,故列于此。

伤寒病解后,患者出现虚弱、乏力,甚至是消瘦,还伴有嗳气、恶心,此时使用竹叶石膏汤来治疗。竹叶石膏汤在临床中的使用率较高,尤其在感染性疾病中较为常用。

竹叶石膏汤的组成:竹叶二把,大约 20g;石膏一升,大约 240g;麦冬一升,大约 90g;半夏半升,大约 42g;粳米半斤,大约是 120g;人参和甘草都是二两,也就是 30g 左右。

以上七味药,除了粳米以外,使用 2 000ml 的水,煮到剩余 1 200ml,去掉药渣后,再加入粳米,注意粳米不是先煮,而是后来用药汤单独煮的,等煮到粳米熟透了,去掉粳米,每次温服 200ml,每日三次。

【要点延伸】

①本条文的启示:

A. 寒邪解除后,人体阳气多伤。

B. 消瘦、乏力、嗳气、恶心多为阳气虚弱的表现。

C. "竹叶石膏汤主之" 提示,该方是为治疗寒邪伤阳而设,进一步提示 "竹叶、石膏、麦冬" 非为寒凉,当为性平,否则对阳虚不利。

D. 竹叶石膏汤中诸药合用,性当为平,能通补胃肠,治疗胃肠虚弱。

②煎服法的启示:

A. 粳米不与其他药物同煎。防止米饮黏附在其他药上,提示米饮的重要性。

B. 药汤煮粳米形成混悬液,可以防止石膏沉淀,增加石膏的容量。

C. "去米" 可以减少溶解出的其他药物浓度,提高药物使用的安全性。

六、津回向愈

【7】阳明病,本自汗出,医更重发汗,病已差,尚微烦不了了者,此必大便硬故也。以亡津液,胃中干燥,故令大便硬。当问其小便日几行,若本小便日三四行,今日再行,故知大便不久出。今为小便数少,以津液当还入胃中,故知不久必大便也。(203)

【串讲】

阳明病,本来就有汗出,医生又再次使用汗法,疾病缓解,但还有轻微烦躁，那一定还伴随有大便干的现象，实际上也就是阳明病的症状还没有彻底好，不要以为是大便干导致了微烦。大便干是由于津液丢失、肠道干燥。遇到这种患者，需要询问其每日的小便次数，如果原本小便每日3~4，现减少到每日2次，那便知道不久就要排大便了。小便变少了，消化道中的津液就多一些了，所以知道不久就要排大便了。

【要点延伸】

①“阳明病，本自汗出，医更重发汗，病已差，尚微烦不了了者，此必大便硬故也”的启示：

津液丢失过多是导致大便干硬的原因。

②“当问其小便日几行，若本小便日三四行，今日再行，故知大便不久出”的启示：

机体具有通过减少尿量保存津液的功能，津液恢复，大便干硬即可缓解。

【8】阳明病，初欲食，小便反不利，大便自调，其人骨节疼，翕翕如有热状，奄然发狂，濈然汗出而解者，此水不胜。谷气与汗共并，脉紧则愈。（192）

【串讲】

阳明病，起初易饥，小便反而少，未用任何治疗而大便正常，还表现关节疼痛、自觉发热，忽然出现狂躁，连续微微出汗之后症状减轻。“此水不胜。谷气与汗共并，脉紧则愈。”此处的句读需要注意。“此水不胜”意思是津液不足。“谷气与汗共并”是指能食且有汗出，两者同时出现。出现脉紧，即脉象充实了，就预示即将痊愈。

【要点延伸】

①“初欲食，小便反不利，大便自调”提示：

机体已经津液不足但不严重，因此虽然易饥能食、大便正常，但尿量减少。

②“其人骨节疼，翕翕如有热状，奄然发狂，濈然汗出而解者，此水不胜”提示：

A. 津液不足也可导致骨节疼痛、自觉发热。

因此治疗关节疼痛还要考虑到补充津液、养阴的思路，如我们在临床上常用白芍。

B. 忽然狂躁提示感染性大脑功能紊乱。

C. 连续微微汗出提示津液恢复，故见疾病缓解。

D. “此水不胜”提示以上现象证明津液不足。

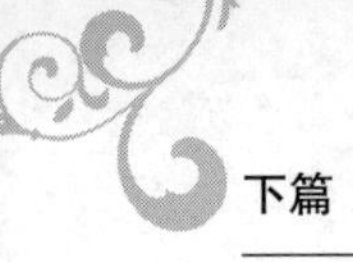

③“谷气与汗共并，脉紧则愈”提示：

能食则水谷之气充足、汗出标志津液已经充足，两者并见，是机体正气恢复的标志。当水谷津液充足时血容量充足、交感神经调节功能正常（阳气恢复）、心脏搏动有力，此时脉象可以是“脉紧有力”。

【9】伤寒，其脉微涩者，本是霍乱，今是伤寒，却四五日，至阴经上，转入阴必利，本呕下利者，不可治也。欲似大便，而反失气，仍不利者，此属阳明也，便必硬，十三日愈。所以然者，经尽故也。下利后，当便硬，硬则能食者愈，今反不能食，到后经中颇能食，复过一经能食，过之一日当愈。不愈者，不属阳明也。（384）

【串讲】

已在“阳明之为病”相关章节讲过。

第十四节　阳明病欲解时

【1】阳明病欲解时，从申至戌上。（193）

【串讲】

我们再重复一下，“阳明病”是指阳明病部位感受风寒所致的疾病，阳明部位即内、外胚层源神经组织。温病只要是影响到这个部位，也属于阳明病，这是没有问题的。阳明病即将痊愈的时间时辰，是从申时（15:00—17:00），经酉时（17:00—19:00），到戌时（19:00—21:00）。

【要点延伸】

①阳明病的特点：

A. 部位特点：内、外胚层源神经组织。

B. 阴阳特点：阳气不足更重。阳明病常见发热、汗出、谵语、大便不通，一派热象，为何说“阳气不足更重”？实际上，正因为阳气不足，风寒之邪才得以深入到阳明部位。但邪气虽然进一步深入了，而机体尚可保持于邪正斗争的状态，因此见到热证、热象。

②“从申至戌上”的阴阳特征：

自然界一日之内阳气下降但阳热积累最多的时段。

中午是阳气最盛的时候，从中午开始阳气逐渐下行，但温度还在持续升高，因此午后至傍晚是阳热积累最多的时段。我在《贾海忠中医体悟》中专门讲过阴阳寒热节律是存在时相差的。阴气也是如此，子夜阴气最重，但气温最低是在凌晨。阳不等于热，阴也不等于寒。

③本条文的启示：

A. 阳明病即将痊愈的时刻是自然界阳气下降但阳热积累最多的时段。

B. 天阳可以帮助人体阳气祛除外来风寒之邪。

第十五节　阳 明 坏 病

一、谵语

【1】若已吐、下、发汗、温针，谵语，柴胡汤证罢，此为坏病，知犯何逆，以法治之。（267）

【串讲】

坏病，是经发汗、催吐、泻下、温针等治疗而不能改善的疾病的统称。本条所描述的是由柴胡汤证经历以上治疗演变而来的，出现了谵语，柴胡汤证也消失了。张仲景说，“知犯何逆，以法治之”，就是要明确原因，用对应的方法来治疗。

【要点延伸】

①谵语是阳明病加重（阳明坏病）的表现。

②坏病是怎么产生的？

一定是治疗不正确。或诊断错误，或药不对症，或药量不及。

③“知犯何逆，以法治之”的启示：

对于坏病，治疗需要重新辨证施治。

二、过汗致大便干硬

【2】脉阳微而汗出少者，为自和也，汗出多者，为太过。阳脉实，因发其汗，出多者，亦为太过。太过者，为阳绝于里，亡津液，大便因硬也。（245）

【串讲】

阳脉微是讲寸脉弱。见到寸脉柔和，出汗也不多，这是机体自我调和的表现。而寸脉微的同时，如果出汗多，寸脉微当为汗出过多所致。阳脉实是寸脉有力，用发汗方法治疗，汗出过多了就是过度治疗。汗出过多会导致阳虚于里，津液丢失过多，因此导致大便干硬。

【要点延伸】

大便硬的机制：阳气虚弱在里、津液丢失于外、胃肠津液亏虚。

第十六节　阳明病治禁

一、呕吐禁下

【1】伤寒呕多，虽有阳明证，不可攻之。（204）

【串讲】

得了伤寒病以后，呕吐多，即使有“胃家实”的表现，也不能用攻下的办法。

【要点延伸】

病位在胃以呕吐为主者，病位在上，不可以使用攻下的方法治疗。

【2】阳明病，不能食，攻其热必哕。所以然者，胃中虚冷故也。以其人本虚，攻其热必哕。（194）

【串讲】

阳明病，不能饮食，如果用攻下的方法来除热的话，必然会出现恶心呕吐。这是由于胃肠道虚弱，有寒象，患者本来就是素体虚弱、胃寒。用凉药治疗，就是治反了。

【要点延伸】

胃寒恶心呕吐，不可以攻下泻热。

二、心下硬满禁下

【3】阳明病，心下硬满者，不可攻之。攻之，利遂不止者死，利止者愈。（205）

【串讲】

阳明病，剑突下硬满，不能用攻下的方法。如果用了攻下的方法，导致泻利无度，病情就会加重。如果腹泻能够停止，疾病可以痊愈。

实际上，“利遂不止”也不一定是攻下治疗所致，可能是疾病本来的表现，但攻下确实是无益的。

【要点延伸】

①“心下硬满”提示病位在胃，不可以用攻下治疗。但如果“心下硬满”是由结肠部位的粪便停留所致的，那攻下治疗是可以的。

②“利遂不止者死”提示：

血容量丢失过度，必将导致感染性休克死亡。

三、汗多禁汗

【4】发汗多，若重发汗者，亡其阳，谵语。脉短者死，脉自和者不死。（211）

【串讲】

如果本来就出汗多，又用发汗的方法来治病，会导致阳气的耗散，出现谵语。脉短提示病情严重，脉象恢复正常提示病情较轻。

【要点延伸】

①过度发汗可以亡阳。

②谵语提示感染性脑病。

③脉短提示血容量不足、心脏每搏量减少。

四、汗渴禁利

出汗、口渴，禁止用利尿的方法。

【5】阳明病，汗出多而渴者，不可与猪苓汤，以汗多胃中燥，猪苓汤复利其小便故也。（224）

【串讲】

阳明病如果出汗很多，口渴不止，这时候不要用猪苓汤，原因就在于汗出过多导致胃肠道津液不足，而猪苓汤会使小便通利，所以说不能用了。

【要点延伸】

①津液因汗丧失者，不可再用利尿的方法治疗，保津液很重要。

②临床证明，猪苓汤对血容量不足者没有利尿作用。因为其方中每一味药都没有强制利尿作用。猪苓汤是治疗呼吸道、消化道感染性疾病的方子。由于张仲景的条文中也有猪苓汤利小便的描述，以至于后世把猪苓汤、五苓散都当利尿药了，但这是错误的，不符合实际情况，所以古人也有判断失误的时候。当然，猪苓汤也不是治疗该条文所描述的出汗口渴的，但可以治疗胃肠道感染引起的血容量不足而口渴的情况。

第十七节　阳明病与太阳病

一、太阳病与阳明病的鉴别

【1】伤寒不大便六七日，头痛有热者，与承气汤。其小便清者，知不在里，仍在表也，当须发汗。若头痛者必衄，宜桂枝汤。（56）

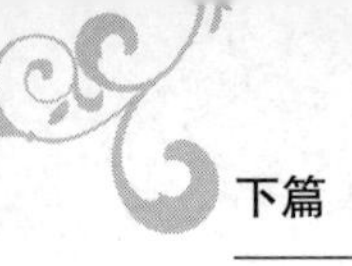

【串讲】

伤寒,不排大便六七日,如果出现头痛、发热,这时候可以用承气汤。小便清亮透彻,便知道病邪没有深入仍在表,还必须用发汗的方法治疗。如果小便清澈伴有头痛、鼻衄的情况,适合用桂枝汤来治疗。

【要点延伸】

"小便清"提示:

①人体津液没有损伤。

②病邪仍然在太阳部位。

二、太阳病转为阳明病

【2】问曰:病有太阳阳明,有正阳阳明,有少阳阳明,何谓也?答曰:太阳阳明者,脾约是也;正阳阳明者,胃家实是也;少阳阳明者,发汗利小便已,胃中燥烦实,大便难是也。(179)

【串讲】

提问道:"太阳阳明""正阳阳明""少阳阳明"这三种情况,到底讲的是什么呢?

回答道:由太阳病转变来的阳明病,就是脾约病。脾约是指太阳部位病变导致津液不足,脾无津液运化、肠道津液不足,引起大便不通。阳明部位直接受邪导致的疾病,就是"胃家实"。由少阳病转变来的阳明病,是发汗、利小便后出现腹部胀满、烦躁、大便不通的"胃家实"表现。本条讲述了阳明病的三个来源。

【要点延伸】

阳明病可以直接受邪得病,也可以由太阳病、少阳病转化过来。提示:

①阳明部位的特点是"阳明与太阳、少阳广泛联系"。

②阳明、太阳、少阳皆直接对外,阳明部位偏深。我们讲过,阳明是内、外胚层源神经组织。相对于皮肤、黏膜,神经组织在人体的内部,但其对外反应又是最灵敏的。

【3】太阳病,寸缓关浮尺弱,其人发热汗出,复恶寒,不呕,但心下痞者,此以医下之也。如其不下者,病人不恶寒而渴者,此转属阳明也。小便数者,大便必硬,不更衣十日,无所苦也。渴欲饮水,少少与之,但以法救之。渴者宜五苓散。(244)

【串讲】

太阳病,寸脉缓、关脉浮、尺脉弱。患者已经发热、汗出了,又出现恶寒,但没有呕吐,只是觉得心下堵闷,这是医生使用攻下治疗所致。如果没有使用攻下药治疗,患者没有恶寒,同时出现口渴,这是影响到阳明了。如果尿频,大便就会干硬,十余日未解大便,而没有任何痛苦感觉。这都是由于尿频使津液丢失。如果患者觉得口渴,想喝水,那就一点一点地让他喝,只需按辨证施治原则治疗,如果口渴,可以使用五苓散。

【要点延伸】

①“太阳病,寸缓关浮尺弱,其人发热汗出,复恶寒,不呕,但心下痞者,此以医下之也。如其不下者,病人不恶寒而渴者,此转属阳明也”的启示:

A. 伴随发热、恶寒、汗出的“心下痞”可能是攻下药物误用导致的。

B. 如果没有使用攻下药治疗,患者恶寒消失,且出现“口渴”,表现为“发热 + 出汗 + 口渴”,这是太阳病影响到“阳明部位”的表现。

②“小便数者,大便必硬,不更衣十日,无所苦也。渴欲饮水,少少与之,但以法救之。渴者宜五苓散”的启示:

A. 结合前文,五苓散可以用于治疗“汗出 + 尿频 + 大便干硬 + 口渴”的口渴症状。所以五苓散,对于便秘、汗出、口渴、尿频的患者,不仅是不禁用,而且是需要用。

B. 结合其他原文,五苓散也可以治疗“呕吐 + 腹泻 + 口渴”的口渴症状。

C. 进一步推论,五苓散是治疗各种原因(汗多、呕吐、腹泻)导致“口渴”的专方,是真正的保存津液的处方,绝不是利尿剂。

D. 五苓散是治疗太阳病转属阳明“口渴”的处方。

【4】发汗后,腹胀满者,厚朴生姜半夏甘草人参汤主之。(66)

厚朴(半斤,炙,去皮) 生姜(半斤,切) 半夏(半升,洗) 甘草(二两) 人参(一两)

上五味,以水一斗,煮取三升,去滓。温服一升,日三服。

【串讲】

发汗治疗后,出现腹部胀满,治疗使用厚朴生姜半夏甘草人参汤。厚朴、生姜均为半斤,120g 左右。半夏半升,大概是 42g。还有甘草二两、人参一两。

【要点延伸】

①发汗治疗是太阳病的基本方法,故此处的“腹胀满”是继发于太阳病的。

②“腹胀满”又是“胃家实”的表现,所以这也是太阳病转属阳明的表现。

③厚朴生姜半夏甘草人参汤是治疗太阳病转属阳明“腹胀满”的主方。

【5】太阳病,头痛至七日以上自愈者,以行其经尽故也。若欲作再经者,针足阳明,使经不传则愈。(8)

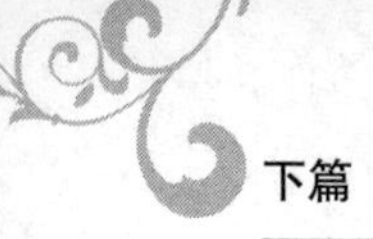

【串讲】

这一条原文容易误导人们把“三阴三阳”解释为“六经”,这里的“经”并非经络之意。“经尽”是指疾病自然病程结束了。

太阳病,有头痛,七日以上自愈了,“经尽”是指自然病程结束,如果要进入下一个疾病阶段,那就针刺足阳明胃经的穴位,使其不再进入下一个阶段。

【要点延伸】

①太阳病可以自愈,时间在7日以上。

体质佳者,或近期得过同一种病的人,自愈的时间还会更短一些,机体产生特异性抗体所需的时间,一般为7日左右。

②太阳病可以进一步发展影响到阳明部位。

③防止太阳病传入阳明部位,可以针刺足阳明胃经的穴位。

【6】伤寒脉浮滑,此以表有热,里有寒,白虎汤主之。(176)

知母(六两) 石膏(一斤,碎) 甘草(二两,炙) 粳米(六合)

上四味,以水一斗,煮米熟汤成,去滓。温服一升,日三服。

【串讲】

伤寒后,出现浮滑脉,这是体表温度升高,而寒邪已经入里,治疗使用白虎汤。

很多人认为此条的“表有热里有寒”有误,应为“表有寒里有热”或“表有热里有热”,这与大家认为白虎汤就是治疗“阳明经证”的认识有关。但在没有确切依据的情况下,不能随便修改原文。“表有热”是体表的温度高,“里有寒”是寒邪已经入里。体表温度升高是寒邪入里的一个表现,身热的原因是寒邪入里,这是非常合理的。不能简单地将“寒”“热”理解为寒证、热证。实际上,由于寒邪入里,患者还可能出现恶寒。

一般的认识中,恶寒、发热属太阳,并不是阳明病,因此不能用石膏。实际上张仲景全书中也没有明确讲过恶寒不可用石膏。再通过学习张锡纯《医学衷中参西录》中有关石膏的用法和相关案例,也发现恶寒不是石膏使用的禁忌证。在临床上,出现恶寒、发热的时候,有些情况我们也会用到麻黄加石膏。

白虎汤的组成,知母六两,大约90g,我们平常很少用到这个量。知母是一个很好的祛除生物性病邪的药,尤其对热邪有很好的疗效,因此后世治疗瘟疫的时候常会用到,如达原饮。而且知母在祛邪的同时,又不伤正,具有补益的作用。要达到效如桴鼓的效果,是需要剂量作为保证的。石膏用一斤,打碎,就是240g左右,炙甘草二两,30g,粳米六合。煎药使用2 000ml水,用米熟来衡量煎煮时间,粳米熟了即可。去掉药渣之后,每次服用200ml,

每日服用三次。

临床上，经常有患者问，药物需要煎煮多长时间、煎煮到剩余多少量。实际上，我们无法同时告诉患者煎煮的时长和煎出的药量，这没有可操作性。要么告诉患者煮出多少毫升的药汁，要么告诉患者煎煮时长。

【要点延伸】

①本条文的启示：

A. 脉浮滑提示“外邪盛、气血津液充足”。

B. 白虎汤是治疗“寒邪入里、正气充足”的发热病证的方剂。

②知母、石膏剂量要足够，安全性很好。

我曾经一次煮 200g 的石膏，饮用石膏水，唯一感觉到的就是食欲降低、不觉得渴。虽然石膏水煎液没什么味道，但是其中确确实实有东西，否则不会服完后食欲降低、渴感减少。我们不能够用现代药理研究中对硫酸钙的溶解率来判断疗效，不能讲硫酸钙水煎液的溶解率低就说不管用。所以说有的时候药物取效机制不一定和某些成分浓度有关系。它可能里边还有其他微妙的地方需要我们研究，没有成分肯定是不起作用的，但是不能仅仅用一个药物成分浓度去解释。就像我们很多中药，治疗感染性疾病都很好，但是体外实验发现它确确实实对微生物没多大作用，这种情况太多见了，不能说体外作用弱，就不能治病，这是不对的。

【7】伤寒脉浮，发热无汗，其表不解，不可与白虎汤。渴欲饮水，无表证者，白虎加人参汤主之。（170）

【串讲】

伤寒，脉浮，发热，无汗，表证仍在，即恶寒、身痛、无汗仍在，此时不可使用白虎汤。口渴、想喝水，就可以用白虎汤了，而且还要加上人参。

【要点延伸】

①白虎汤是为里证而设，有恶寒无汗者不可使用。这里强调了“无汗”是一个着眼点。

②感受寒邪导致的没有恶寒的“渴欲饮水”说明津液损伤，用白虎加人参汤治疗，人参对津伤口渴有确切效果。

张仲景用的人参就是党参，上党人参就是党参，对津伤口渴有确切的效果。白虎加人参汤，对口渴多饮的疗效非常确切。

【8】太阳病三日，发汗不解，蒸蒸发热者，属胃也，调胃承气汤主之。（248）

【串讲】

患太阳病三日以后，用发汗的方法，疾病没有痊愈。身热汗出，是从里往外的热，也就是恶热，这已经影响到“胃”了，使用调胃承气汤治疗。

【要点延伸】

发汗治疗身热不退，身热汗出者预示太阳病转属阳明，已经出现胃家实（腹胀、大便不通），调胃承气汤是治疗的主方。不是见到单纯的汗出就使用调胃承气汤，原文强调了“属胃也”，也就是说应当具备“胃家实”的其他特征。

【9】伤寒发热，啬啬恶寒，大渴欲饮水，其腹必满，自汗出，小便利，其病欲解，此肝乘肺也，名曰横，刺期门。（109）

【串讲】

伤寒，症见发热、啬啬恶寒、明显口渴、欲饮水，此时一定有腹胀。如果有自汗出，小便也通畅，这表明津液充足，这个病就容易好，这是肝木反克肺金，称为“横”，治疗使用针刺期门穴的方法。

【要点延伸】

①“伤寒发热，啬啬恶寒，大渴欲饮水，其腹必满”的启示：

这是胃肠道感染尚未出现明显吐泻时的表现：

A. 由于感染见“恶寒发热”。

B. 由于“邪在胃肠道”而见“腹必满”。

C. 由于胃肠液体不被吸收出现“大渴欲饮水”。

以上表现是五苓散证的前兆，此时使用五苓散、藿香正气散来治疗均可。

②“自汗出，小便利，其病欲解，此肝乘肺也，名曰横，刺期门”的启示：

A.“自汗出+小便利”提示胃肠液体吸收恢复正常，预示胃肠道感染痊愈。

B.“期门”针刺可以治疗胃肠道感染。

在我们的“纬脉理论”中，期门穴就可以治疗胃肠道感染。

【10】发汗后，恶寒者，虚故也；不恶寒，但热者，实也，当和胃气，与调胃承气汤。（70）

芒硝（半升） 甘草（二两，炙） 大黄（四两，去皮，清酒洗）

上三味，以水三升，煮取一升，去滓，内芒硝，更煮两沸，顿服。

【串讲】

如果发汗以后出现怕冷，说明津液损伤、阳气不足。如果发汗后，不是怕冷，而是怕热了，说明胃气充足，应该用调和胃气的方法，使胃的通降功能保持正常，用调胃承气汤。

调胃承气汤的组成有芒硝、炙甘草、大黄。用清酒洗过的大黄，四两，也就是60g。从药物的用量上来看，调胃承气汤的作用也应该是很强的。煎服法中需要注意的是，“顿服”，也就是煎出的药汁一次服下去。另外大黄并非后下。方中真正起渗透性腹泻的作用的是芒硝。

【要点延伸】

①“发汗后,恶寒者,虚故也”提示:

发汗可因损伤津液进一步导致阳气不足。

②“不恶寒,但热者,实也,当和胃气,与调胃承气汤”的启示:

“不恶寒,但热”是胃气充足的表现,可用调胃承气汤治疗这类外邪所致疾病。

【11】太阳病不解,热结膀胱,其人如狂,血自下,下者愈。其外不解者,尚未可攻,当先解其外。外解已,但少腹急结者,乃可攻之,宜桃核承气汤。(106)

桃仁(五十个,去皮尖)　大黄(四两)　桂枝(二两,去皮)　甘草(二两,炙)　芒硝(二两)

上五味,以水七升,煮取二升半,去滓,内芒硝,更上火,微沸下火。先食温服五合,日三服,当微利。

【串讲】

太阳部位的外邪没有消失,热邪聚集在膀胱,患者出现严重的烦躁,烦躁是阳明病的特征,所以说这是已经由太阳影响到阳明了。出现非治疗原因导致的尿血后,严重烦躁得以缓解,这不是加重的表现。很多感染性疾病到了一定阶段会见到出血的表现,古人知道,见到这个就提示疾病到了转折点,是已经到顶峰了,要开始好了。外邪没有消失的人,不可使用攻下的方法,还要用解表的方法。外邪消除后,只有狂躁和少腹粪便积聚疼痛,就可以使用攻下的方法,方用桃核承气汤。

桃仁五十个,大约10至15g;大黄四两,60g;桂枝二两去皮,就是肉桂约30g;甘草二两炙,也是30g左右;芒硝二两,30g。服法中要求在吃饭前,也就是空腹,服用100ml,一日三次,服后会出现略微的腹泻。煎出的两升半药汁,500ml,实际上这是将近两日的药量。但是一般情况下,如果吃完一日就好了,之后就可以减量,或者是停药。

【要点延伸】

①太阳病不愈,可导致热结膀胱尿血伴严重烦躁。也就是说,泌尿系感染的早期也可以见到太阳病。

②尿血是热邪损伤膀胱血脉导致的。

③严重烦躁是热邪损伤脑脉导致的。泌尿系感染同样可以通过血脉影响到大脑。

④热伤血脉是外邪内入血脉导致的抗原抗体复合物沉积损伤血管。这种情况在感染性疾病中比较常见,比如麻疹、猩红热。有的是病原微生物直

接损伤血管,有的是抗原抗体复合物沉积导致的血管受损,轻者表现为出疹,严重者表现为出血。

⑤外邪没有消除,不可以使用攻下伤正的治疗方法。只有当外邪消除后,才可以使用攻下的方法治疗继发的胃肠不通。祛邪是第一位的,通便是次要的。当然,中医的通便药和西医的泻下药也是不一样的,比如乳果糖就没有芒硝、大黄的祛邪作用。

⑥临床多见的"少腹急结"是左下腹大便干结时的肠型。原文没有讲"急结"的部位是在左侧还是右侧。但临床上,感染性疾病发热的情况下,常见到便秘,这是"少腹急结"的一种可能。另外一种可能是,"少腹急结"就是泌尿系感染"热结膀胱"的表现。

⑦当"狂躁、大便干"而无"恶寒发热"表证时,可以使用桃核承气汤治疗。

⑧桃核承气汤是治疗感染性脑病的有效方剂。

临床上,桃核承气汤常用于治疗感染所致的精神失常、烦躁,甚至精神分裂。从这条原文可以看出,桃核承气汤不仅可以治疗泌尿系感染,还可治疗感染性脑病。

【12】太阳病六七日,表证仍在,脉微而沉,反不结胸,其人发狂者,以热在下焦,少腹当硬满,小便自利者,下血乃愈。所以然者,以太阳随经,瘀热在里故也。抵当汤主之。(124)

水蛭(熬) 虻虫(各三十个,去翅足,熬) 桃仁(二十个,去皮尖) 大黄(三两,酒洗)

上四味,以水五升,煮取三升,去滓。温服一升,不下更服。

【串讲】

太阳病六七日,如"恶寒、小便清、喘、面红"等临床表现尚未消失。脉是细微的,而且是沉脉。结胸是心下部位有炎症存在,导致膈肌运动异常,从而影响到呼吸。患者没有引起呼吸困难的腹部疼痛,而出现狂躁,这是由于下焦有热,下侧腹硬满,未用利尿药而尿量正常,可见这并不是膀胱的感染。出现尿血提示狂躁即将痊愈,这是由于太阳病逐渐发展,内有瘀热的原因,使用抵当汤治疗。"经"还是经历的病程之意。

抵当汤的组成,水蛭和虻虫各三十个。我们之前讲过,"熬"就是"焙"的意思。杏仁二十个,去皮尖,是4~6g。大黄三两,45g左右。注意服法中,要求"不下更服",也就是一直用到大便下来为止。另外,大黄也不是后下的。

【要点延伸】

①"发狂"提示感染性脑病。

②"少腹当硬满"提示大便干结。

③"下血乃愈"提示机体免疫能力激活,抗原抗体复合物沉积全身微血管壁,肾小球损伤则尿血,脑血管损伤则大脑功能异常出现"狂躁"。

④感染性脑病和尿血,如果其病机为外邪入侵导致的血脉瘀热,抵当汤是治疗的有效方剂。

【13】太阳病,身黄,脉沉结,少腹硬。小便不利者,为无血也。小便自利,其人如狂者,血证谛也,抵当汤主之。(125)

【串讲】

太阳病出现黄疸,脉沉且有间歇,这是出现了心律失常。"少腹硬"是下腹、下焦病变的特征,可能在大肠,也可能是膀胱。关键还有"小便不利",我们反复讲过"小便不利"就是尿量少,不是尿痛。"无血"就是阴血少,实际上就是津液不足了。尿量是正常的,患者出现狂躁,就可以确切地诊断血证(瘀热在里)了,治疗使用抵当汤。只有所表达出来的言语是符合真理的,才能称之为"谛"。

【要点延伸】

①"狂躁"是诊断血证的主要指标。

②本条所述为感染性脑病。

③抵当汤不但是祛除瘀热的方剂,还应该是祛邪扶正的良方。

之前我们讲过,有瘀热的时候不仅可以用茵陈蒿汤、四妙勇安汤,还可以用抵当汤,其中大黄是主要药物。

三、太阳与阳明并病

【14】二阳并病,太阳初得病时,发其汗,汗先出不彻,因转属阳明,续自微汗出,不恶寒。若太阳病证不罢者,不可下,下之为逆,如此可小发汗。设面色缘缘正赤者,阳气怫郁在表,当解之、熏之。若发汗不彻不足,言阳气怫郁不得越。当汗不汗,其人躁烦。不知痛处,乍在腹中,乍在四肢,按之不可得,其人短气但坐,以汗出不彻故也,更发汗则愈,何以知汗出不彻?以脉涩故知也。(48)

【串讲】

太阳病证候未消失,阳明证候已见,太阳部位起初得病时,使用汗法治疗,汗出不彻底,随之出现了阳明病的表现,即不恶寒而自汗不止。如果太阳病的表现仍然存在,有恶寒等,则不可使用下法,否则就治错了,此时可以用微微发汗的方法。假如满面通红,阳气郁闭在表,就应该熏蒸治疗。如果发汗不彻底,则阳气怫郁不得伸。本应使用汗法而未用,患者就容易出现躁烦了。疼痛部位不定,或在腹中,或在四肢,游走不定,用手按不到。患者短

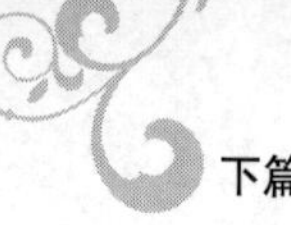

气，不能平卧。这都是汗出不彻导致的，再使用汗法即可。如何知道汗出不彻？脉是细涩的，说明血容量不够，汗之源不足，故不能汗出透彻。脉涩，我们通常讲脉涩就是往来不流利，其实它真正的含义是细、软、短、散，就是严重的血容量不足。

【要点延伸】

①“二阳并病，太阳初得病时，发其汗，汗先出不彻，因转属阳明，续自微汗出，不恶寒”的启示：

太阳阳明并病是太阳病治疗不彻底所致。

②“若太阳病证不罢者，不可下，下之为逆，如此可小发汗。设面色缘缘正赤者，阳气怫郁在表，当解之、熏之。若发汗不彻不足，言阳气怫郁不得越”的启示：

A. 太阳阳明并病不可使用攻下治疗，仍可使用汗法。

B. 太阳病出现面红可用熏法小发其汗。

C. 发汗是治疗阳气郁闭的基本方法。

阳气郁闭有很多种表现，表面上看是皮肤发黄但不是黄染，里边又有热象。比如说结节性痒疹，皮肤看上去没有热象，但是疹子是暗红的，这实际上就是阳气郁闭。在这种情况下，我们可以加一些发汗药，像麻黄连轺赤小豆汤。

③“当汗不汗，其人躁烦。不知痛处，乍在腹中，乍在四肢，按之不可得，其人短气但坐，以汗出不彻故也，更发汗则愈，何以知汗出不彻？以脉涩故知也”的启示：

A. 发汗是治疗阳气郁闭烦躁的方法。

B. “不知痛处，乍在腹中，乍在四肢，按之不可得”是微循环瘀血所致疼痛的特点。只有微循环的瘀滞状态是可以迅速产生，又可以迅速改善的，所以说才会出现游走不定的疼痛。

C. “短气但坐+脉涩”是左心功能不全肺淤血和心搏量减少的表现。像比如2019年底出现的新冠肺炎，如果觉得气短，那就是心脏或者肺出问题了，需要警惕，被迫坐位，不能躺着，还是左心功能不全的表现。

D. 综合分析，左心功能不全是感染性心肌炎所致，祛邪治疗是治本之法，汗法的本质是祛邪扶正，仍需汗法治疗。

E. 若治不得法，病情进一步加重，可以导致休克而“脉微细，但欲寐”的少阴病。

【15】二阳并病，太阳证罢，但发潮热，手足漐漐汗出，大便难而谵语者，下之则愈，宜大承气汤。（220）

【串讲】

二阳并病，太阳证已经消失，不恶寒了，出现潮热、手足汗出不断、大便困难、谵语，使用下法则病愈。

【要点延伸】

①二阳并病时，太阳病证消失，只有阳明病证才可以用攻下方法治疗。

②攻下治疗可以选用大承气汤。

③大承气汤治疗阳明病证的真正机制不仅是通下大便，更重要的是其祛邪作用。

通常在理解古人所讲的汗、吐、下时，认为是发汗、催吐、通便。其实不是的。当然古人也可能就是那么理解的，但是我们已经不能那么去理解了，我们需要理解到：汗、吐、下，只是疾病转愈的一个标志，千万不能将之当成治疗追求的目标。

四、太阳与阳明合病

【16】太阳与阳明合病，喘而胸满者，不可下，宜麻黄汤。（36）

【串讲】

太阳和阳明同时受邪发病，出现了呼吸困难、胸闷。之所以称之为太阳阳明合病，患者应该有腹胀、便秘，否则单纯的“喘而胸满”，不能判断是太阳阳明合病，文中说“不可下”说明有便秘。但这种情况，不可使用下法，应使用麻黄汤。

【要点延伸】

①既然是太阳阳明合病，当有太阳病表现（恶寒、发热、身痛、喘）和阳明病表现（大便困难、或汗多、或谵语）。

②太阳病没有消失之前还须发汗治疗，麻黄汤是合适之选。

中医认为“肺与大肠相表里”，肺有病了，大肠就受影响。喘、胸满提示存在肺部感染，先用麻黄汤而不是用攻下方法。在这种情况下，能不能用承气汤？可以告诉大家，放心地用，没有问题。现在大量的临床数据以及实验数据证明，用攻下的方法可以促进肺部炎症的好转，疗效是很明显的，所以说这一条我们需要突破。

【17】太阳与阳明合病者，必自下利，葛根汤主之。（32）

【串讲】

太阳阳明合病，未用攻下药而有下利腹泻。下利是胃肠道感染的表现，往往伴随腹胀，也是“胃家实”的表现。遇到这种情况，就可以选用葛根汤了。

葛根汤大家都很熟悉，但临床中可能很少用它去治下利。再比如葛根芩连汤,大家只记得其用于治下利,反而忘记其原本是治喘合并下利的。

【要点延伸】

①临床表现应当有太阳病证(恶寒发热、头痛身痛)和阳明病(腹胀、或汗出、或谵语等)。

②由于太阳病证存在,只能用汗法治疗,葛根汤是治疗太阳阳明合病下利的最佳之选。

其实葛根本身就是一个很好的祛邪药,《中药学》中疏散风热药里,葛根是一个重点药,所以葛根汤本身就具有很好的祛邪作用,不要将之理解为仅仅具有发汗作用的药。

【18】太阳与阳明合病,不下利,但呕者,葛根加半夏汤主之。(33)

葛根(四两) 麻黄(三两,去节) 甘草(二两,炙) 芍药(二两) 桂枝(二两,去皮) 生姜(二两,切) 半夏(半升,洗) 大枣(十二枚,擘)

上八味,以水一斗,先煮葛根、麻黄,减二升,去白沫,内诸药,煮取三升,去滓。温服一升,覆取微似汗。

【串讲】

太阳阳明合病,没有下利,只有呕吐,还是用葛根加半夏汤治疗。下利是下消化道感染,呕吐是上消化道感染,可见葛根汤是用于治疗全消化道感染的方子。

葛根四两约 60g,麻黄三两约 45g。麻黄是治疗消化系统疾病的一个很好的药物,但通常大家只知其治肺,不知道其作用于消化系统。《金匮要略》中就有麻黄醇酒汤,就一味麻黄治疗黄疸。炙甘草、芍药、桂枝、生姜都是二两。半夏半升,用半夏和胃止呕,半夏也是治疗胃肠道感染的好药。葛根加半夏汤能不能治下利、呕吐并见的情况呢?没问题,因为本来葛根汤就治下利。

【要点延伸】

①本条文的启示:

A. 临床表现应当有太阳病证(恶寒发热、头痛身痛)和阳明病(腹胀、或汗出、或谵语等)。

B. 由于太阳病证存在,只能用汗法治疗,葛根加半夏汤是治疗太阳阳明合病呕吐最佳之选。

②煎服法的启示:

A. 葛根不易煮透,所以先煎。

大家在药房抓药肯定看过葛根,如果熬药,你们会发现煮上半小时这里边还没透,所以说需要先煎。

B. 麻黄剂量先煎去上沫,可以减轻麻黄导致心动过速的副作用。

C. 重剂缓投是安全用药的保障。

虽然是量大，但是重剂缓投，就不会有非常明显的副作用，缓投是为了临床用药的安全。

【19】太阳病，过经十余日，心下温温欲吐，而胸中痛，大便反溏，腹微满，郁郁微烦。先此时，自极吐下者，与调胃承气汤。若不尔者，不可与。但欲呕，胸中痛，微溏者，此非柴胡汤证。以呕，故知极吐下也。(123)

【串讲】

太阳病迁延不愈十余日。“温温”实际上是一个形容词，大约是隐隐的、不剧烈的意思，“心下温温欲吐”就是指恶心欲吐。胸部疼痛，大便反而是稀的，腹部微微胀一些，微觉烦闷。在此之前，没有用吐法、下法，自发出现呕吐、腹泻，用调胃承气汤来治疗。如果不是这样，就不能用。只是欲呕吐、胸中痛、大便微微溏稀，这不是柴胡汤的适应证。根据呕吐，可以判断是医生过度是用来催吐和攻下的治疗。

【要点延伸】

①“太阳病，过经十余日，心下温温欲吐，而胸中痛，大便反溏，腹微满，郁郁微烦”的启示：

急性胃肠炎的临床表现。

②“先此时，自极吐下者，与调胃承气汤。若不尔者，不可与”的启示：

急性胃肠炎腹满心烦即可使用调胃承气汤。

一般来讲，大家都知道便秘的时候用承气汤类方，而遇到呕吐、泄泻就不会想到用了。其实急性胃肠道感染，不管是普通炎症，还是痢疾，大黄都是非常好的药。曾经有患者教我使用三黄片治疗痢疾。痢疾原本就有严重腹泻，还可以使用泻药吗？是不是有悖于常理呢？但如果从中西医结合角度去思考，大黄、黄芩、黄连是祛邪的药，当然可以治疗痢疾了。临床上使用之后，发现疗效很好。具体使用方法如下：三黄片，1 岁的小儿服用 1 片，2 岁服用 2 片，按照年龄增加服用量，到 20 岁及 20 岁以上均为 20 片，年龄再增长也还是 20 片了，基本服用一次即可痊愈，然后再服 4 片巩固一次即可。不能局限在固有认识上，否则难以有突破。我记得在急诊上班的时候，同事的孩子患痢疾好长时间，天天输液也没治好，我就建议他使用三黄片，一开始他还有所犹豫，后来听我说得那么肯定，就用了，结果第 2 天就好了，非常快。如果是由外邪引起的，不管大便通与不通，使用祛邪的药物是没有问题的。所以说调胃承气汤治疗急性胃肠炎的吐泻，没有任何问题。再者，大黄、甘草配起来就是大黄甘草汤，是治疗食入即吐的。

③“但欲呕，胸中痛，微溏者，此非柴胡汤证”的启示：

A.“恶心、胸痛、大便稀”不是张仲景所言的柴胡汤证。

B. 实际临床上，我们体会这种情况，用柴胡汤还是有效的。

【20】太阳病未解，脉阴阳俱停，必先振栗汗出而解。但阳脉微者，先汗出而解；但阴脉微者，下之而解。若欲下之，宜调胃承气汤。(94)

【串讲】

太阳病证还未消失，“脉阴阳俱停”是指寸关尺三部脉力度相等。这其中的关键是明确“停”的意思。这个“停”就是寸、关、尺三部脉力度等同，“停”在方言中是相等的意思。张仲景的书有时候用的是方言，是一种习俗性的表达。在寸关尺脉均等力度的情况下，患者有可能先出现寒战、发热，继而太阳病证消失。只是寸脉弱的，汗出则病解，这是由于津液充足了，机体逐渐恢复到正常状态了，就自然微微汗出，而非外力发汗，病就好了。只是尺脉弱的，下后则病解，这是由于祛除病邪后，津液充足了，脉弱自然改善。如果需要使用下法治疗，用调胃承气汤。

【要点延伸】

①“太阳病未解，脉阴阳俱停，必先振栗汗出而解”的启示：

A. 寸关尺脉力度相等当为寸关尺都有力，血容量充足，津液未伤，机体抵抗力尚可。

B. 寒战汗出：体温中枢调节中枢功能正常的标示，当体温未到体温调定点时表现为寒战；当体温达到体温调定点时表现为身热汗出；当体温升高时，机体的免疫能力得到最好状态，所以疾病即易痊愈。

②“但阳脉微者，先汗出而解”的启示：

A. 寸脉微提示心肌收缩早期无力、瞬时心搏量不足。如何理解心脏收缩与脉象的关系呢？以跑步为例，爆发力好的人，他发力快，起步迅速。心脏也是一样，如果收缩早期有力，往往就表现出寸脉有力的，如果收缩早期无力，心脏在早期射出去的血就是少的，相应的脉的搏动幅度就偏小，此时见到的就是寸脉弱。

B. 如果使用麻黄汤类发汗药，既可以祛邪，又可以促进心肌收缩力，邪去正气恢复，所以汗出而愈。

麻黄的β受体兴奋作用很强，因此可以加强心肌收缩力，便可将“阳脉微”迅速纠正。当然这体现的是治标的一面，真正使得疾病痊愈是由于麻黄汤具有的祛邪作用。

③“但阴脉微者，下之而解。若欲下之，宜调胃承气汤”的启示：

A. 尺脉微提示心脏收缩晚期瞬时心搏量减少，多由支配心肌的神经功能低下所致。还是以跑步为例，有的人爆发力不够好，因此起步不快，但是后半程开始发力，表现出优势。心脏收缩后期有力者，心脏在这个阶段的射血量相对多，就表现出尺脉有力的脉象；而在心脏收缩晚起无力者，则表现出尺脉微弱。

B. 调胃承气汤对于祛除外邪、恢复感染性神经功能损伤具有很好的作用。

第十八节 阳明病与少阳病

一、少阳病转属阳明

【1】问曰:病有太阳阳明,有正阳阳明,有少阳阳明,何谓也?答曰:太阳阳明者,脾约是也;正阳阳明者,胃家实是也;少阳阳明者,发汗利小便已,胃中燥烦实,大便难是也。(179)

【串讲】

讲解详见“第十一讲 第十七节 阳明病与太阳病”【2】。

二、阳明少阳合病

【2】阳明少阳合病,必下利。其脉不负者,为顺也。负者,失也,互相克贼,名为负也。脉滑而数者,有宿食也,当下之,宜大承气汤。(256)

【串讲】

上一条是少阳转属阳明,见到大便难的表现。这一条是阳明、少阳同时得病,会见到合病出现下利的情况。如果脉证一致(下利脉弱)为顺证。如果脉证相反(下利、脉实)则为逆证,即负者失也。邪正斗争、邪强正弱,这就是“负”。脉滑而数,提示有食积,应该用下法,可以用大承气汤。

【要点延伸】

①“阳明少阳合病,必下利”的内涵:

A. 具有少阳病的部分表现(口苦、咽干、目眩、脉弦细、头痛、发热)或少阳伤寒的部分表现(往来寒热,胸胁苦满,默默不欲饮食,心烦喜呕,或胸中烦而不呕,或渴,或腹中痛,或胁下痞硬,或心下悸、小便不利,或不渴、身有微热,或咳)。

B. 具有阳明病胃家实的表现(腹胀满)。腹胀满是由于胃肠道神经功能紊乱,导致肠蠕动减慢。

C. 腹泻。这实际上就是消化道感染的少阳阳明合病。

②“脉滑而数者,有宿食也,当下之,宜大承气汤”的启示:

A. 所述“宿食”病证当为急性胃肠炎,而并非单纯的食积。

B. 大承气汤可以治疗急性胃肠炎。

【3】伤寒八九日,下之,胸满烦惊,小便不利,谵语,一身尽重,不可转侧者,柴胡加龙骨牡蛎汤主之。(107)

柴胡(四两) 龙骨 黄芩 生姜(切) 铅丹 人参 桂枝(去皮) 茯苓(各一两半) 半夏(二合半,洗) 大黄(二两) 牡蛎(一两半,熬) 大枣(六枚,擘)

上十二味,以水八升,煮取四升,内大黄,切如棋子,更煮一两沸,去滓,温服一升。

【串讲】

伤寒八九日,使用下法之后,出现胸闷、烦躁、易惊,以及小便量少、谵语、全身沉重活动困难,治疗使用柴胡加龙骨牡蛎汤。

柴胡加龙骨牡蛎汤,需要注意柴胡的用量比较大,柴胡四两,大约是60g。还需讲解的是铅丹,铅丹是四氧化三铅,原本常用于膏药的制作,这里用于内服,现在一般都买不到。除外大黄的十二味药,用1 600ml的水,煮到剩余800ml,再加入切成块的大黄,再煮一两沸。注意,柴胡加龙骨牡蛎汤中的大黄是后下的,这是比较特殊的,大承气汤中的大黄都不后下。

【要点延伸】

①本条文的启示:

A. “伤寒八九日,下之”的治疗提示患者初期有腹胀、大便不畅的表现,因此考虑是胃肠感染性疾病。

B. “烦惊+谵语”提示病邪深入影响到中枢神经。

C. “一身尽重,不可转侧”提示外邪侵入运动神经,甚至是导致瘫痪。

D. “胸满”当为呼吸肌肉受累的表现。

E. 结合临床经验,考虑本条所述疾病为急性感染性多发性神经根神经炎,也就是吉兰-巴雷综合征。本条所述的症状主要是运动障碍,没有描述感觉障碍。

F. 柴胡加龙骨牡蛎汤是治疗感染性神经根神经炎的主方。另外,在《金匮要略·中风历节病脉证并治第五》中还讲过几个治疗感染性神经炎的方子,比如《古今录验》续命汤、侯氏黑散。

G. 推而广之,可以治疗神经系统感染的各种神经、精神疾病,已有大量的临床证据证明。

②柴胡加龙骨牡蛎汤药物组成的启示:

A. 柴胡加龙骨牡蛎汤的组方:小柴胡汤-甘草+龙骨、牡蛎+铅丹、桂枝、茯苓、大黄。

B. 柴胡剂量要足够大,约60g,具有祛邪和兴奋神经的作用。我们常说柴胡“疏肝解郁”,“郁”的表现就是整天没精神,用上柴胡就有精神了。所以失眠的患者要把握用量，比如血府逐瘀汤中的柴胡只有一钱。

C. 龙骨、牡蛎、铅丹、桂枝、茯苓、大黄应该都有很好的治疗嗜神经病邪的作用。

D. 龙骨：《神农本草经》记载"主咳逆，泄痢脓血，女子漏下，癥瘕坚结，小儿热气惊痫"。

E. 牡蛎：《神农本草经》记载"主伤寒寒热、温疟洒洒、惊恚怒气、除拘缓、鼠瘘、女子带下赤白、久服强骨节，杀邪气，延年"。在感染性疾病中使用一甲、二甲、三甲复脉汤，其中使用牡蛎的原因在于其不仅有安神镇惊，还有很好的祛邪作用。

F. 铅丹：《本草纲目》记载"能坠痰去怯，故治惊痫癫狂，吐逆反胃。能消积杀虫，故治疳疾、下痢、疟疾有实积。能解热拔毒，长肉去瘀，故治恶疮肿毒，及入膏药，为外科必用之物也"。

③煎服法的启示：

A. 铅丹的用法是水煮。

B. 大黄用法是后下。

C. 用法是分次服用。

【4】血弱气尽，腠理开，邪气因入，与正气相搏结于胁下。正邪分争，往来寒热，休作有时，默默不欲饮食。脏腑相连，其痛必下，邪高痛下，故使呕也，小柴胡汤主之。服柴胡汤已，渴者，属阳明，以法治之。（97）

【串讲】

气血不足，并以气虚为重，此时"腠理开"，"腠"是细胞之间的紧密连接；"理"是组织之间的疏松连接。也就是，细胞与细胞之间连接松弛了，组织与组织之间连接松弛了，邪气就侵入了，邪气侵犯胁下部位，与正气互相纠结在胁下。正邪交争，就出现了"恶寒—发热—体温正常"的周期性出现的热型，还有精神萎靡不思饮食。"脏腑相连，其痛必下"，由于脏腑是相关联的，邪气导致的疼痛必然影响到下方脏腑，"邪高痛下，故使呕也"是指，其下临近部位的疼痛可以引起痉挛以防止病邪下行，因此导致呕吐。治疗使用小柴胡汤。柴胡汤服完后，如果觉得口渴，想多喝水，这就是已经影响到阳明了，按阳明病的治法来治疗就可以了。

【要点延伸】

①"血弱气尽，腠理开，邪气因入，与正气相搏结于胁下"的启示：

A. 气血充足则腠理致密，外邪不易侵入人体。

B. 气血不足则腠理疏松，外邪侵入。

C. 胁下消化系统是外邪最易侵入的部位之一。

②"正邪分争，往来寒热，休作有时，默默不欲饮食"的启示：

A. 往来寒热是正邪斗争的表现。

B. 邪气侵入消化系统的必见表现是“默默不欲饮食”。

③“脏腑相连，其痛必下，邪高痛下，故使呕也，小柴胡汤主之”的启示：

A. 邪气侵入可以导致其下临近部位的疼痛。

B. 其下临近部位的疼痛可以引起痉挛防止病邪下行，导致呕吐。

C. 小柴胡汤是祛外邪、补气血、强腠理的主方。

正因为其祛外邪、补气血、使腠理致密的作用，所以能治疗很多疾病。小柴胡汤之所以能成为名方，是因为其作用特点。

④“服柴胡汤已，渴者，属阳明，以法治之”的启示：

“口渴”是阳明病的特征之一。

第十九节　三阳合病

【1】三阳合病，脉浮大，上关上，但欲眠睡，目合则汗。（268）

【串讲】

太阳、少阳、阳明三个部位同时发病，“上关上”就是在关上的意思，也就是关脉浮大，只想眠睡，也就是默默、嗜睡的状态，还有盗汗。

【要点延伸】

①“脉浮大”提示邪入太阳。

②“但欲眠睡”提示邪入少阳。

③“目合则汗”提示邪入阳明。

【2】三阳合病，腹满，身重难以转侧，口不仁，面垢，谵语遗尿。发汗则谵语，下之则额上生汗，手足逆冷。若自汗出者，白虎汤主之。（219）

【串讲】

太阳、少阳、阳明三个部位同时发病，腹部胀满，自觉全身沉重，口中感觉异常，“不仁”就是感觉不正常，或苦，或酸，或甜，或有其他异常感觉。颜面油腻，谵语，小便失禁。如果用发汗的方法就加重了谵语，如果用泻下、攻下的方法，头上就出汗多了，并且从手指向近心端发凉，这是要进入少阴病的先兆了，也就是休克早期。如果汗多，就用白虎汤治疗。

【要点延伸】

①“三阳合病，腹满，身重难以转侧，口不仁，面垢，谵语，遗尿”的启示：

三阳合病以阳明病为主要表现，神经损伤严重。

②“发汗则谵语，下之则额上生汗，手足逆冷”的启示：

三阳合病禁用发汗、通便治疗，否则会导致血容量减少性休克而出现

“手足逆冷”。

③“若自汗出者，白虎汤主之”的启示：

白虎汤是治疗以自汗为主的三阳合病的主方，进一步提示，白虎汤是治疗外邪所致神经系统感染性疾病的有效方剂，临床证明对脑炎具有确切疗效。

通过本条及以前的学习，我们就知道在临床遇到神经系统感染性疾病时，柴胡加龙骨牡蛎汤、白虎汤、承气汤类方剂、抵当汤、桃核承气汤等方剂都可以作为备选，而使用哪个，则需要根据患者具体的临床特点来选择。

【3】伤寒差以后，更发热，小柴胡汤主之。脉浮者，以汗解之；脉沉实者，以下解之。（394）

【串讲】

寒邪感染的疾病缓解后，又再次出现发热，使用小柴胡汤治疗。病情反复，说明正气不足，以及外邪没有完全去掉，这种情况使用小柴胡治疗。脉浮者用发汗的方法解决。脉沉实者用下法治疗。

这一条原文本身不是三阳合病，但是分别提到了少阳、太阳、阳明伤寒“愈后又复发”的处理方式，故列于此。

【要点延伸】

①寒邪所致的三阳疾病缓解后有可能复发。

②以发热为主要表现者，直接选用具有扶正祛邪的小柴胡汤。

③以脉浮为主者提示太阳病复发，仍用汗法治疗，可选麻黄汤、桂枝汤类方。

④以脉沉实为主者提示阳明病“胃家实”，仍用下法治疗，可选承气汤类方。

第十二讲｜太阴病篇

第一节　太阴之为病

【1】太阴之为病，腹满而吐，食不下，自利益甚，时腹自痛。若下之，必胸下结硬。（273）

【串讲】

太阴部位的疾病，也就是内胚层胃肠道部位的疾病，会见到腹满、呕吐，不能饮食，未经使用攻下方法治疗而腹泻越来越重，时而出现腹痛，这是自然发生的，不是医生攻下治疗导致的。如果使用攻下的方法，必定出现上腹硬满。

【要点延伸】

①“腹满而吐，食不下”提示胃炎。

②“自利益甚”提示肠炎。

③“时腹自痛”提示胃肠痉挛性疼痛。

④“若下之，必胸下结硬”提示攻下治疗是错误的，且可加重胃痛。

⑤综合可知，太阴病就是胃肠的病变，主要是炎性病变。

【2】伤寒三日，三阳为尽，三阴当受邪。其人反能食而不呕，此为三阴不受邪也。（270）

【串讲】

感受寒邪三日，病邪已经传遍三阳部位，病邪应当侵犯三阴部位。判断是否侵犯到三阴，以什么为判断标准呢？不管受寒邪几日，只要饮食正常、没有呕吐，这就是三阴部位没有受邪。

【要点延伸】

①“伤寒三日，三阳为尽，三阴当受邪”的启示：

从三阳部位侵入的病邪可以传至三阴部位，就是逐渐由表及里。

②“其人反能食而不呕，此为三阴不受邪也”的启示：

三阴部位未受邪的标志是“能食而不呕”。但如果见到“不能食而呕”，则不一定是三阴受邪，在三阳病中也可以见到。

【3】伤寒四五日，腹中痛，若转气下趣少腹者，此欲自利也。（358）

【串讲】

伤寒四五日，出现腹痛，如果肠鸣逐渐出现在少腹部位，这是要腹泻了。

【要点延伸】

腹痛、肠鸣往往是腹泻的先兆。

第二节　太阴中风

【1】太阴中风，四肢烦疼，阳微阴涩而长者，为欲愈。（274）

【串讲】

太阴部位感受风邪，表现的特点是四肢疼痛不安，寸脉弱、尺脉涩，脉长。这是正气尚可的表现，提示疾病将要痊愈。

【要点延伸】

①太阴中风病可见四肢烦痛。

②太阴中风病即将痊愈的征象是寸脉弱、尺脉涩，脉长，即脉长无力。

本条所述为胃肠道感染将愈之前。在胃肠道感染的初期，还没有见到恶心、呕吐、腹泻之前，也常会见到这样的表现，如全身的拘束感、身痛、恶寒等。

【2】太阴病，脉浮者，可发汗，宜桂枝汤。（276）

桂枝（三两，去皮）　芍药（三两）　甘草（二两，炙）　生姜（三两，切）　大枣（十二枚，擘）

上五味，以水七升，煮取三升，去滓。温服一升，须臾啜热稀粥一升，以助药力，温覆取汗。

【串讲】

太阴病，如果见到脉浮。这说明正气尚在，血容量还比较充足，因此可以使用发汗的方法，用桂枝汤。

太阳中风和太阴中风都有机会用到桂枝汤，少阳中风使用小柴胡汤，这是需要记住的。

【要点延伸】

①脉浮的太阴病可以使用发汗的方法治疗。

②发汗需要使用的方法是服用桂枝汤而不是其他逼汗的方法。虽然环境温度的提高，有利于胃肠道感染的恢复，但这里不是使用物理加温的方法来逼汗。

③桂枝汤是治疗风邪的基本方，所谓“发汗”只是邪去津液充足的表现而已。

【3】伤寒中风，医反下之，其人下利日数十行，谷不化，腹中雷鸣，心下痞硬而满，干呕心烦不得安。医见心下痞，谓病不尽，复下之，其痞益甚。此非结热，但以胃中虚，客气上逆，故使硬也。甘草泻心汤主之。(158)

甘草(四两，炙) 黄芩(三两) 干姜(三两) 半夏(半升，洗) 大枣(十二枚，擘) 黄连(一两)

上六味，以水一斗，煮取六升，去滓，再煎取三升。温服一升，日三服。

【串讲】

感受寒邪，或感受风邪，或同时感受风寒之邪，医生反而错误地使用了泻下的方法，患者出现严重腹泻、肠鸣、完谷不化，上腹部胀、硬、满、闷，想吐但吐不出东西来，烦躁不安，难受至极。医生见到上腹部胀、硬、满、闷，认为是疾病没有痊愈，又给患者使用泻下的方法，结果导致痞满加重。这不是内热结聚，而只是因为胃中虚弱，外邪侵袭导致胃肠通降不利，所以才出现上腹部硬满，可使用甘草泻心汤治疗。也就是说，甘草泻心汤也是治疗伤寒和中风的通用方。

甘草泻心汤，炙甘草四两约60g，一定要用足够的甘草，才是甘草泻心汤。再看其他药物：黄芩、半夏、干姜、大枣、黄连，与半夏泻心汤的组成和药量上是一样的，但是甘草泻心汤没有党参。

【要点延伸】

①急性胃肠炎不可以攻下治疗。本条描述的急性胃肠炎，重点在胃，胃部的痉挛、炎性的疼痛严重，因此不能用泻下。

②胃肠虚弱时各种病邪均可以导致急性胃肠炎。

③甘草泻心汤是治疗胃肠虚弱急性胃肠炎的主方。

④甘草泻心汤比半夏泻心汤少人参。甘草泻心汤比小柴胡汤少人参、柴胡、生姜，多黄连、干姜。实际上甘草泻心汤中可否使用人参呢？可以。在宋本《伤寒论》林亿的校注中，根据《外台秘要》和《备急千金要方》中的记载，也认为甘草泻心汤应当有人参。

第三节 太阴伤寒

【1】伤寒胸中有热，胃中有邪气，腹中痛，欲呕吐者，黄连汤主之。(173)

黄连(三两) 甘草(三两，炙) 干姜(三两) 桂枝(三两，去皮) 人参(二两) 半夏(半升，洗) 大枣(十二枚，擘)

上七味，以水一斗，煮取六升，去滓。温服，昼三夜二。疑非仲景方。

【串讲】

伤寒,“胸中有热”也就是烧心的感觉,食管存在炎症。寒邪侵袭胃肠,腹痛,恶心欲吐,治疗用黄连汤。

黄连汤的组成,黄连、甘草、干姜、桂枝都是三两,大约45g;人参二两,半夏半升,大枣十二枚。与太阴中风的甘草泻心汤很相似。

煎服法中注意是温服,白天服用三次,夜间服用两次,也就是说胃部的感染性疾病,吃药的时候,不是一日两次,而是多次服用。

【要点延伸】

①本条文的启示:

A. 急性胃炎,还没影响到肠道。前面讲急性胃炎多为少阳病,治疗使用小柴胡汤,其实这些方子的组成都很相似。

B. 黄连汤是治疗急性胃炎、腹痛、呕吐的主方。

②黄连汤药物组成的启示:

A. 黄连汤=半夏泻心汤-黄芩+桂枝,减黄芩可能是没有腹泻的缘故,加桂枝应该是寒邪的缘故。

B. 临床实际告诉我们,急性胃炎严重时表现为急性胃肠炎,因此黄芩也是可以不去的。

③煎服法的启示:

急性胃肠炎服药频次一定要密集才好。需要密集服药的原因,首先是外感邪气导致的疾病,需要尽快祛邪;再者胃肠道炎症影响进食,密集服药以尽快解决饮食问题。

【2】伤寒本自寒下,医复吐下之,寒格,更逆吐下,若食入口即吐,干姜黄芩黄连人参汤主之。(359)

干姜　黄芩　黄连　人参(各三两)

上四味,以水六升,煮取二升,去滓,分温再服。

【串讲】

本因寒邪导致的腹泻,医生又用了催吐和攻下的方法治疗。寒伤胃肠、升降失司,呕吐腹泻就加重了。如果出现一进食就呕吐,使用干姜黄芩黄连人参汤治疗。

【要点延伸】

干姜黄芩黄连人参汤是治疗寒邪侵袭的急性胃肠炎的主方。

【3】自利不渴者,属太阴,以其脏有寒故也。当温之,宜服四逆辈。(277)

【串讲】

未经泻下治疗而见腹泻、口不渴的情况,是病邪影响到了太阴部位,是太阴部位寒邪比较重,应当用温的方法,适宜服用四逆汤类诸方。

实际上，如果再严重的话，就是少阴病了，进入休克早期，表现为脉微细、但欲寐了。到少阴病中也会讲，大多数少阴病就是从太阴来的。

【要点延伸】

①“自利不渴”是太阴伤寒的特征。

②太阴伤寒的治疗方法是“温之”。

③四逆汤类方可以治疗太阴伤寒腹泻。临床证明，附子理中丸是治疗寒邪侵袭胃肠道所致腹泻的有效方剂。

【4】伤寒，阳脉涩，阴脉弦，法当腹中急痛，先与小建中汤。不差者，小柴胡汤主之。（100）

小建中汤方

桂枝（三两，去皮） 甘草（二两，炙） 大枣（十二枚，擘） 芍药（六两） 生姜（三两，切） 胶饴（一升）

上六味，以水七升，煮取三升，去滓，内饴，更上微火消解。温服一升，日三服。呕家不可用建中汤，以甜故也。

【串讲】

伤寒，寸脉涩、尺脉弦，按一般规律，理应出现腹中拘急疼痛，也就是痉挛性疼痛的情况。此时先服用小建中汤。如果病情未见好转，再用小柴胡汤。也就是说小建中汤是治疗腹中痛的一个非常准确的方子。

小建中汤和小柴胡汤，大家都比较熟悉。小建中汤，就是桂枝汤加了一升的饴糖，白芍加倍，大约90g，这个是量是很大的。如果呕吐得厉害，就不要用建中汤，因为太甜。实际上，甜不应该是导致呕吐的主要原因，但是在有上述症状的情况下可能出现呕吐。

另外从这个条文我们看到：服用小建中汤不愈，就转用小柴胡汤，这说明小柴胡汤能不能治腹中急痛呢？是可以的，没有胸胁苦满，腹中急痛照样可以用小柴胡汤。你想想用小建中汤都不管用，然后张仲景才让用小柴胡汤，这就说明，小柴胡汤是治疗腹中急痛一个很好的方子。

【要点延伸】

①“阳脉涩+阴脉弦+腹中急痛”应该是寒邪肠炎的基本临床特征，其机制可能是迷走神经兴奋时胃肠痉挛加重导致痉挛性腹痛，迷走神经兴奋时心肌收缩早期无力导致心脏早期搏出量减少。

②小建中汤可以治疗“腹部痉挛疼痛”，但可能祛除寒邪力量不足。

③小柴胡汤也是治疗腹部痉挛疼痛的主方，小柴胡汤祛除寒邪的作用胜过小建中汤。

因此，不只要记得小柴胡汤能治疗“胸胁苦满”，还要记住小柴胡汤是治疗腹痛的效方。

④“呕家不可用建中汤，以甜故也”提示小建中汤止呕效果差；甜味药物的祛邪作用和止呕作用都不足。

第四节　太阴病转归

（一）转属阳明：

太阴转属阳明，是由阴转阳。伤寒不仅可以由阳转阴，也可以由阴转阳。

【1】伤寒脉浮而缓，手足自温者，是为系在太阴。太阴者，身当发黄，若小便自利者，不能发黄。至七八日，大便硬者，为阳明病也。（187）

【串讲】

伤寒，浮脉，且寸脉与尺脉均等，营卫尚调和，手足是温暖的，这是病在太阴。太阴部位病变，应当出现黄疸。出现黄疸，提示这实际上已经影响到肝脏了。如果未用利尿剂而小便量正常者，就不会出现黄疸。如果七八日以后，大便偏硬了，这时候就是阳明病了。

【要点延伸】

①感受寒邪后，脉浮缓、四肢温暖，提示营卫气血尚调和。

②太阴病发生黄疸多伴有小便量少，提示肾脏微循环灌注不足和循环血量不足。

③太阴病可以转属阳明出现大便干硬，当为外邪损伤胃肠道神经、胃肠蠕动减弱、结肠直肠内容物水分被充分吸收所致。

（二）自愈

【2】伤寒脉浮而缓，手足自温者，系在太阴。太阴当发身黄。若小便自利者，不能发黄。至七八日，虽暴烦下利日十余行，必自止，以脾家实，腐秽去故也。（278）

【串讲】

伤寒，浮脉，且寸脉与尺脉均等，营卫尚调和，手足是温暖的，这是病在太阴。太阴部位病变，应当出现黄疸。出现黄疸，提示这实际上已经影响到肝脏了。如果未用利尿剂而小便量正常者，就不会出现黄疸。如果七八日以后，大便偏硬了，这时候就是阳明病了。到七八日以后，突然出现烦躁，并伴有严重的腹泻，随后腹泻便会自行停止。这是外邪留滞胃肠道，胃肠道腐浊排出的缘故。

【要点延伸】

“至七八日，虽暴烦下利日十余行，必自止，以脾家实，腐秽去故也”的

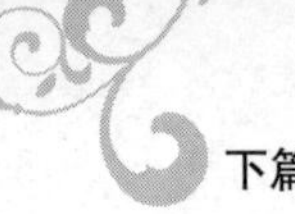

启示：

①邪去正安。

②腹泻既是邪气损伤胃肠的表现，又是机体主动祛邪的反应，不可强止。尽量不用止泻而不祛邪的药物如洋金花、山莨菪碱、阿托品等，而罂粟壳还是具有祛邪作用的。

（三）除中、向愈、发痈

【3】伤寒始发热六日，厥反九日而利。凡厥利者，当不能食，今反能食者，恐为除中，食以索饼。不发热者，知胃气尚在，必愈。恐暴热来出而复去也。后日脉之，其热续在者，期之旦日夜半愈。所以然者，本发热六日，厥反九日，复发热三日，并前六日，亦为九日，与厥相应，故期之旦日夜半愈。后三日脉之，而脉数，其热不罢者，此为热气有余，必发痈脓也。（332）

【串讲】

伤寒，先发热六日，然后又出现四肢凉九日，还伴随有腹泻。如果出现四肢凉、腹泻，患者一般来讲是不能进食的。现在这个患者只是发热、四肢凉、下利，但是能进食。这恐怕是一个除中病。除中，就是中气衰败、回光返照的意思。到底是不是回光返照？怎么去判断？给患者面条吃，河南方言中，索饼就是面条，如果吃完了不发热，便知道胃气还在，可以痊愈。需要担心的是，吃完饭以后，突然发热又退热。两日后再诊脉，发热连续存在，预计第三日半夜会痊愈。原本发热六日、四肢逆冷九日，又发热三日，加上之前发热的六日，也是九日，发热与四肢逆冷的时间是相等的。所以预期在又出现发热的第三日半夜痊愈。再往后三日诊脉，依旧是数脉，发热未退，这是热邪重，说明一定有一个感染灶在，所以说一定会出现痈脓。

【要点延伸】

①“伤寒始发热六日，厥反九日而利”的启示：

A. 有些致热性胃肠道病邪，起初只是引起发热。

B. 进一步发展，可以导致腹泻、四肢逆冷。

②“凡厥利者，当不能食，今反能食者，恐为除中，食以索饼。不发热者，知胃气尚在，必愈”的启示：

A. 四肢逆冷和腹泻同时出现时往往伴随不能饮食。

B. 四肢逆冷和腹泻同时出现，如果是不影响饮食，可能是胃气衰败的表现。这就是回光返照。“回光返照”实际上就是感觉迟钝，原本还能感觉到不舒服，不想进食，现在连感觉也没了，实际上这是一种病情严重的表现。如患者处于休克状态时是一种淡漠表现。四肢逆冷和腹泻同时出现，如果是不影响饮食，也可能是胃气恢复的标志，验证方法是让患者吃面条，如果不出现发热，提示胃气尚可，必定自愈。

③“恐暴热来出而复去也。后日脉之，其热续在者，期之旦日夜半愈。所以然者，本发热六日，厥反九日，复发热三日，并前六日，亦为九日，与厥相应，故期之旦日夜半愈”的启示：

A. 食用面条后，最担心突然发热又突然退热，这是“除中”的表现。

B. 两日后发热仍然持续存在，预期次日半夜疾病痊愈。

C. 痊愈的原理是阳气恢复，阴阳平衡。

④“后三日脉之，而脉数，其热不罢者，此为热气有余，必发痈脓也”的启示：

如果持续“脉数 + 发热不退”，提示体内热邪积聚不解，是肠道发生化脓性病变的特征。如果是胃肠炎合并阑尾炎、阑尾脓肿就可能出现这种表现。

实际上，除了以上内容以外，太阴病的转归中还有严重的一类，就是转为少阴病，涵盖的内容就非常多了，会放在专篇讲解。

第五节　太阴病欲解时

【1】太阴病欲解时，从亥至丑上。（275）

【串讲】

太阴病即将痊愈的时辰是从亥时，经子时，到丑时的时间段，也就是从晚上 21:00 到次日凌晨 3:00。

【要点延伸】

太阴时间段是阳气入里最多、阴气表现最盛的时刻，阳气足则风寒之邪才容易祛除。

夜间阳气入里，疾病的痊愈靠自身体内的阳气，所以三阴病痊愈的时刻都在夜里。

第六节　太 阴 坏 病

【1】病人脉数，数为热，当消谷引食，而反吐者，此以发汗，令阳气微，膈气虚，脉乃数也。数为客热，不能消谷。以胃中虚冷，故吐也。（122）

【串讲】

患者出现数脉，脉数提示有热，应当出现多食易饥，患者反而出现呕吐，这是因为发汗导致阳气微弱、胸中气虚，所以出现数脉。数脉提示外来邪热,外来的邪热不能运化水谷。由于胃中虚冷,所以出现了呕吐。

【要点延伸】

①“脉数+呕吐”是“邪热损伤胸中大气+胃中虚寒”的表现。

②外来热邪只会损伤胃肠正气,不会温化水谷。

【2】发汗后,水药不得入口为逆,若更发汗,必吐下不止。发汗吐下后,虚烦不得眠,若剧者,必反复颠倒,心中懊憹,栀子豉汤主之;若少气者,栀子甘草豉汤主之;若呕者,栀子生姜豉汤主之。(76)

栀子豉汤方

栀子(十四个,擘) 香豉(四合,绵裹)

上二味,以水四升,先煮栀子,得二升半,内豉,煮取一升半,去滓。分为二服,温进一服,得吐者,止后服。

栀子甘草豉汤方

栀子(十四个,擘) 甘草(二两,炙) 香豉(四合,绵裹)

上三味,以水四升,先煮栀子、甘草,取二升半,内豉,煮取一升半,去滓。分二服,温进一服,得吐者,止后服。

栀子生姜豉汤方

栀子(十四个,擘) 生姜(五两) 香豉(四合,绵裹)

上三味,以水四升,先煮栀子、生姜,取二升半,内豉,煮取一升半,去滓。分二服,温进一服,得吐者,止后服。

【串讲】

用发汗药以后,水和药物都喝不进去,这就是不好的表现。如果还要再发汗,会出现呕吐、腹泻不止。发汗、呕吐、腹泻之后,莫名的烦躁、难以入睡,严重者烦躁、胸中不适,使用栀子豉汤治疗。

如果有气短,用栀子甘草豉汤,就是在栀子豉汤的基础上再加一味甘草。

如果有呕吐,就在栀子豉汤的基础上再加生姜止呕。

下面是栀子豉汤的煎煮法。先煮栀子十四个,用800ml水煎煮到500ml,加入豆豉,四合相当于80ml,豆豉是40~50g,最终煎出300ml,去掉药渣。分为两次服用,每服150ml,先喝一次,如果服完就吐了,就不需要再喝第二次了。呕吐可能是疾病发展的一个自然表现,而并非栀子豉汤具有催吐的作用。栀子甘草豉汤、栀子生姜豉汤的煎服法与栀子豉汤类似,就不再详细讲解了。

【要点延伸】

①“发汗后,水药不得入口为逆,若更发汗,必吐下不止”的启示:

发汗(逼汗)只能损伤津液,不能祛除进入胃肠的外邪,所以无论如何强行发汗，胃肠感染性疾病都不会痊愈。

②“发汗吐下后，虚烦不得眠，若剧者，必反复颠倒，心中懊憹，栀子豉汤主之；若少气者，栀子甘草豉汤主之；若呕者，栀子生姜豉汤主之”的启示：

A. 胸中不适、无法睡眠，往往是食管炎所致，栀子豉汤是治疗食管炎的有效方剂。从中西医结合的角度去解读，本条所描述的“心中懊憹”以及上条所描述的“膈气虚”，实际上都反映出食管有问题。甘草和生姜治疗胃部疾病很好，可见栀子甘草豉汤和栀子生姜豉汤是治疗食管、胃疾病的效方。因此临床中遇到食管炎患者，不要忘记还可以选用栀子豉汤类方。

B. 气短乏力用栀子甘草豉汤，提示甘草是治疗气短乏力的要药。甘草在《中药学》中也是隶属于补气药。

C. 呕吐用栀子生姜豉汤提示生姜是止呕要药。

③“得吐者，止后服”的启示：

这是栀子豉汤被误解为催吐药的依据。实际上，通过临床验证以及亲身体验，发现单服栀子豉汤几乎无催吐作用。之所以出现呕吐，是疾病本身所致，也是机体排出入侵外邪的表现。至于是否止后服，实际必要性不大，可以继服。

【3】下利后更烦，按之心下濡者，为虚烦也，宜栀子豉汤。（375）

肥栀子（十四个，擘）　香豉（四合，绵裹）

上二味，以水四升，先煮栀子，取二升半，内豉，更煮取一升半，去滓。分再服，一服得吐，止后服。

【串讲】

腹泻之后又出现心烦，剑突下部位触按是虚软的，这种病态的心烦，可以使用栀子豉汤。

【要点延伸】

①腹泻是肠道感染的表现。

②肠道感染是心烦的原因之一。

③栀子豉汤的除烦作用是通过治疗肠道感染起作用的。

淡豆豉、栀子都是祛除三焦热邪的好药。而且豆豉与蜂蜜一样，对微生物有抑制或杀灭作用，但是不损伤人体的正气。

其实这种情况可选用的方剂是比较多的。所有治疗胃肠道感染腹泻的，都可以治疗由于胃肠道感染引起的心烦。嗓子痛、心烦、胃不好都可以使用豆豉。

【4】伤寒一二日至四五日，厥者必发热，前热者后必厥，厥深者热亦深，厥微者热亦微。厥应下之，而反发汗者，必口伤烂赤。（335）

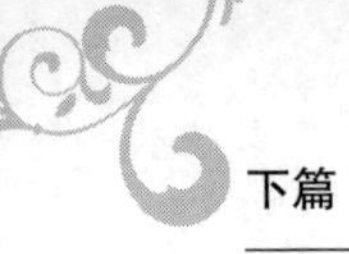

【串讲】

伤寒一二日到四五日，只要有四肢逆冷，就会出现发热。先发热者，之后必然四肢逆冷。四肢逆冷严重者，发热也严重。比如临床上就观察到急性胃肠炎初期，患者怕冷，脸色发黄、发暗，四肢发凉，皮温是降低的。冷得越厉害，邪正斗争就越厉害，之后体温上升就越高。如果四肢逆冷轻微者，发热也轻微。四肢厥逆应该用下法治疗，如果使用发汗的方法，就会出现口腔红赤溃烂。病因在消化道，反而用发汗的方法，本来消化道感染性腹泻就容易使津液丢失，再发汗，又让体液丢失，一定是错误的治疗方法。

【要点延伸】

①外邪潜袭胃肠的可以出现“四肢逆冷和发热”并见的现象。

“潜袭”是指病邪已经侵入，但是没有明显的症状。很多的病毒感染就是如此，没有明显临床表现，实际上已经在人体安家了。

②邪在胃肠以排邪为第一要务，所以“厥应下之”，反之，机体抵抗力下降会导致口腔感染的“口伤烂赤”。

临床中治疗口腔溃疡、口腔炎症，如果追问患者出现口腔症状之前的表现，通常会有腹胀等消化系统的不适。这实际是在之前就已经发生胃肠道的感染，只不过这种感染没有明显的表现。

第七节　太阴病治禁

【1】**若胃中虚冷，不能食者，饮水则哕**。(226)

【串讲】

如果胃中虚寒，不能饮食，此时饮水则恶心、呕吐。

本条是一个胃部症状的描述，没有更合适的章节安置，因此置于“太阴病治禁”中。

【要点延伸】

太阴病不可多饮水。

【2】**太阴为病，脉弱，其人续自便利，设当行大黄、芍药者，宜减之，以其人胃气弱，易动故也**。(280)

【串讲】

太阴病，脉弱，出现自发的持续性腹泻，如果需要用到大黄、芍药者，也不要用那么大量，甚至就不要用这两个药物。这是由于这一类患者的胃肠虚弱，不宜使用。

【要点延伸】

太阴病慎用寒凉药。

【3】凡用栀子汤，病人旧微溏者，不可与服之。（81）

【串讲】

如果患者本就有慢性腹泻，治疗时就不要再用栀子汤了。

【要点延伸】

素体脾胃虚寒腹泻者禁用栀子。

【4】呕家有痈脓者，不可治呕，脓尽自愈。（376）

【串讲】

胃中有痈脓而出现呕吐者，不必止呕，脓排净后则可自愈。

【要点延伸】

不可以见呕止呕，治病求本，给邪以出路。怎么使“脓尽”呢？一是使用清热解毒、化脓排脓的药物；另外，让患者吐出来，不使脓停留在胃中，不可以用止呕的办法来解决。

第八节　太阴病与太阳病

太阳病转属太阴病

【1】本太阳病，医反下之，因而腹满时痛者，属太阴也，桂枝加芍药汤主之。大实痛者，桂枝加大黄汤主之。（279）

桂枝加芍药汤方

桂枝（三两，去皮）　芍药（六两）　甘草（二两，炙）　大枣（十二枚，擘）　生姜（三两，切）

上五味，以水七升，煮取三升，去滓，温分三服。本云桂枝汤，今加芍药。

桂枝加大黄汤方

桂枝（三两，去皮）　大黄（二两）　芍药（六两）　生姜（三两，切）　甘草（三两，炙）　大枣（十二枚，擘）

上六味，以水七升，煮取三升，去滓。温服一升，日三服。

【串讲】

原本是太阳病，医生用了攻下的方法，随之出现腹部胀满，并时常伴腹痛，这就是太阴病的特征了。使用桂枝加芍药汤主治。“大实痛者”，如果腹胀满疼痛拒按者，就用桂枝加大黄汤治疗。这两张方子理解起来没有任何难度，用法上也没有特殊之处。

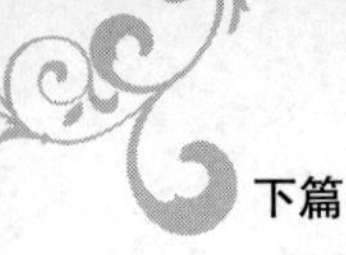

【要点延伸】

①太阳病因误下可以导致太阴病。

②“腹满时痛”是太阴病的临床特点。

③桂枝加芍药汤是治疗“腹满时痛”的主方。

④桂枝加大黄汤是治疗太阴病腹胀满疼痛拒按的主方。

第十三讲 | 厥 阴 病 篇

第一节 厥阴之为病

【1】厥阴之为病，消渴，气上撞心，心中疼热，饥而不欲食，食则吐蛔，下之利不止。(326)

【串讲】

厥阴部位病变，会出现“消渴”。消渴就是津液损伤所导致的口渴。会出现“气上撞心”，就是胃内容物不降、反流逆上的表现，如嗳气、恶心欲吐等。还有上腹灼热疼痛、饥饿但不想吃饭，进食则呕吐蛔虫，如果用泻药则腹泻不止。

厥阴是即将转入阳位的阴位。含有“厥”的文字，大多是表达逆、往回、返回的意思。比如“逆”“蹶”“撅”“橛”等。逆行，是反方向；尥蹶子，是从下往上；撅的动作，也是插下去再翻上来。厥阴就是已经到阴而要往回转了。将所有四肢厥冷的病都归入厥阴病的认识，一定是错误的。通过这条原文，我们首先知道厥阴指的是部位，而且这个部位是与阳紧邻的(三阳部位都是直接对外的)，即三阳部位与太阴、少阴部位之间就是厥阴部位。

【要点延伸】

①厥阴：

A. 根据临床表现，厥阴病多为肝、胆、胰腺疾病。

“消渴”，“心中疼热”“饥而不欲食”都是可能与胃相关的表现，另外有“气上撞心”，提示病位在胃的下游部分，肝、胆、胰腺部位的疾病才是如此表现。并且有“下之利不止”，如果用泻下的方法，就会泻下不止，临床上常见的胰腺炎，尤其是慢性胰腺炎，就是以长期腹泻为主要表现。另外，胰腺损伤后可以出现血糖升高，继而表现为口渴。

此外，“食则吐蛔”，胃肠道有蛔虫的患者，常见蛔虫逆行至胆道，会导致钻顶样疼痛，也会产生“气上撞心”的感觉，有的疼痛也会放射到后背，这个描述是很具体的。而且由于胆道和胰腺的导管是汇合后开口于十二指肠的，胆道感染就可能引起胰腺炎症，所以本条描述的内容高度提示是肝、胆、胰腺的疾病。

厥阴是阳位和阴位之间的一个交界点。消化道是直接对外的，能与外界接触的。而从胆总管到胆囊、到肝脏，从胰腺导管到胰腺，这些结构就不是直接对外了，因为食物是不能进去的，但是胆、胰又由导管开口到肠道，因此是对外开放，但又不与外界直接接触的单向的器官，与胃肠道是不一样的。

B. 男女人体生殖系统具有与肝、胆、胰腺类似的生理特点，都是间接接触外界而不被任何微生物居处的地方。因此，生殖系统感染性疾病也一并列入厥阴病讨论。

这里的生殖系统指的是，在女性是子宫、输卵管这一部分；在男性是前列腺、精囊、输精管这一部分。至于阴道、尿道中存在细菌是正常的。中医经络中的"足厥阴肝经"，循行是"环阴器"，与生殖系统关系密切，说明在传统经络理论中也认识到生殖系统与肝胆关系密切。

虽然《伤寒论》原文中并没有把生殖系统疾病列入厥阴病中，但根据以上理由，我们将生殖系统感染性疾病列入厥阴病。

②消渴：提示体内津液不足、血容量减少。

③气上撞心：提示胃内容物不能顺降。产生该表现的另一种可能是胆道蛔虫。

④心中疼热：提示胃炎、食管黏膜损伤。一般来讲，如果上腹部内有热感，也就是"烧心"，基本是影响到食管了。吃生蒜的时候，大家可能有体会，咽下去觉得特别烧，这是刺激食道黏膜而产生的感觉，到胃里时就感觉不到了。胃炎、胃溃疡的烧心，都是由于胃酸反流引起食管黏膜的损伤以后才出现的。

⑤饥而不欲食："饥饿"说明营养物质吸收减少，"不欲食"说明胃肠功能减退。

⑥食则吐蛔：高度提示胆胰系感染常见于蛔虫感染。

⑦下之利不止：提示由于肝、胆、胰腺功能减退，消化吸收功能严重下降。

第二节　厥阴中风

【1】厥阴中风，脉微浮，为欲愈；不浮，为未愈。（327）

【串讲】

厥阴中风，也就是厥阴部位感受风邪。脉象微浮提示，要么就是刚得病，要么就是快要好了。如果脉象不浮，说明厥阴病仍未痊愈。

【要点延伸】

①风邪侵袭肝胆胰腺，往往导致脾胃功能受损。

②如果脾胃功能恢复，饮食接近正常，血容量就充足，脉体充实，即现脉浮，故脉微浮是欲愈的表现。反之脉不浮，则是疾病未愈的表现。

【2】中风，发热六七日不解而烦，有表里证，渴欲饮水，水入则吐者，名曰水逆。五苓散主之。（74）

【串讲】

中风，发热六七日未愈，出现烦躁，“有表里证”是指从表到里均有表现，就是涉及太阳发热、阳明烦躁和厥阴呕吐。口渴想喝水，但饮水则吐，这种情况称之为“水逆”，治疗就用五苓散。

实际上，这个条文涉及的部位比较广泛，涉及了太阳、阳明、厥阴三个部位，因此我们将之放在厥阴中风这一节来讲解。

【要点延伸】

①“发热”提示感染性疾病。

②“烦躁”提示病邪影响到神经系统。

③“渴欲饮水”提示血容量不足。

④“水入则吐”提示胃、十二指肠以上（包括肝胆胰腺）部位病变。这种情况可以见于单纯的胃炎，但是以上所提到部位的病变也都可以出现这种临床表现。

⑤五苓散是治疗胃、十二指肠以上（包括肝胆胰腺）部位感染性疾病的主方之一。

【3】妇人中风，七八日续得寒热，发作有时，经水适断者，此为热入血室，其血必结，故使如疟状，发作有时，小柴胡汤主之。（144）

柴胡（半斤）　黄芩（三两）　人参（三两）　半夏（半升，洗）　甘草（三两）　生姜（三两，切）　大枣（十二枚，擘）

上七味，以水一斗二升，煮取六升，去滓，再煎取三升。温服一升，日三服。

【串讲】

女性感受风邪，连续七八日恶寒发热，定时发作。“经水适断”是讲在恶寒发热期间月经停止了，就会导致“热入血室”。历代对于“血室”的解释不一，有认为是血脉、血管。实际上，“血室”就是子宫，“热入血室”就是热邪侵入子宫。“其血必结”是指子宫内瘀血。“如疟状”就是有定时的寒热往来发作，怎么治呢？用小柴胡汤主治。

小柴胡汤，需要再次强调的是柴胡用量是相当大的，要用半斤，也就是约120g，我们现在用30g都觉得很大了。实际上对于感染性疾病，有些药物的剂量一定要用得足一些。另外一个要强调的是服用方法,这个需要一日服用三次,每次200ml。

【要点延伸】

①月经期宫腔抵抗力低下,容易导致宫内感染,出现瘀热互结于子宫。月经期子宫内膜脱落,子宫的屏障功能不完善,因此易在此时发生逆行感染。

②小柴胡汤是治疗宫腔内感染性疾病的有效方剂。

通过本条的学习可知,小柴胡汤不仅对消化系统的病变效果好,对生殖系统的感染效果也很好。

【4】妇人中风,发热恶寒,经水适来,得之七八日,热除而脉迟身凉,胸胁下满,如结胸状,谵语者,此为热入血室也,当刺期门,随其实而取之。(143)

【串讲】

女性感受风邪,发热恶寒,在这个过程中,正好赶上月经来潮。又过了七八日热退了,脉也慢了,这说明恶寒发热的时候是有脉数、身热的。但胸胁下部觉得堵得慌、出现胀满,像是结胸一样,会觉得呼吸受到影响,同时又伴有谵语。这就是热邪侵入子宫,也就是妇科感染引起的感染性脑病。"当刺期门"就是针刺期门穴,"随其实而取之"指根据患者病变部位突出表现在胸胁,选择使用期门穴治疗。

【要点延伸】

①"妇人中风,发热恶寒,经水适来"提示经期感受风邪。

②"得之七八日,热除而脉迟身凉,胸胁下满,如结胸状,谵语"提示,风邪余邪潜伏厥阴(胸胁下满)和阳明(谵语)。

③"此为热入血室"提示妇人中风的部位是子宫。

④"当刺期门,随其实而取之"说明风邪余邪潜伏厥阴和阳明时可以针刺期门穴。

从中医学的角度来讲,期门穴是肝的募穴,所以能够调节足厥阴肝经的生殖系统疾病。如果不使用期门穴,而在该穴位上、下、左、右附近选穴也是没有问题的。按我们纬脉理论来讲,在这些区域选穴来解决胸胁下满是没有问题的。古人能够发现这些穴位的适应证是非常棒的。

第三节 厥阴病口渴

【1】厥阴病,渴欲饮水者,少少与之,愈。(329)

【串讲】

如果是厥阴病出现了口渴、想喝水，就少量多次频服，不要一次性饮用太多，这种情况是病情轻浅，会逐渐转愈。

【要点延伸】

①当肝胆胰腺患病出现口渴思饮时，一点一点给水喝，疾病可逐渐痊愈。

②这是机体自身调节机制在发挥作用。

【2】本以下之，故心下痞，与泻心汤。痞不解，其人渴而口燥烦，小便不利者，五苓散主之。（156）

【串讲】

用了下法，心下痞满，也就是有上腹堵塞不通感，用泻心汤来治疗。如果用上去以后痞满不能解除，还是觉得上腹部堵得慌，患者出现口干渴、心烦，这就是刚才我们讲的，既有阳明的烦，又有厥阴的口渴。小便量少，说明血容量不足的，用五苓散治疗。这就提示我们，五苓散是治疗十二指肠以上消化道感染的主要方剂之一。

【要点延伸】

①上腹堵塞不通感是急性胃炎的表现，可用泻心汤治疗。

②若“上腹堵塞感 + 口渴 + 心烦 + 小便量少”，提示十二指肠部位以上病变，血容量不足，五苓散是治疗的主要方剂。

第四节　厥阴伤寒心下悸

【1】伤寒，厥而心下悸，宜先治水，当服茯苓甘草汤，却治其厥。不尔，水渍入胃，必作利也。茯苓甘草汤。（356）

茯苓（二两）　甘草（一两，炙）　生姜（三两，切）　桂枝（二两，去皮）

上四味，以水四升，煮取二升，去滓，分温三服。

【串讲】

伤寒，四肢凉，自觉心下跳动，张仲景认为这是胃中水饮导致的，应该先服用茯苓甘草汤来治疗，然后再去治疗四肢凉。实际上胃部问题治愈，四肢凉也就好了。如果不这样，水液停留在胃，进一步必然会出现下利。

这实际上就是胃有炎症，其中有大量的水液停留，再进一步往下走，不就发展为肠炎了吗？就要出现下利。初期的时候用茯苓甘草汤就可以。茯苓甘草汤其实就是茯苓、甘草加上姜和桂，总共四味药，这虽然是一个比较平和的方，但是对于这种轻症来讲肯定有效。

【要点延伸】

①“伤寒”提示病因为感受寒邪。

②“厥”提示四肢供血不足。

③“心下悸”提示心下部位(胃、十二指肠部位)充血性搏动,多是局部炎症性反应的表现。

大家可能会有这种体验,当胃难受的时候,会觉得上腹中跳动。有的人在皮肤化脓性感染将成脓时,也会有跳动的感觉。胃炎也会有这种情况,这种搏动感与心跳一致,因为局部有炎症,血管扩张,增加局部的血液循环才能促进病愈,这是一种自然反应,“心下悸”有可能也是这个原因导致的。

④进一步推论,寒邪侵袭胃、十二肠部位导致胃内液体积聚(水),若寒邪进一步侵入肠道,就会导致腹泻。

茯苓甘草汤(苓桂姜甘汤)可以治疗寒伤胃、十二指肠,改善胃液的吸收,增加血容量,改善血液循环,能够起到“先治水,却治其厥”的作用。

第五节 厥阴伤寒心下满

【1】伤寒五六日,头汗出,微恶寒,手足冷,心下满,口不欲食,大便硬,脉细者,此为阳微结,必有表,复有里也。脉沉,亦在里也。汗出为阳微。假令纯阴结,不得复有外证,悉入在里,此为半在里半在外也。脉虽沉紧,不得为少阴病。所以然者,阴不得有汗,今头汗出,故知非少阴也,可与小柴胡汤。设不了了者,得屎而解。(148)

【串讲】

感受寒邪五六日,头部汗出,稍微有些怕冷,手脚觉得凉,心下部位胀满,不想吃东西,大便干硬,脉细,张仲景说这就是“阳微结”。“阳微”是阳气不足,“结”是大便干硬,“阳微结”就是在阳气不足的基础上感受外邪所致的大便干结。既然是感受外邪,所以说必然先有表证,然后又有了里证,由表及里,这也正是厥阴的特点。脉沉,提示在里。汗出,是阳气不足的表现。假如是“纯阴结”,即纯粹由于阳气不足引起的大便秘结,不应该再有汗出等外证的表现。这还是“半在里半在外”,病邪涉及表里以及表里衔接的部位。即使脉是沉紧的,也不是少阴病。之所以这么说,是由于纯阴结证没有汗出,现在患者有头汗出,所以知道不是少阴病。半在里半在外的情况,可以使用小柴胡汤治疗。假如用了小柴胡汤以后病好得不彻底,大便一通就能好了,继续用柴胡汤用到大便通畅即可。

一般认为小柴胡汤是治疗“半表半里”的，多理解为既不是表，也不是里。实际上“半在里半在外”是既涉及表，又涉及里。由于对“半在里半在外”理解存在问题，直接影响在临床上对于小柴胡汤的使用。在临床上不可能见到单纯的胆系感染，而不伴随胃肠道感染的情况，这就是“半在里半在外”的真实所指。

【要点延伸】

①“伤寒五六日，头汗出，微恶寒，手足冷，心下满，口不欲食，大便硬，脉细者，此为阳微结，必有表，复有里也。脉沉，亦在里也。汗出为阳微。假令纯阴结，不得复有外证，悉入在里，此为半在里半在外也”的启示：

A.“头汗出，微恶寒，手足冷，心下满，口不欲食”提示十二指肠部位相关脏器的感染性疾病，也就是十二指肠上下部位，以及肝胆胰腺这些相关部位发生感染都可以出现这些症状。

B.“大便硬，脉细”提示饮食减少、血容量不足、胃肠内容物减少、食物残渣留滞时间延长。

C.“脉细、头汗出”提示阳气不足。同样是大便干硬，如果是脉大、汗出，则是阳明病。

D.“假令纯阴结，不得复有外证，悉入在里”提示非外邪导致的便秘没有表证的症状（汗出、恶寒）。

②“脉虽沉紧，不得为少阴病。所以然者，阴不得有汗，今头汗出，故知非少阴也，可与小柴胡汤”的启示：

A. 非外邪导致的阴寒证不会引起汗出。

B. 外邪导致的阴寒便秘可以选用小柴胡汤治疗。这种情况，实际上就是病邪较轻，引起饮食减少，导致饮食物在肠道存留时间长，因此出现便秘。

C. 纯阴结在甲状腺功能减退中最多见，除了大便不通，其特征之一就是无汗。甲状腺功能亢进的患者，脉数、汗多、大便稀、排便次数多；甲状腺功能减退的患者，脉迟、汗少、皮肤干燥、大便次数减少、大便干。

D. 纯阴结选用什么方？济川煎、温脾汤、肾着汤。

【2】伤寒若吐、若下后，心下逆满，气上冲胸，起则头眩，脉沉紧，发汗则动经，身为振振摇者，茯苓桂枝白术甘草汤主之。（67）

茯苓桂枝白术甘草汤

茯苓（四两）　桂枝（三两，去皮）　白术　甘草（各二两，炙）

上四味，以水六升，煮取三升，去滓，分温三服。

【串讲】

伤寒，或呕吐、或腹泻之后，心下部位胀满气逆，“气上冲胸”在这里指的就是嗳气，起立时黑蒙、眼冒金星，脉摸上去是沉紧的。发汗治疗会扰乱经脉,具体的表现是“身为振振摇”,实际上就是出现震颤,有寒战、站立不稳。这是发汗后出现的,一般都是麻黄使用过量的表现。应该用什么治疗?茯苓桂枝白术甘草汤。其中茯苓四两也不算太多,60g 左右。用法也是一日分三次服用。我们在临床上经常会遇到一站起来就眼前发黑的患者。什么患者比较多?体位性低血压的患者比较多,血容量不足也可以导致体位性低血压,苓桂术甘汤就是一个很好的方子。

【要点延伸】

①“吐、下、心下逆满、气上冲胸”提示寒邪侵袭胃、十二指肠部位。

②“起则头眩”提示体位性低血压导致脑部供血不足。

③“脉沉紧”提示病邪严重。一般情况下的低血压是心源性的,脉多无力。但是,胃肠道感染的低血压就不一定了,因为有外邪存在,就可能是沉紧脉,其体位性低血压多是外邪间接影响了神经系统的血压调节能力。

④“发汗则动经,身为振振摇”提示厥阴部位感染不可以发汗治疗,否则加重血容量不足导致脑部缺血;另一方面,这种情况下麻黄这种中枢兴奋药也不能用,用上去就会心动过速、感觉到心慌伴随身体震颤。

⑤茯苓桂枝白术甘草汤是治疗寒邪侵犯十二指肠以上部位的良效方剂。要明确苓桂术甘汤所治疗的病证,不要停留在苓桂术甘汤治疗水饮的认识上。

【3】病人手足厥冷,脉乍紧者,邪结在胸中,心下满而烦,饥不能食者,病在胸中,当须吐之,宜瓜蒂散。(355)

瓜蒂　赤小豆

上二味,各等分,异捣筛,合内臼中,更治之,别以香豉一合,用热汤七合,煮作稀糜,去滓取汁,和散一钱匕,温顿服之。不吐者,少少加,得快利乃止。诸亡血虚家,不可与瓜蒂散。

【串讲】

患者手脚凉,间断性脉紧,外邪侵犯胸中食管,正因为是这样,所以见到心下部位胀满、烦躁,感到饥饿,却不能进食。这些表现高度提示食管和胃部的感染,需要用吐法,可以用瓜蒂散来治疗。

瓜蒂和赤小豆等量,分别捣碎过筛,不要一起捣。然后再放入臼中,再次搅匀。另外用豆豉 20ml,使用热水 140ml,煮成稀粥一样,去掉药渣,把制好的药末大约 2~5g 加入其中,一次性温服。如果吃完了没有吐,就稍稍加量服用,出现腹泻就停药。虚弱的人不能使用瓜蒂散。虽然瓜蒂散是催吐药,但是这里还提到能导致泻下,实际上更可能是瓜蒂散具有促进胃肠道分泌的作用,可以增加排泄。

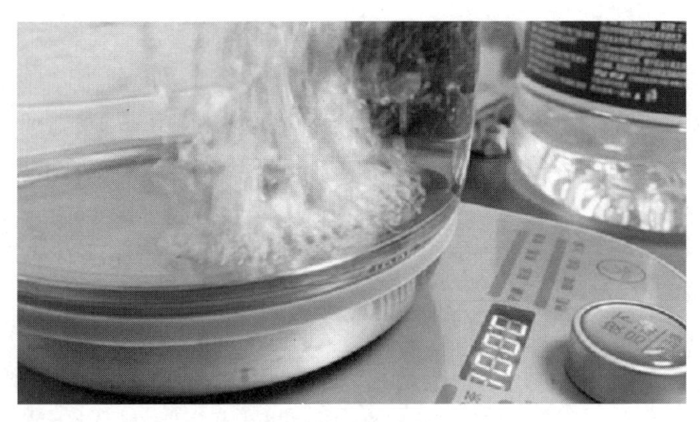

图 4 水温 100℃

用麻沸汤来浸泡大黄、黄连大约 48 分钟(须臾)之后,将药材绞汁后去掉药渣,分两次温服。

【要点延伸】

①本条文的启示:

A. 十二指肠以上消化道外邪侵袭初期。

B. 大黄黄连泻心汤是治疗十二指肠以上消化道外邪侵袭初期的简效要方。

②大黄黄连泻心汤煎服法的启示:

A. 大黄黄连泻心汤不是煎剂,而是浸泡剂。

B. 重剂缓投。

C. 大黄黄连祛除外邪疗效肯定。

【3】伤寒大下后,复发汗,心下痞,恶寒者,表未解也。不可攻痞,当先解表,表解乃可攻痞。解表宜桂枝汤,攻痞宜大黄黄连泻心汤。(164)

【串讲】

伤寒,用了攻下的方法,又用了发汗的方法,出现心下痞满不通,同时还怕冷,这说明在表的邪气尚未祛除,不可治疗痞证,应当先治疗表证,太阳伤寒治好以后,才可以治疗痞证。解表用桂枝汤,治疗痞证用大黄黄连泻心汤。

这一条告诉我们,如果表证不明显,单纯胃炎用大黄黄连泻心汤就行了。如果说有恶寒发热,就用桂枝汤。

【要点延伸】

①攻下和发汗对十二指肠以上消化道外邪侵袭初期疗效不佳。

②“恶寒”提示已有正气不足,治以扶正祛邪,可以选用桂枝汤。桂枝汤本身就是一个祛除风邪、调理肠胃、调和营卫的很好的方子,对于有虚象

的人尤其合适。

③大黄黄连泻心汤只宜于病位表浅的十二指肠以上消化道外邪感染。

【4】心下痞，而复恶寒汗出者，附子泻心汤主之。（155）

大黄（二两） 黄连（一两） 黄芩（一两） 附子（一枚，炮，去皮，破，别煮取汁）

上四味，切三味，以麻沸汤二升渍之，须臾绞去滓，内附子汁，分温再服。

【串讲】

对于心下痞满不通，又出现怕冷、自汗出的患者，用附子泻心汤治疗。

附子泻心汤的组成，首先有泻心汤，然后又加了黄芩、附子。附子的量也还是比较大的，用了一枚；黄芩一两。这四味药，切三味，以麻沸汤两升渍之，也就是说前面的这三味还是用麻沸汤浸泡，约 48 分钟的时间，然后把渣滓去了。附子单独煎煮，然后把这两个药液合在一起，分成两次，温服。

【要点延伸】

①本条文的启示：

A. “心下痞”提示十二指肠以上消化道外邪侵袭，病位表浅。

B. “恶寒汗出”提示阳气不足。

C. 外邪侵袭阳气不足的十二指肠以上消化道外邪感染，附子泻心汤是主方。

该方是寒热并用。如果是阳虚的体质，又感受了热邪、湿热之邪的话，照样得用凉药。病邪的性质是不会变化的，不论是处于疾病的哪个阶段，即使是转属少阴病，出现四肢逆冷，如果感受的是湿热之邪，病邪的性质也不会改变。

②附子泻心汤煎服法的启示：

A. 大黄、黄连、黄芩的用法是开水浸泡 48 分钟左右，不能久煎，久煎可能会破坏它们的祛邪成分、降低祛邪效能。

B. 炮附子单煎兑服是安全用药的保障。

第七节 厥阴伤寒心下痞硬

【1】伤寒吐下后，发汗，虚烦，脉甚微。八九日心下痞硬，胁下痛，气上冲咽喉，眩冒，经脉动惕者，久而成痿。（160）

【串讲】

伤寒，用催吐、攻下治疗以后又发汗，出现虚烦、脉象微弱。“虚烦”是指没有具体内容的烦躁，也就是无缘无故的心烦，不是由于具体事件引起的心烦。八九日以后出现心下堵塞、腹肌紧张，而且出现了疼痛，同时出现范围扩大到左胁下疼痛。这里的“气上冲咽喉”其实就是很严重的嗳气，气往上顶。伴随有眼前发黑、头昏，这就是“眩冒”。“经脉动惕者”是指肌肉跳动。时间久了，就变成痿证了，表现为肌肉痿弱。

【要点延伸】

①“伤寒”提示疾病由外邪引起。

②汗吐下治疗无效，反而导致严重津液损失、血容量减少、血压降低，引起“脉甚微”“眩冒”。

③“心下痞硬，胁下痛，气上冲咽喉”提示十二指肠以上部位感染已经突破黏膜层，导致平滑肌痉挛，一方面导致疼痛（胁下痛伴有心下痞硬），一方面导致胃内气体上反（嗳气）。之前的讲解中提到，“心下痞”是病变在黏膜层。

④“经脉动惕者，久而成痿”提示，部分患者肌肉痿弱是由经消化道进入的外邪所致，入侵的外邪属于嗜神经的病邪，通过消化道侵入，产生对神经系统的损伤，进而出现神经支配区域的肌肉萎缩。这类痿证患者祛除消化道外邪才是治本。

运动神经元病的患者，早期的表现就是肌肉不自主跳动，继而逐渐出现肌肉的痿废不用。所以在治疗痿证时，要打开思路，不要只局限在神经系统，不能只想到营养神经，需要全面分析。

【2】病如桂枝证，头不痛，项不强，寸脉微浮，胸中痞硬，气上冲咽喉不得息者，此为胸有寒也。当吐之，宜瓜蒂散。（166）

【串讲】

患者的表现像桂枝汤证，桂枝证就是发热、汗出、恶风、脉浮等表现。但是没有头痛，脖子也不僵硬，寸脉略微浮一些，胸部有堵塞感，心下肌肉紧张，“气上冲咽喉不得息”就是严重的嗳气，影响到呼吸。此为“胸有寒”，这是寒邪侵犯胸膈，这实际上还是胃与食管的问题，因为病位比较高，所以说应当用吐法，可以用瓜蒂散来治疗。瓜蒂散已经讲过，是兼具催吐和祛邪作用的药。瓜蒂味苦，确有催吐作用。

【要点延伸】

此条描述的是急性食管与胃的感染性疾病。

【3】伤寒发汗，若吐若下，解后，心下痞硬，噫气不除者，旋覆代赭汤主之。（161）

旋覆花（三两） 人参（二两） 生姜（五两） 代赭（一两） 甘草（三两，炙） 半夏（半升，洗） 大枣（十二枚，擘）

上七味，以水一斗，煮取六升，去滓，再煎取三升。温服一升，日三服。

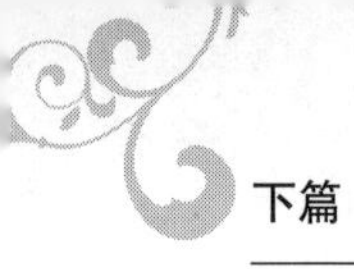

【串讲】

伤寒，用汗法、吐法、下法后，病情缓解了，但有心下痞硬，仍有“噫气”，用旋覆代赭汤主治。“噫气”就是嗳气，和刚才讲的“气上冲咽”是一样的意思，只是换了一种描述方式。其他问题都消失了，只是遗留胃部的炎症，这时候用旋覆代赭汤。此方在临床使用率较高且疗效确切。

旋覆代赭汤中，旋覆花的用量较大，三两约45g，人参二两，生姜五两，生姜的用量也大，代赭石一两，用量并不大，一两也就15g左右。在我的临床中，代赭石的常用量是15~30g，大量时用到60g。对于这种胃肠道感染的情况而言，一般用到15g也就足够了。炙甘草三两，量也还是比较大的，半夏半升，大枣十二枚。煎服法中有一个“去滓，再煎”，就是去掉药渣后需要再煎煮一会儿，最终剩余药液600ml，每日服用三次。

【要点延伸】

①旋覆代赭汤是治疗十二指肠以上部位感染的主要方剂。

②旋覆代赭汤 = 旋覆花、代赭石 + 人参、半夏 + 三元饮（生姜、炙甘草、大枣）。

【4】伤寒汗出解之后，胃中不和，心下痞硬，干噫食臭，胁下有水气，腹中雷鸣，下利者，生姜泻心汤主之。（157）

生姜（四两，切） 甘草（三两，炙） 人参（三两） 干姜（一两） 黄芩（三两） 半夏（半升，洗） 黄连（一两） 大枣（十二枚，擘）

上八味，以水一斗，煮取六升，去滓，再煎取三升。温服一升，日三服。

【串讲】

外感寒邪，用汗法治疗后，恶寒发热消失，但还有胃中不适的表现，心下痞硬，“干噫食臭”就是嗳气酸腐，一看就是胃部感染、急性胃炎。水液积聚胁下胃肠，表现出胃中有振水音，并有严重的肠鸣，而且还有腹泻。这种情况用生姜泻心汤主治。生姜泻心汤中生姜、干姜并用，实际上一斤生姜干了没多少，能有二三两就不错了，比例大约4∶1，姜里边的水分还是挺多的，所以说这处方里的一两干姜相当于三四两生姜了，所以整个方子中姜的用量还是很大的。这也说明对于胃肠道以渗出表现为主的问题，姜还是很重要的药。全方八味药，用2 000ml水，煮取1 200ml，去滓再煎取600ml，用法是每次200ml，一日三次服用。

【要点延伸】

①本条实际上讲的是急性胃肠炎病。这是一个全消化道的病变，并且一定影响到以十二指肠为核心的部位，有可能还伴随有胆系感染的问题。因此将之列于厥阴病中。

②生姜泻心汤是治疗急性胃肠炎的有效方剂。

③生姜泻心汤 = 生姜 + 半夏泻心汤。

【5】伤寒服汤药，下利不止，心下痞硬。服泻心汤已，复以他药下之，利不止，医以理中与之，利益甚。理中者，理中焦，此利在下焦，赤石脂禹余粮汤主之。复不止者，当利其小便。(159)

赤石脂(一斤，碎)　太一禹余粮(一斤，碎)

上二味，以水六升，煮取二升，去滓，分温三服。

【串讲】

伤寒服汤药之后腹泻不止，心下痞硬。已经服用泻心汤，又用了下法，后出现腹泻不止。医生用了理中汤或理中丸，依旧止不住腹泻。理中汤是治疗中焦问题的，但此为下焦的问题，应当用赤石脂禹余粮汤主治。这个意思就是说他的泄泻是以肠道为主的，虽然是有心下痞硬，但是这个"利不止"主要是下焦大肠的病，就用赤石脂禹余粮汤来治疗。如果说你用上赤石脂禹余粮汤还不好，就应该"利其小便"。注意此处的"利其小便"实际就是指使用五苓散。实际上赤石脂禹余粮汤所治疗的腹泻已经超出厥阴病的范畴，但本条提到了"心下痞硬"，因此置于此对比学习。

赤石脂禹余粮汤中赤石脂、禹余粮都是使用一斤，大约240g，都需要打碎。以上两味，用水六升煮取二升，二升是400ml，去除渣滓，分三次服完。

【要点延伸】

①本条实际上讲的是急性胃肠炎。

②泻心汤对心下痞硬效果好，对腹泻效果差。

③理中汤不是对所有腹泻都会有效，可能与感染的病邪种类有关。

④对理中汤无效的腹泻，可以选用赤石脂禹余粮汤，可见赤石脂禹余粮汤的祛邪谱比较广。既然如此，对各种感染性腹泻早期即可使用赤石脂禹余粮汤。

赤石脂、禹余粮对细菌、病毒的直接吸附作用，可使病原微生物灭活，发挥祛邪作用。以前我们讲过滑石止泻，也是相同原理。

特别要强调：赤石脂、禹余粮的剂量都要大，且必须打碎煎煮。

如果要想把赤石脂、禹余粮的药效发挥得更好，可以再加山药或者粳米同煎。药物的粉末混悬在汤汁中，可以加大药物的利用浓度。滑石、石膏等也可以这样用。

第八节　厥阴结胸病

消化道感染，病变一开始在黏膜层，再进一步发展到黏膜下层、肌层，如

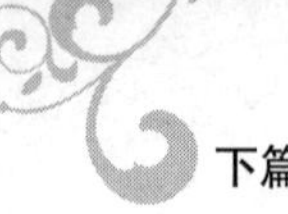

果突破肌层到浆膜层的时候，又会出现什么问题呢？这就是厥阴结胸病所要讲解的问题。从痞满，到痞硬，再到结胸，病情是越来越重的。

一、何谓结胸

【1】问曰：病有结胸，有脏结，其状何如？答曰：按之痛，寸脉浮，关脉沉，名曰结胸也。（128）

【串讲】

有结胸病，还有脏结病，其表现如何呢？表现为心下部位，不仅仅是满和硬，而且按上去还痛的，寸脉浮，关脉沉，这就是结胸病。

【要点延伸】

①结胸病与脏结病容易混淆，需要鉴别（脏结特征是饮食变化不大、腹泻次数多，多是慢性胰腺炎或胰腺癌、结肠慢性炎症或肿瘤）。

②结胸病的表现：心下疼痛拒按、寸脉浮、关脉沉。心下疼痛拒按，提示病情已经影响到浆膜层，这时会感觉到疼痛。寸脉浮、关脉沉，提示血容量不足、心脏收缩时间缩短、心搏量少。

二、小结胸病

【2】小结胸病，正在心下，按之则痛，脉浮滑者，小陷胸汤主之。（138）

小陷胸汤方

黄连（一两）　半夏（半升，洗）　瓜蒌实（大者一枚）

上三味，以水六升，先煮瓜蒌，取三升，去滓，内诸药，煮取二升，去滓，分温三服。

【串讲】

小结胸病，表现为正当心下的部位按压疼痛，脉浮滑，用小陷胸汤主治。小结胸病，就是热邪结聚心下导致的以心下部位疼痛拒按为主要表现的疾病。

小陷胸汤，黄连一两，半夏是半升，瓜蒌实大者一枚，也就是全瓜蒌90g左右。煎服法中需要注意，先煮瓜蒌，液体减少一半后再加半夏和黄连。现代一般都是久煎半夏以减少毒性，但这其中半夏并没有久煎，所以说半夏是一个安全的药，而不是毒药。当然如果煮的时间长，那就更安全了。

【要点延伸】

①本条文的启示：

A. 本条实际上讲的是胃食管周围炎、胃穿孔、心包炎、隔膜炎、急性胰腺炎。

B. 小陷胸汤是治疗结胸病的主方之一。小陷胸汤治结胸病是极好的。

结胸病可以用,那病情轻的痞满、痞硬可否使用呢?一样可以的。能治重的,就肯定能治轻的。在临床上治疗胃炎、食管炎的时候,小陷胸汤的疗效是肯定的。

②小陷胸汤煎服法的启示:

A. 全瓜蒌需要先煎,可能是为了防止其致泻作用。瓜蒌致泻,但是不伤正,可用于老年体质弱的便秘。

B. 黄连、生半夏是“后煎”,值得注意,这提示两药的祛邪作用可能随着煎煮时间延长而减弱。泻心汤采用开水浸泡法是其佐证。但生半夏还是要煮到对口腔没有刺激感为好。所谓的半夏毒性,就是半夏对于口腔咽喉的刺激。

【3】病在阳,应以汗解之,反以冷水潠之若灌之,其热被劫不得去,弥更益烦,肉上粟起,意欲饮水,反不渴者,服文蛤散。若不差者,与五苓散。寒实结胸,无热证者,与三物小陷胸汤,白散亦可服。(141)

文蛤散方

文蛤(五两)

上一味为散,以沸汤和一方寸匕服,汤用五合。

五苓散方

猪苓(十八铢,去黑皮) 白术(十八铢) 泽泻(一两六铢) 茯苓(十八铢) 桂枝(半两,去皮)

上五味为散,更于臼中治之。白饮和方寸匕服之,日三服,多饮暖水,汗出愈。

白散方

桔梗(三分) 巴豆(一分,去皮心,熬黑,研如脂) 贝母(三分)

上三味为散,内巴豆,更于臼中杵之,以白饮和服。强人半钱匕,羸者减之。病在膈上必吐,在膈下必利,不利,进热粥一杯。利过不止,进冷粥一杯。身热皮粟不解,欲引衣自覆,若以水潠之、洗之,益令热却不得出,当汗而不汗则烦。假令汗出已,腹中痛,与芍药三两如上法。

【串讲】

病在太阳部位,用汗法来治疗。“潠”即喷,口中喷出水或液体。“灌”即浇水、用水冲。由于患者发热,因此用水来给他降温,这就是古代的物理降温了。使用冷水,引起皮肤毛细血管收缩、毛孔闭合,恰恰无法散热,热郁于内,所以就更加烦躁了。立毛肌收缩就出现了“鸡皮疙瘩”样的“皮粟”,口干,但是不想喝水,用文蛤散来治疗。如果用完文蛤散,还不好,就使用五苓散。寒实结胸,没有发热表现,使用三物小陷胸汤,也可以使用白散。三物小陷胸汤就是小陷胸汤。

首先是文蛤散，有关详细内容可以参考《金匮要略》的讲解。五两文蛤制成散剂，每次用100ml的开水冲服一方寸匕（约3g）的药末。

五苓散之前也已经详细讲过了，服药后还需要多饮暖水，出汗就好了。显然这还是血容量不足，当血容量充足后就有自然的汗出。

白散，其中有三分桔梗，一分巴豆，三分贝母。现在基本上很少用白散，原因是巴豆不是现代临床的常用药物。现在也很少有人传承并教授巴豆的使用方法。巴豆药性猛烈，但是一个非常好的药，要把巴豆的皮和心都去掉，然后焙黑，再研碎如脂状。巴豆是有油的，熬黑实际上就是将巴豆油去除一部分，然后再把它研细。巴豆霜就是将研细的巴豆用吸油纸包裹并反复压榨，将其中的油脂去除，剩下的就是巴豆霜了。这三味药物制成的散剂颜色是白色的，因此叫作白散。强壮的人，又胖又壮的，每次大约服用半钱匕，也就是1.4g左右。瘦弱的人，需要再减量。如果病变部位在胃、食管附近，服药后会出现呕吐；如果病位偏下，服完药会出现腹泻。由于巴豆是热性药，所以如果没出现腹泻，需要服用热粥一杯以增加巴豆的作用；如果腹泻不止，就服用冷粥一杯。减弱巴豆毒性的方法是比较特殊的，使用凉水、冷粥是很重要的。如果发热、身上还起鸡皮疙瘩、欲盖衣服，实际上就是有发热寒战。如果用冷水降温，更使得热出不来，该出汗而不出汗，就出现烦躁。如果出汗之后，出现腹痛，那就再加三两芍药，腹痛就止住了，芍药缓急止痛的疗效是非常好的。

【要点延伸】

①“病在阳，应以汗解之，反以冷水潠之若灌之，其热被劫不得去，弥更益烦，肉上粟起，意欲饮水，反不渴者，服文蛤散。若不差者，与五苓散”的启示：

A. 外感发热初期，应该用促进发汗的方法治疗，喷水或用冷水浇的物理降温方法是错误的，会降低机体抵抗力，加重病情。

B. 病情加重的表现是烦躁加重、皮肤立毛肌收缩如鸡皮样、口干但不渴；交感神经兴奋时，唾液分泌减少，故见口干，但是由于体内的水液并没有减少，因此并无渴欲饮水。

C. 文蛤散是祛除外邪、降低交感神经兴奋性的方剂，文蛤具有清热化痰、软坚散结、制酸止痛、收湿敛疮作用，可治疗痰火咳嗽、胸胁疼痛、痰中带血、瘰疬瘿瘤、胃痛吞酸、外治湿疹、烫伤，因此不可小觑。

D. “若不差者，与五苓散”高度提示，五苓散的祛邪、降低交感神经兴奋性作用，比文蛤散更强。

②“寒实结胸，无热证者，与三物小陷胸汤，白散亦可服”的启示：

A. 小陷胸汤是治疗寒邪侵犯食管、胃与胰腺的方剂。

B. 白散也是治疗寒邪侵犯食管、胃与胰腺的方剂。

③文蛤散方煎服法的启示：

文蛤的用法是散剂冲服，煎剂疗效可能差。文蛤、牡蛎一类的药物，目前我们常用煎剂，其实散剂会更好一些。

④五苓散方煎服法的启示：

A. 五苓散治疗急性胃炎效果确切；有文献支持对急性胰腺炎有效。

B. 散剂使用，煎剂不如散剂。

C. 剂量小，提示作用强大。

D. “多饮暖水，汗出愈”提示机体水液不足，证明五苓散不是利水剂。五苓散能补充体液不足，也是基于其祛邪作用。

⑤白散方煎服法的启示：

A. 巴豆必须部分去油。

B. 白散中各药的实际服用剂量为强壮之人半钱匕 1.4g（桔梗 0.62g；巴豆 0.21g；贝母 0.62g）。

C. 白散服用后的反应：病位偏上则呕吐、病位偏下则腹泻。

D. 热粥可以促进白散的泻下作用，冷粥可以缓解白散的泻下作用，其机制是什么？目前没有研究。

E. 芍药是治疗腹痛的有效药物。

三、大结胸病

【4】伤寒六七日，结胸热实，脉沉而紧，心下痛，按之石硬者，大陷胸汤主之。（135）

大陷胸汤方

大黄（六两，去皮）　芒硝（一升）　甘遂（一钱匕）

上三味，以水六升，先煮大黄取二升，去滓，内芒硝，煮一两沸，内甘遂末，温服一升，得快利止后服。

【串讲】

伤寒六七日，实热之邪导致的结胸，脉是沉紧的，心下部位硬痛拒按，使用大陷胸汤治疗。

大陷胸汤的药物组成，大黄六两，芒硝一升，甘遂末一钱匕。用 1 200ml 水先煮大黄，剩余 400ml，减少了 800ml 的水，可见大黄一定不是后下。把药渣去掉，再加入芒硝，充分溶解后，再加入甘遂末，甘遂不经过煎煮。每次温服 200ml，出现迅速的腹泻后就停止用药。这一类作用强大的方子，必须按原著使用，适应证是对的，用法准确，才会有这种效果。

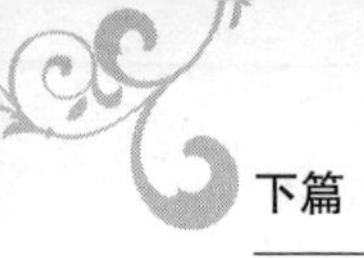

【要点延伸】

①本条文的启示：

A. 本条实际上讲的是胃穿孔所致局限性急性腹膜炎，或胰腺炎合并腹膜炎。只要合并腹膜炎，就出现“石硬”了。

B. 大陷胸汤是治疗急性腹膜炎的有效方剂，我的临床已经证实。

②大陷胸汤煎服法的启示：

A. 大黄先煎，非取其泻下成分，而是取其祛邪成分。

B. 芒硝后下，甘遂冲服，取其泻下作用。

C. 停药指征：迅速出现腹泻。

【5】伤寒十余日，热结在里，复往来寒热者，与大柴胡汤。但结胸，无大热者，此为水结在胸胁也，但头微汗出者，大陷胸汤主之。（136）

【串讲】

伤寒十余日，病程较长，邪热入里，反复出现“恶寒－发热－体温正常”时，使用大柴胡汤治疗。只有心下压痛、低热，这是胸胁部位水液积聚，只有头部汗出的，使用大陷胸汤治疗。

上一条使用大陷胸汤处理的是膈以下的疾病，此条描述的是“胸胁”，也就是膈以上的胸腔内疾病，大陷胸汤也是可以的。“水结在胸胁”就是指炎性的胸腔积液，感染的区域就在胸胁部。

【要点延伸】

①“伤寒十余日，热结在里，复往来寒热者，与大柴胡汤”的启示：

A. 寒热往来是外邪深入的表现。

B. 大柴胡汤是治疗寒热往来的方剂。

②“但结胸，无大热者，此为水结在胸胁也，但头微汗出者，大陷胸汤主之”的启示：

A. 本句实际上讲的是胸膜炎。

B. 大陷胸汤是治疗胸膜炎的主方。

C. 结合大陷胸汤的其他适应证，可知大陷胸汤是治疗炎症性浆膜腔积液的主方。

不论是胸腔、心包腔，还是腹膜腔，只要是炎症性积液，此方的疗效都很好。实际上对癌性的浆膜腔积液也有效，因为其中有甘遂。我之前有个结肠癌腹水的患者，使用甘遂之后，第二日就轻松了，非常快。甘遂使用的关键是掌握好用量，而且使用药末，不能煎煮。

【6】伤寒五六日，呕而发热者，柴胡汤证具，而以他药下之，柴胡证仍在者，复与柴胡汤。此虽已下之，不为逆，必蒸蒸而振，却发热汗出而解。若心下满而硬痛者，此为结胸也，大陷胸汤主之。但满而不痛者，此为痞，柴胡

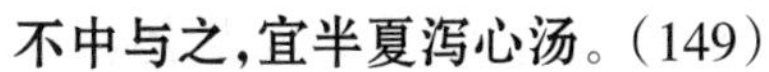

不中与之，宜半夏泻心汤。（149）

【串讲】

伤寒五六日，有呕吐、发热，这是具备了小柴胡汤的适应证，因此本应该使用小柴胡汤，但却使用了其他药物攻下治疗，用完之后柴胡证仍在者，可以接着使用柴胡汤。虽然使用了攻下方法，但也不算治反了。用上柴胡汤以后，患者会出现寒战、高热，继而出汗者，就提示疾病解除了。如果出现剑突下胀满疼痛拒按，这就是结胸病，剑突下胀痛限制了膈肌的运动导致胸部呼吸受限，此时可以用大陷胸汤主治。只有胀满没有疼痛，这是痞证，柴胡汤就不合适了，可以用半夏泻心汤治疗。

【要点延伸】

①“伤寒五六日，呕而发热者，柴胡汤证具，而以他药下之，柴胡证仍在者，复与柴胡汤。此虽已下之，不为逆，必蒸蒸而振，却发热汗出而解”的启示：

A. 无论是否用过柴胡汤，只要在“往来寒热，胸胁苦满，默默不欲饮食，心烦喜呕”中“但见一证”，便可接着使用。因此柴胡汤适用证是非常广的。

B. 柴胡汤证不是攻下治疗的禁忌证。

C. “发热汗出”同样是少阳病的痊愈征象。

②“若心下满而硬痛者，此为结胸也，大陷胸汤主之”的启示：

A. 结胸病是起源于胃部和胰腺的急腹症。

B. 大陷胸汤是治疗急腹症的主方。

③“但满而不痛者，此为痞，柴胡不中与之，宜半夏泻心汤”的启示：

A. 痞证是小肠蠕动减弱、胃中排空障碍导致的胃潴留，故“但满而不痛”。痞证主要涉及的是黏膜层，因此没有疼痛，只是胀满。

B. 半夏泻心汤是治疗感染性胃及小肠蠕动缓慢的处方。

C. 半夏泻心汤促进小肠蠕动，则利于胆汁和胰液的排放，因此可用于胆囊炎、胆结石、胰腺炎、胰腺囊肿等。

D. 小柴胡汤（柴胡、半夏、人参、炙甘草、黄芩、生姜、大枣）和半夏泻心汤（半夏、黄连、黄芩、干姜、炙甘草、大枣、人参）药物组成比较给予的重大启示：黄连可能具有促进小肠及其他消化道平滑肌蠕动的作用。现代药理研究证实黄连的小檗碱可以抑制胆碱酯酶的活性，防止乙酰胆碱的降解。乙酰胆碱可以促进胃肠平滑肌的蠕动。这或许是少量黄连健胃的机制之一。可见黄连不仅具有祛邪的作用，还有对于肠道的动力作用。从中医来讲，就是具有清热燥湿，通降胃肠之气的作用。李东垣的书中也强调心下痞满使用黄连。

【7】病发于阳而反下之，热入因作结胸；病发于阴而反下之，因作痞也。所以成结胸者，以下之太早故也。结胸者，项亦强如柔痉状，下之则和，宜大陷胸丸方。（131）

大陷胸丸方

大黄（半斤） 葶苈子（半升，熬） 芒硝（半升） 杏仁（半升，去皮尖，熬黑）

上四味，捣筛二味，内杏仁、芒硝，合研如脂，和散，取如弹丸一枚，别捣甘遂末一钱匕，白蜜二合。水二升，煮取一升。温顿服之，一宿乃下，如不下，更服，取下为效。禁如药法。

【串讲】

疾病起于太阳部位，反而使用了下法，热邪深入就形成了结胸。可能是治疗不当，也或者是病情本身就比较重，没有控制住而继续深入。疾病起于太阴部位，反而使用了下法，就形成痞病。之所以发展成结胸病，是由于过早地使用泻下的方法。结胸的患者，也就是出现膈肌上下部位的病变，影响到呼吸的时候，会见到颈项僵硬伴汗出，用攻下的方法治疗则缓解，用大陷胸丸治疗。

大陷胸丸的组成有大黄、葶苈子、芒硝、杏仁四味药。其中的大黄和葶苈子先捣碎过筛制成散，再加入共同研磨成脂状的杏仁和芒硝，制成弹丸大小的丸药，每次取一枚，另外使用捣碎的甘遂末一钱匕、白蜜 40ml、水 400ml，一同煎煮取 200ml，一次全部温服下去。喝完一个晚上之后会腹泻，如果没有腹泻，就再次服用，见到腹泻是取效的标志。需要注意的是，此处的甘遂末是经过煎煮的，如果未经煎煮，一般甘遂服用进去以后半个小时到两个小时就会出现腹泻。

【要点延伸】

①“病发于阳而反下之，热入因作结胸；病发于阴而反下之，因作痞也。所以成结胸者，以下之太早故也”的启示：

A. 疾病初期无论病位在阳在阴，都不宜使用攻下治疗。

B. 发热恶寒的太阳受邪，过早使用攻下可以引邪入里导致“结胸病”（起于肺部可致胸膜炎，起于上消化道部可致胰腺炎、腹膜炎）。

C. 无热恶寒的太阴受邪，过早攻下可以导致“痞病”（消化道黏膜水肿）。小肠病变，蠕动减慢，通降不利，就会引起痞满。

②“结胸者，项亦强如柔痉状，下之则和，宜大陷胸丸方”的启示：

A. 结胸病为什么出现颈项僵硬伴汗出？是由于支配横膈部位的神经和颈部的神经有交互，膈肌起源于颈部。因此膈部位的病变，会反映在颈部。

B. 大陷胸丸可以治疗胸腹膜炎伴随的颈项僵硬汗出。

C. 根据结胸病成因知晓，单纯泻下反而会加重病情。可知，大陷胸丸虽然有泻下作用，但其疗愈机制肯定还是其祛邪作用。

③大陷胸丸方煎服法的启示：

A. 大陷胸丸实际使用药物有六味（大黄、葶苈子、芒硝、杏仁、甘遂、白蜜）。

B. 大黄、葶苈子、芒硝、杏仁四味做丸也是煎煮使用，取其泻下祛邪作用。

C. 甘遂末1钱匕（约2.8g）不是冲服，而是与白蜜和其他药物同煎，甘遂泻下作用大减，而祛邪作用不减。

D. 药物取效的标志是大便通畅。

四、结胸证预后

【8】结胸证，其脉浮大者，不可下，下之则死。（132）

【串讲】

结胸证，见到脉象是浮大的，不可单纯用泻下的方法治疗，使用下法可能导致病情危重。实际上，即使没有用下法，病情严重也会导致死亡。而只有用对药了，比如使用了大陷胸汤，才能挽救患者，因此不是说完全不能用下法。

【要点延伸】

①结胸病脉浮大提示病邪严重，过早攻下可以使病情加重。

②治疗结胸病诸方不是以攻下为目的，是以祛邪为目的，大便通利只是取效的标志。

③进一步提示，结胸病一定伴随“大便不通”。有腹膜炎的时候，整个肠道蠕动都是减慢的，所以说一定有便秘。

【9】结胸证悉具，烦躁者，亦死。（133）

【串讲】

结胸病表现全部出现，并且有烦躁的，这是病情危重。

【要点延伸】

心下硬痛拒按、颈部强硬、大便不通同时出现，并有烦躁，是合并感染性脑病的表现，说明疾病严重，可以导致死亡。另外，如果是感染性休克早期，大脑缺血缺氧，也会见到烦躁，也提示病情严重。

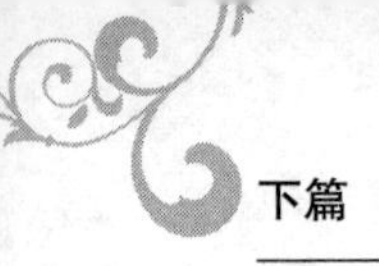

第九节 厥阴脏结

【1】何谓脏结？答曰：如结胸状，饮食如故，时时下利，寸脉浮，关脉小细沉紧，名曰脏结。舌上白胎滑者，难治。（129）

【串讲】

什么是脏结病回答道：好像结胸一样，有心下部位疼痛，饮食和之前比没有变化，时不时地出现腹泻，泄泻次数多，寸脉浮，关脉小、细、沉、紧，这就是"脏结病"。如果舌苔白厚水滑，提示病情较重。

【要点延伸】

①本条实际上讲的是慢性胰腺炎或胰腺癌、慢性结肠炎或结肠癌。慢性胰腺炎的患者进食没有问题，但有上腹部不适，以及腹泻。如果是胰腺癌的患者，甚至在上腹部能摸到硬块。而当病变涉及横结肠时，也会见到心下部位不适或疼痛，与结胸病类似，但是不影响进食。

②"饮食如故，时时下利"是结胸病与脏结病的鉴别要点。

在脏结病的早期不影响饮食，如果是在脏结病的晚期，也会出现不思饮食等进食问题。

③"舌上白胎滑"是寒邪内盛的表现，提示病情重，不易治愈。

④治疗用乌梅汤加味。我们的临床经验已经证实。

【2】脏结无阳证，不往来寒热，其人反静，舌上胎滑者，不可攻也。（130）

【串讲】

脏结病，没有阳热的临床表现，没有往来寒热，患者很安静，如果舌苔水滑，则不能使用攻下的方法治疗。

【要点延伸】

①阳气不足、寒邪留伏是脏结的病证特点。

②脏结病不可以使用攻下的治疗，泻下更易伤阳。

【3】病胁下素有痞，连在脐傍，痛引少腹入阴筋者，此名脏结，死。（167）

【串讲】

胁下堵塞不通感日久，病变影响到脐旁，下侧腹疼痛甚至腹股沟及外阴疼痛，这就是脏结病，病情严重。

【要点延伸】

本条实际上讲的是升结肠或降结肠直肠慢性炎症或癌，预后差。

通过脏结和结胸两篇对比，不难看出，脏结病是肿瘤，结胸病是炎症。

临床也可见到脏结病合并有结胸。

第十节 厥阴蛔厥

【1】**病人有寒,复发汗,胃中冷,必吐蛔**。(89)

【串讲】

患者素体虚寒,又用了发汗的方法,阳气随汗外泄,结果胃中寒凉,就可能出现呕吐蛔虫。如果没有蛔虫,也不可能出现呕吐蛔虫,所以说"必"表达的意思是,蛔虫与胃寒之间是有联系的。

【要点延伸】

①机体抵抗力降低就容易患寄生虫感染。

②蛔虫感染可以导致过敏(荨麻疹)胆道感染,甚至导致感染性休克。

【2】**伤寒脉微而厥,至七八日肤冷,其人躁无暂安时者,此为脏厥,非蛔厥也。蛔厥者,其人当吐蛔。令病者静,而复时烦者,此为脏寒。蛔上入其膈,故烦,须臾复止。得食而呕,又烦者,蛔闻食臭出,其人常自吐蛔。蛔厥者,乌梅丸主之。又主久利**。(338)

乌梅(三百枚) 细辛(六两) 干姜(十两) 黄连(十六两) 当归(四两) 附子(六两,炮,去皮) 蜀椒(四两,出汗) 桂枝(去皮,六两) 人参(六两) 黄柏(六两)

上十味,异捣筛,合治之,以苦酒渍乌梅一宿,去核,蒸之五斗米下,饭熟,捣成泥,和药令相得,内臼中,与蜜杵二千下,丸如梧桐子大。先食饮服十丸,日三服,稍加至二十丸。禁生冷、滑物、臭食等。

【串讲】

伤寒,脉象微弱,四肢逆冷,这些都是少阴病的特征。过了七八日,出现皮肤凉,患者持续躁动不安,没有片刻安宁,这是脏厥,不是蛔厥。脏厥,是五脏功能病变出现厥证。持续的躁动,加之脉微、厥冷,是休克早期的表现。而蛔厥,也就是蛔虫诱发的四肢逆冷,会见到患者呕吐蛔虫。

如何判断是蛔厥呢?先让患者安静下来,如果患者间断发作烦躁,就是一会儿莫名其妙烦一阵儿,一会儿又没事了,这就是内脏寒冷。和上一条所讲的"胃中寒"的意思相同。由于脏寒,蛔虫在寒冷的地方不舒服,所以蛔虫会往上移动。蛔虫在胃肠道内活动的时候,患者就出现不舒服、心烦。等过四五十分钟,患者又没事了。这与"躁无暂安时"是不同的。一吃饭,患者就呕吐,还有烦躁。呕吐说明胃不舒服,那为什么烦躁呢?这是由于蛔虫闻到食物的气味而活动。患者常常呕吐出蛔虫,这提示患者有感染蛔虫的病史。由蛔虫诱发的四肢厥冷,用乌梅丸来治疗。乌梅丸还能够治疗慢性的腹泻。

乌梅丸的组成大家应该比较熟悉。其中蜀椒“出汗”就是炒蜀椒,让其中的油出来。花椒的表面上突起的小点中藏着油,经过加热炒制,其中的油就出来了。乌梅丸中的药物,除了乌梅以外,分别捣碎过筛,然后再放到一起。苦酒就是醋,把乌梅用苦酒泡上一夜去核,再把乌梅肉放在五斗米下面去蒸,蒸到米熟,捣成泥,其中不仅有药,还有五斗米。把之前制好的药末加入搅匀,共同放入臼中,再加上蜂蜜,捣两千下,制成梧桐子大小的药丸。饭前服用十丸,用量估计约等于目前使用的6~9g的药丸一丸。一日吃三次,可以逐渐加量至每次服用二十丸。不能吃生冷的食物,不能吃变质的食物。滑物,可能是指米面制成的黏滑的食物,这个我不能确定。

【要点延伸】

①脏厥与蛔厥的鉴别要点:

A. 均有“肤冷厥逆”。

B. 脏厥是“伤寒”后“躁无暂安时”,蛔厥是“复时烦”加“吐蛔”。

②乌梅丸是治疗蛔厥的主方。

③乌梅丸既可以驱蛔虫,又可以治慢性腹泻,是治疗消化道各种病邪的效方,包括寄生虫和其他微生物。因此,可以用于各种胃肠道感染性疾病,调整剂量治疗感染性休克也是可以的。分析乌梅汤的组成,从药性上来看是寒热并用的,从药物的作用部位来看是广泛的,涉及胃、小肠到大肠。因此其用处极广。由于蛔虫病的病位涉及胃、小肠,是在十二指肠相关部位的疾病,因此列在厥阴病篇。正因如此,乌梅丸治疗与十二指肠部位相关的所有器官的疾病,尤其是感染性疾病,也包括肿瘤,疗效是非常确切的。

第十一节　厥阴病欲解时

【1】厥阴病欲解时,从丑至卯上。(328)

【串讲】

从丑至卯上:厥阴部位外邪侵袭所致疾病,其即将痊愈的时辰是从丑时(1:00—3:00)经寅时(3:00—5:00)到卯时(5:00—7:00)。到这个时候,厥阴病就容易好,就容易减轻。

【要点延伸】

①厥阴病的特点:

A. 部位特点:间接与外界接触的部位(肝胆、胰腺、生殖道等部位)。其中,生殖道主要是指的输卵管和子宫,这是与外界间接接触的。

B. 阴阳特点:阳气不足较重。只是较重,但不是最重。

②“从丑至卯上”的阴阳特征:自然界一日之内阳气开始上升的时段,也是人体阳气入里未出的时段。从子夜开始,阳气逐渐上升,但人体的阳气在夜间是在里的,尚未外出。因此三阴病都是在夜间容易痊愈。

③本条文的启示:

A. 厥阴病即将痊愈的时刻是自然界阳气开始上升的时段。

B. 自然界阳气与人体阳气可以协同祛除外来风寒之邪。

第十二节　厥阴生殖系病

由于我们提到了生殖系统疾病也属于厥阴病,因此将原本属于《辨阴阳易差后劳复病脉证并治第十四》的有关生殖系统的内容列于此。其实相关疾病还有很多,比如热入血室,涉及的方子有小柴胡汤、抵当汤等,之前已经讲过,本节就不再讲解了。

【1】伤寒阴易之为病,其人身体重,少气,少腹里急,或引阴中拘挛,热上冲胸,头重不欲举,眼中生花,膝胫拘急者,烧裈散主之。(392)

烧裈散方:妇人中裈近隐处,取烧作灰,上一味,水服方寸匕,日三服,小便即利,阴头微肿,此为愈矣。妇人病,取男子裈烧服。

【串讲】

“阴易之为病”实际上就是性传播疾病,具体是指女性传播给男性的伤寒疾病,表现有身体沉重、气短、少腹部位拘挛疼痛,有的会有阴部痉挛性疼痛,热气往上冲,感觉头重而不想抬头,头晕眼花,小腿痉挛,治疗使用烧裈散。

“裈”就是有裆的裤子,“中裈”就是内裤。烧裈散就是需要使用女性内裤,取靠近外阴处的内裤,烧成灰,每次服用 2g 左右,一日喝三次。服用烧裈散之后小便通畅了,龟头微肿,这就要痊愈。如果是男性传播给女性,女性患病,那就取男性近外阴处的内裤,按照上述方法使用。

估计古代有人用过,但是我们现代临床不用。

【要点延伸】

生殖系统感染性疾病的特异性表现:少腹里急或引阴中拘挛,其他都是非特异性表现。

【2】其他参见阳明病篇抵当汤。

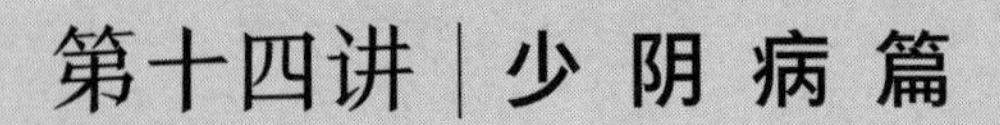

第十四讲 | 少 阴 病 篇

第一节　少阴之为病

【1】少阴之为病，脉微细，但欲寐也。（281）

【串讲】

本条是少阴病的提纲，也就是少阴病的诊断要点。少阴病是病位已经涉及血液循环系统了。

少阴部位患病，脉特别细弱无力，只想睡觉、昏昏沉沉，也就是处于嗜睡、神疲乏力的状态，这就是少阴病的特点，病在血脉水平。

【要点延伸】

①“脉微细”提示感染性疾病进入休克早期，血容量减少、心脏收缩无力、循环障碍。

②“但欲寐”提示脑部供血减少。

【2】少阴病，欲吐不吐，心烦，但欲寐，五六日自利而渴者，属少阴也，虚故引水自救。若小便色白者，少阴病形悉具。小便白者，以下焦虚有寒，不能制水，故令色白也。（282）

【串讲】

少阴病，想吐，又吐不出来，也就是恶心，伴随烦躁，还没有精神、嗜睡。“心烦”“但欲寐”并见，提示脑部缺血；“欲吐不吐”是低血压、脑部缺血的表现。

得病五六日，出现自发的腹泻，以及口渴，见到这些症状，提示已经影响到少阴部位了。在感染性疾病过程中，如果见到了这些症状，要意识到这是疾病加重的表现。因为津液不足，所以患者想喝水。如果小便清澈无色，少阴病的表现就都具备了。脉微细、但欲寐、欲吐不吐、心烦、腹泻、口渴、小便清亮，这是一派阴寒征象。小便清澈的原因是肾阳虚衰，不能制水，没有热象，这就是少阴病的特点。

以上两条告诉我们的是少阴病寒证的特点。少阴病有没有热证呢？也是有的。

【要点延伸】

①“少阴病，欲吐不吐，心烦，但欲寐，五六日自利而渴者，属少阴也，虚

故引水自救”的启示：

A. 源于消化道感染的休克早期。

B. 恢复体液有助于康复，现代高效的补液治疗可以配合。此时不要以为单纯用中药更好，其实中西结合更快。学医真的需要包容心，才能够将各种好的东西为我所用。

②“若小便色白者，少阴病形悉具。小便白者，以下焦虚有寒，不能制水，故令色白也”的启示：

A. 这是休克的多尿期，肾小管浓缩功能减退所致。

B. 综合上一条可知，少阴病涉及休克各个阶段，病位涉及“血液和循环系统”。

第二节　少阴中风

【1】少阴中风，脉阳微阴浮者，为欲愈。（290）

【串讲】

少阴部位受到风邪侵袭，如果寸脉细微、尺脉浮，提示疾病即将痊愈。

【要点延伸】

①少阴中风：

A. 应该是太阳、少阳、阳明、太阴、厥阴中风进一步加重导致的。

B. 治疗按照各部位中风使用的方剂，再加上治疗少阴病的方剂。治疗三阴三阳中风最主要的两张方子为桂枝汤和小柴胡汤。

②脉阳微阴浮：由脉微细到脉阳微阴浮，提示血容量有恢复，循环功能在改善，提示即将痊愈。

第三节　少阴死证

在三阴三阳疾病的讲解中，其他篇章的讲解顺序都是由轻到重。唯独少阴病我们先讲死证。《伤寒论》中的大部分死证都见于少阴病篇，其他篇基本没有见到，死证是少阴病特征表现之一。

一、少阴死证的基本特征

（一）脉微欲绝

【1】少阴病，四逆，恶寒而身蜷，脉不至，不烦而躁者死。（298）

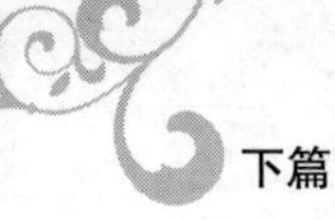

【串讲】

少阴病，四肢逆冷，也就是从四肢末端开始冷，逐渐向近心端发展，又称厥逆。怕冷，身体是蜷缩着的，脉几乎摸不到了就是脉微欲绝，嗜睡且躁动。这里的“躁”指时不时地不自主的肢体活动，并且是不伴随“狂”的。见到以上表现，古人就认为是死证。但现在我们可以配合使用现代的抢救技术，还是有可能救活的。

【要点延伸】

①本条实际上讲的是各种原因休克中晚期的临床特征。

②本条文的启示：

A.“脉不至”提示循环衰竭。

B.“四逆”提示末梢循环不足。有的休克，手足是温暖的，因此不能只凭手足温暖就认为病情不危重。如果并非低血容量性休克，单纯外周血管收缩或微循环障碍时，由于侧支循环的开放，四肢末梢血流量正常，也可以是温暖的。

C.“恶寒而身蜷 + 不烦而躁”提示大脑供血不足。

D. 少阴病是疾病的最严重阶段。

【2】少阴病，脉微细沉，但欲卧，汗出不烦，自欲吐，至五六日自利，复烦躁，不得卧寐者死。（300）

【串讲】

少阴病，脉是微细沉的，神疲嗜睡，汗出，不烦，自发恶心，到第五六日时未经治疗而出现腹泻，又出现烦躁，睡眠困难者提示病情危重。

【要点延伸】

①消化道源感染性休克早期：“自欲吐”既可以是消化道感染的表现，也可以是低血压脑供血不足的表现。

②休克早期的神志特征：烦躁（不得卧寐）或但欲卧（不烦）两种情况都存在。

本条中提到的“汗出”也是休克早期症状，进一步发展到危重是可出现大汗淋漓、汗出如珠、汗出如油，所以说要警惕汗出。如果汗出、肢凉、脉不至，则病情危重；如果汗出、身凉、脉数，则疾病尚未痊愈；如果汗出、身凉，脉出且是安静的，与正常人的脉象差不多，则疾病转愈。

（二）手足逆冷

【3】凡厥者，阴阳气不相顺接便为厥。厥者，手足逆冷者是也。（337）

【串讲】

“厥”就是四肢逆冷，四肢逆冷的出现是由于阴阳之气不能交通。厥就是手足逆冷。

【要点延伸】

"阴阳气不相顺接"其实就是动静脉中间，即微循环层面出现了瘀滞。或由于循环衰竭，或由于其他原因，引起组织血液供应障碍导致阳气和营养不能满足组织代谢需要、组织代谢废物不能排出。

(三) 呼吸急促

【4】**少阴病，六七日，息高者死**。(299)

【串讲】

少阴病六七日，深大呼吸者，危重。

【要点延伸】

呼吸深大是代谢性酸中毒的表现。代谢性酸中毒时，机体必须通过加深呼吸，使体内的酸性代谢产物二氧化碳排出。

休克早期，交感神经兴奋，可见出汗、四肢凉、呼吸深大急促、心率加快的特征。

(四) 失神

【5】**少阴病，吐利，躁烦，四逆者死**。(296)

【串讲】

少阴病，呕吐、下利、躁动不安，伴随有四肢逆冷的，提示病情危重。

【要点延伸】

①本条所描述的是消化道源感染性休克的表现。

②"躁烦"是休克早期失神的表现。

休克早期的"躁烦"是脑部缺血缺氧、交感神经兴奋的表现。与一派热证的狂躁的表现是不同，其躁动是间断的、力度较小的。

【6】**伤寒发热，下利厥逆，躁不得卧者死**。(344)

【串讲】

伤寒，发热、腹泻、四肢逆冷，如果伴随有躁动不安，提示病情危重。

【要点延伸】

①本条所描述的是消化道源感染性休克的表现。

②"躁烦"是休克早期失神的表现。

【7】**伤寒脉迟六七日，而反与黄芩汤彻其热。脉迟为寒，今与黄芩汤，复除其热，腹中应冷，当不能食，今反能食，此名除中，必死**。(333)

【串讲】

伤寒，脉率减慢有六七日，反而用黄芩汤除热。脉迟是寒证，使用黄芩汤去除热，结果应该是自觉腹中冷，不能饮食。寒证患者使用黄芩汤之后，反而能够进食，这是"除中"，也就是中气衰败，这是临终的表现。

【要点延伸】

①“脉迟”是心率减慢，当为外感寒邪损伤窦房结功能的表现。

②“黄芩汤”对脉迟的发热是不适宜的，可以损伤中焦阳气，导致腹中冷和饮食减少。

③“当不能食，今反能食，此名除中”的启示：心神衰微，不能准确感知自己的病痛，这是严重的表现。“除中”则是消化道严重病变不能被感知的阶段，是“回光返照”现象。

休克期患者已经对外界的刺激感知欠灵敏了，不知道疼，不知道痛苦，不知道饿，所以在临床上看到休克患者死亡之前是很安详的。

二、下利死证

【8】伤寒发热，下利至甚，厥不止者死。（345）

【串讲】

伤寒发热，腹泻极其严重，这是一个消化道感染导致的发热。四肢逆冷无好转迹象，这就是病情非常严重了。

【要点延伸】

本条实际上讲的是严重肠道感染导致的低血容量性休克。

【9】伤寒六七日不利，便发热而利，其人汗出不止者死。有阴无阳故也。（346）

【串讲】

伤寒起初六七日没有腹泻，随即出现发热、腹泻，如果伴随有大量出汗，提示病情危重，已经出现休克了。张仲景认为这是“有阴无阳”，就是阳气已经衰败了，不能进行有效的自我调节和保护了。

【要点延伸】

①“伤寒六七日不利”提示胃肠感染潜伏期或疾病早期。

②“便发热而利”提示进入发病期。

③“汗出不止”提示进入休克早期。

④“有阴无阳”提示寒邪伤阳严重，此时机体的自我调节能力已经出现严重的障碍。

【10】少阴病，恶寒，身蜷而利，手足逆冷者，不治。（295）

【串讲】

少阴病，怕冷，身体蜷缩着，而且有腹泻、手足逆冷者，提示病情危重。

“治”的内涵是什么？一般的理解可能不够准确。实际上，“治”的反义词是“乱”，而且是“大乱”，因此常说社会由“大乱”到“大治”。对于人体而言，“治病”也就是“治乱”，“治病”就是将体内的混乱予以理顺、纠正。

(四) 脉还肢温者生

【18】**下利后脉绝，手足厥冷，晬时脉还，手足温者生，脉不还者死。**（368）

【串讲】

腹泻之后，摸不到脉了，手足逆冷，如果 24 小时之后脉搏逐渐出现，手足温暖了，提示有生机。如果脉还是摸不到的，是死证。

【要点延伸】

腹泻停止后，脉搏恢复、四肢温暖是休克缓解的表现，是判断胃肠源性感染性休克预后的关键指标。

【19】**少阴病，吐利，手足不逆冷反发热者，不死。脉不至者，灸少阴七壮。**（292）

【串讲】

少阴病，呕吐、腹泻，手足没有逆冷，而出现发热的，这不是死证。如果脉弱，艾灸“少阴”七壮。本条文中“少阴”的具体所指没有明确说法，我的推测是艾灸手少阴心经和足少阴肾经的穴位。

【要点延伸】

①本条实际上讲的是急性胃肠道感染。

②“手足不逆冷反发热者，不死”提示：没有发生休克。

③“脉不至”提示：急性胃肠源性感染性休克已经发生，可用艾灸少阴经穴位治疗。

第四节　少阴口咽痛病

少阴病是血液循环系统的疾病，血液循环可至全身各处，因此少阴部位涉及面很广泛。不要将少阴病等同于休克，还有很多其他问题也属于少阴病。下面我们分别进行讲解。

一、单纯口咽痛

【1】**伤寒一二日至四五日，厥者必发热，前热者后必厥，厥深者热亦深，厥微者热亦微。厥应下之，而反发汗者，必口伤烂赤。**（335）

【串讲】

感受伤寒后，一二日到四五日，四肢逆冷的人一定会发热。在临床上，经常见到患者出现四肢凉、发热，但没有咳嗽、腹泻等其他部位的症状，尤以小儿多见。尤其在出疹性疾病，疹出之前，会有这样的表现。“前热者后必厥”，如果是先出现发热的，其后必然出现四肢逆冷。实际上就是感染初期热到一定时候，四肢血液循环减少的表现。四肢逆冷得越厉害，发热就越严重。四肢逆冷得不厉害，发热程度也就比较轻。得了厥证，应该用下法，结果用了发汗的方法，会出现"口伤烂赤"，也就是口腔红肿糜烂，这是口腔炎的表现。实际上，是不是一定要用下法？不一定。如果按照我们现在讲，可能使用清热解毒就解决了。

【要点延伸】

①外感寒邪初期，只要有四肢逆冷一定会发热，或先有发热后有四肢逆冷。

②四肢逆冷程度与发热严重程度成正比。

③四肢逆冷的正确治疗是使用攻下药物，不应使用发汗方法治疗，错误使用发汗治疗可以导致口腔红肿溃烂。使用攻下有效的原因在于大多数攻下药具有清热解毒的作用。

④真实的逻辑应该是口咽部病毒侵袭初期，局部临床表现不突出，但恶寒发热首先出现，随着病情进一步发展，口腔红肿溃烂逐渐显现。

⑤口腔红肿溃烂表明病邪已经侵犯到血脉。因此，这一条也应属于少阴病。

【2】少阴病，得之二三日，口燥咽干者，急下之，宜大承气汤。（320）

枳实（五枚，炙） 厚朴（半斤，去皮，炙） 大黄（四两，酒洗） 芒硝（三合）

上四味，以水一斗，先煮二味，取五升，去滓，内大黄，更煮取二升，去滓，内芒硝，更上火令一两沸。分温再服，一服得利，止后服。

【串讲】

少阴病，患病两三日，口腔和咽部干燥，这与"口伤烂赤"是类似的，应该马上使用下法，用大承气汤。大承气汤的组成，大家应该很熟悉了，枳实、厚朴、大黄、芒硝。注意用法，这四味药，用一斗水煮枳实、厚朴，煮到五升后去药渣，然后加入大黄，从五升煮到二升。从五升煎煮到两升，这个煎煮时间是足够长的，因此这不是大黄后下，只是厚朴、枳实是先煎而已。芒硝是最后冲入的，让水再滚开一两次。分为两份服用，服用一次之后大便一通，就不必再继续用了。

可见大承气汤是治疗口干咽燥、口咽红肿疼痛的一个非常有效的方子。中成药三黄片治疗上火的口咽疼痛疗效是很好的，其中就有大黄。张仲景所说的"急下之"，可能主要是指大黄在这方面具有很好的疗效。

【要点延伸】

①本条文的启示：

A. 病邪刚刚侵犯咽部血脉可以产生口燥咽干，一般伴随咽部红赤。

B. 少阴病口燥咽干可以使用大承气汤治疗，提示大承气汤是治疗热入血脉的有效方剂。

②大承气汤煎服法的启示：

A. 各药剂量要足够大，祛邪药物要足量。

B. 枳实、厚朴要久煎，大黄也不需后下，只有芒硝是后下。

C. 重剂缓投，中病即止。

【3】少阴病二三日，咽痛者，可与甘草汤。不差者，与桔梗汤。（311）

甘草汤方

甘草（二两）

上一味，以水三升，煮取一升半，去滓。温服七合，日二服。

桔梗汤方

桔梗（一两） 甘草（二两）

上二味，以水三升，煮取一升，去滓，温分再服。

【串讲】

少阴病，二三日，咽痛者，用甘草汤治疗。如果使用甘草汤咽痛未愈，可以用桔梗汤。

甘草汤里就甘草一味药，二两约 30g，水三升，煮取一升半，去掉药渣，温服。也就是煎煮的时间不需要太长。桔梗汤就是在甘草汤的基础上又加了一两桔梗，煎煮法同甘草汤。

【要点延伸】

①本条文的启示：

A. 少阴病咽痛一般伴随咽部红赤。

B. 甘草汤只有一味甘草，可知生甘草是治疗咽痛红赤的确效药。

C. 桔梗汤只是在生甘草基础上加了桔梗，可知桔梗也是治疗咽痛红赤的确效药。

由此可见，生甘草不是方子里可有可无的药，而是非常重要的药物。甘草是一个清热解毒治疗嗓子疼的好药，那其他地方的热毒能解吗？同样能。古代妇女生产时，就用甘草、艾叶等煮水给新生儿擦洗，可预防感染。皮肤伤口，煮甘草水外洗。疮痈切开引流前后，也是用甘草水洗。古代使用甘草水外洗，有些类似现代使用生理盐水，但是效果比生理盐水要好。因此，甘草是非常好的祛邪药，但又不伤人体正气。中药方中使用频率最高的就是甘草了。

由此也引出一个话题，我们现在的一些研究方法是有问题的，比如经过统计，发现某个药物的使用频率高，就判定该药是主药，这是不对的。根据药物使用频次的研究可以是一个参考，但不能就此得出一个肯定结论。

②该条文的意义不可小觑。

本条文很简略，两个方子的药味也很少，却是最能让学习者产生信心的条文。为什么？用一味药就能解决，说明甘草治嗓子疼肯定有效，那就一定需要牢记。如果还不好就再加一个桔梗，效果更好，小方子都记不住，那岂不是白学了？

我上大学期间，利用了一个学期的所有星期日，进行了《伤寒杂病论》中 115 味药物的研究，写了十多万字。学中医各家学说时发现，古人研究《伤寒杂病论》有从方研究的，有从证研究的，还没有发现从药物研究的，我想我要填补这个空白，去研究其中的每一味药是如何使用的，当时就是从这一条原文开始的。从一味药所能治的疾病去分析，再看加上其他的药物后能起到什么作用，一步步展开的。几年以后，我再去石家庄的时候，在书店里看到了黄煌写的《张仲景 50 味药证》。现在我又重新写了张仲景的药物使用规律，每一个药与不同的药物进行组合，分别用于治什么疾病，比如，甘草配桔梗治疗什么？甘草配大黄治疗什么？甘草、大黄、芒硝配起来又能治疗什么？大约有 80 万字，写得非常详细，借助于现代手段，下了很大功夫。今后会作为手册出版，当作工具书使用，比原来十万字的那个还要好。

【4】少阴病，咽中痛，半夏散及汤主之。（313）

半夏（洗）　桂枝（去皮）　甘草（炙）

上三味，等分，各别捣筛已，合治之。白饮和服方寸匕，日三服。若不能散服者，以水一升，煎七沸，内散两方寸匕，更煮三沸，下火，令小冷，少少咽之。半夏有毒，不当散服。

【串讲】

少阴病，咽痛，用半夏散或者半夏汤主治。这个方子的组成是半夏（洗）、桂枝（去皮）、炙甘草。以上三味药物等剂量，将每一个药分别粉碎，过筛之后，再合在一起。白饮就是白开水，方寸匕大约就是 3g，用白开水将其冲开，一日服用三次，这个量是极小的。如果不能服用散的，就用 200ml 水，煎煮方法是烧开水后扯火落滚，然后再烧开水再落滚，如此反复七次。是不是必须要煮七沸？也许连着煮三分钟也可以，我觉得这是值得研究和商榷的。然后把散加进去，再让煮沸三次，实际上就是微微煮一下，然后把它端下来。“令小冷”就是令汤药稍微偏凉一点，降温降到 70~80℃还不够，需要喝上去感觉已经有些凉了，这叫“小冷”。“少少咽之”，就是一点一点地往下咽，大家注意，这个药肯定是从局部起作用的，才会是这样的使用方法，如果要是喝进去吸收至全身后再起作用，那就不是这样的用法了。

最后有一句：“半夏有毒，不当散服”。意思就是半夏不能制成散剂后用凉水冲服或者直接倒在嘴里服用。一般认为，半夏的煎煮时间长一些，毒就解了。半夏散使用开水冲服，半夏汤是煮散。散剂的煎煮会比普通饮片半夏所需煎煮时间明显缩短。

【要点延伸】

①本条文的启示：

半夏散或半夏汤治疗咽痛疗效确切。

②半夏散及汤煎服法的启示：

A. 生半夏微量（1g）开水冲服还是安全的。

B. 半夏散若用作汤剂，剂量加倍，也不必久煎。

C. "少少咽之" 提示半夏散治疗少阴咽痛主要是直接影响局部起作用。

D. 总体来讲，药物总量极少。

【5】少阴病，咽中伤生疮，不能语言，声不出者，苦酒汤主之。（312）

半夏（洗，破如枣核十四枚） 鸡子（一枚，去黄，内上苦酒，着鸡子壳中）

上二味，内半夏，着苦酒中，以鸡子壳置刀环中，安火上，令三沸，去滓。少少含咽之，不差，更作三剂。

【串讲】

少阴病，咽部红肿溃烂。至于是如何伤及咽喉的，原文中未说。临床中常见饮食物刺伤咽喉壁而造成局部化脓。"不能语言，声不出" 就是指不能说话，声音嘶哑，这提示感染从咽部进一步发展到声带了，声音出不来，基本上就是声带已经水肿了。这种情况，用苦酒汤主治。

现在考证 "苦酒" 就是醋，可能是古代的制作工艺还不够好，醋还带有苦味。苦酒汤用了半夏，要反复清洗，破开使其如枣核十四枚。鸡蛋一枚，去掉蛋黄。苦酒汤如何使用呢？将鸡蛋打个口，将蛋黄分离出来，把如枣核大小的十四枚半夏粒放入鸡蛋中，然后再往鸡蛋中加醋。将鸡蛋放置在刀环中，放在火上，反复沸腾三次。等于将鸡蛋当作一个小锅。然后把渣滓去了。一点一点地含于口中并咽下，如果服后病未愈，就继续服用三剂。

【要点延伸】

①本条文的启示：

A. 本条实际上讲的是急性咽喉炎，声带已经受到影响。

B. 苦酒汤是治疗急性咽喉炎的有效方剂。

②苦酒汤煎服法的启示：

A. 苦酒汤的制法是鸡蛋壳中蛋清醋煮半夏，煎煮时间很短。

B. 具体用法是少少含咽，最多连续使用三剂，说明疗效不错。

二、咽痛吐利

【6】病人脉阴阳俱紧，反汗出者，亡阳也，此属少阴，法当咽痛而复吐利。（283）

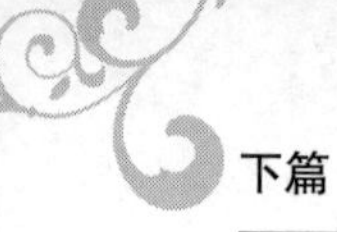

【串讲】

患者的脉象，从寸脉到尺脉都是紧的，反而有汗出，这是阳气严重损伤的表现，这是已经涉及少阴部位了，理应咽痛而呕吐、下利。实际上这就是从口咽部一直到整个消化道的感染，病邪比较重，直接影响到了血脉。此条文未给出处方，那么之前提到的治疗少阴咽痛的方剂是可以酌情使用的，可选的药物如半夏、醋、甘草、桔梗等。

【要点延伸】

①本条描述的是从咽部到胃肠全消化道严重感染性疾病。

②“脉阴阳俱紧”“汗出”是休克早期交感神经兴奋的表现。

另外，感染初期的应激性反应会引起交感神经兴奋，外周血管阻力增大，可见紧脉。

【7】伤寒先厥后发热，下利必自止，而反汗出，咽中痛者，其喉为痹。发热无汗，而利必自止，若不止，必便脓血。便脓血者，其喉不痹。（334）

【串讲】

伤寒，先四肢逆冷继而出现身热，见到这种表现，提示腹泻应该会自动停止，说明人体的抵抗力尚可。如果下利停止，反而又出现汗出、咽喉肿痛，这是喉痹。如果发热而且不出汗，腹泻就必然停止了，若没有停止，就会开始便脓血。如果出现便脓血，咽喉就没有肿痛。

【要点延伸】

①“伤寒先厥后发热，下利必自止，而反汗出，咽中痛者，其喉为痹”的启示：

A. 从咽部到胃肠全消化道严重感染性疾病。

B. 腹泻一般不发热。

C. 出现发热则腹泻停止。

D. 腹泻停止后，汗出伴咽喉肿痛提示可能是病毒感染。

②“发热无汗，而利必自止，若不止，必便脓血。便脓血者，其喉不痹”的启示：

A. 腹泻时一般无发热。

B. 发热无汗，腹泻一定自然停止，是机体抵抗力恢复的表现。

C. 腹泻不止+发热无汗，多是痢疾早期的表现，必便脓血，提示痢疾杆菌感染，一般不会发生喉痹。此部分描述的就是痢疾发展的一个过程，一开始仅仅是腹泻，之后会出现里急后重，然后就会出现便脓血了。

【8】少阴病，下利，咽痛，胸满，心烦，猪肤汤主之。（310）

猪肤（一斤）

上一味，以水一斗，煮取五升，去滓，加白蜜一升，白粉五合熬香，和令相

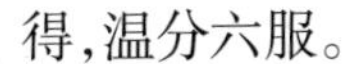

得，温分六服。

【串讲】

少阴病，腹泻、咽痛、胸闷、心烦，用猪肤汤主治。胸闷，但没有咳嗽，这肯定是涉及血液循环系统了。猪肤汤中使用猪皮一斤，大约240g，按现在的剂量单位就是半斤左右，用2 000ml水，煮取1 000ml，去掉渣滓，再加白蜜200ml。再将面粉100ml，焙香。然后再与加入蜂蜜的猪皮汤混合搅匀，分成六次温服，每次服用200ml。从制作方法就可以看出猪肤汤的味道应该是很好的，大人小孩都喜欢。所以如果是讲食疗方，可以把这个方子作为重点，嗓子疼、腹泻就可以使用。

【要点延伸】

①本条文的启示：

A. 本条实际上讲的是全消化道感染。

B. 猪肤汤是治疗全消化道感染的确效方剂。

②猪肤汤煎服法的启示：

A. 猪肤汤（猪皮+白蜜+炒面粉）是一首非常可口的食疗处方。

B. 猪肤汤的使用方法：每次200ml，每日六次分服。

C. 蜂蜜是天然抗生素。通过生活经验就可知，蜂蜜能够长期保存，十分不易变质，这提示蜂蜜具有非常好的抗微生物作用。古人遇到烧伤、疮疡，会使用蜂蜜外敷，就容易理解了。蜂蜜抗微生物的同时，又不伤害人体，因此可用以治疗各部位各种感染性疾病。

D. 能够治疗全消化道感染性疾病的猪肤汤对消化系统的养护作用很好，可以广泛应用于各种消化道疾病的防治。也就是说，猪皮可以作为胃肠道养护的食疗方之一。

E. 呼吸系统居于咽与食管之间，同属内胚层来源，既然对全消化道有益，对呼吸系统也应有益，既往文献已经证实对咳喘、声音嘶哑有良效。

再进一步拓展，我们都知道阿胶是由驴皮制成的，其实猪皮和驴皮的功效极其相似。阿胶就具有很好的治疗咳嗽、痢疾、腹泻的作用。阿胶疗效好，但是价格太高。需要用阿胶，但又要省钱，就可以考虑改用猪皮。

【9】伤寒六七日大下后，寸脉沉而迟，手足厥逆，下部脉不至，喉咽不利，唾脓血，泄利不止者，为难治，麻黄升麻汤主之。（357）

麻黄（二两半，去节） 升麻（一两一分） 当归（一两一分） 知母（十八铢） 黄芩（十八铢） 萎蕤（十八铢，一作菖蒲） 芍药（六铢） 天门冬（六铢，去心） 桂枝（六铢，去皮） 茯苓（六铢） 甘草（六铢，炙） 石膏（六铢，碎，绵裹） 白术（六铢） 干姜（六铢）

上十四味，以水一斗，先煮麻黄一两沸，去上沫，内诸药，煮取三升，去滓。分温三服，相去如炊三斗米顷，令尽，汗出愈。

【串讲】

伤寒已经六七日，剧烈攻下后，见到“寸脉沉而迟”，脉是迟的，其中寸脉又是沉的，还有四肢逆冷。“下部脉不至”的解释，一直是有分歧的。有观点认为“下部脉”是指尺脉。但在《伤寒论》中一般称尺脉为“尺中”或“阴脉”。因此，对于“下部脉”，应该考虑其代指的是趺阳脉，就是足背动脉。“下部脉不至”的意思就是足背动脉摸不到。“喉咽不利，唾脓血”就是口咽部有化脓性感染。“泻痢不止”就是腹泻不停，说明有胃肠道感染。见到以上情况，提示病情难治，治疗使用麻黄升麻汤。

麻黄升麻汤的组成药味较多，有十四味药，其中葳蕤就是玉竹，另外，一铢大约是 0.575g。张仲景用十四味药就算是大方了，我们现在可能常规都用这么多味药。

煎煮法：用 2 000ml 水，先煮麻黄一两沸，去上沫，再放入其他药物，煮取 600ml，去掉渣滓，分三次温服。每次服药的时间间隔是多少？“相去如炊三斗米顷”，“如炊三斗米顷”指的是三斗米煮熟的时间，我认为在 1~2 个小时。就是大约每一个半小时服药一次，连续使用完三次，如果汗出，就提示疾病痊愈。麻黄升麻汤看上去杂乱无章，但实际上是非常有序的一个方子，既能够清热，又能够温中，治疗嗓子疼是非常好的。

【要点延伸】

①本条文的启示：

A. “喉咽不利，唾脓血，泄利不止”提示从咽喉到胃肠的全消化道细菌感染性疾病。

B. “寸脉沉迟 + 趺阳脉摸不到 + 四肢逆冷”提示感染性休克。

C. 麻黄升麻汤是治疗全消化道细菌感染性休克的确效方。

D. 应该对现代临床抗生素滥用导致的多重感染有效。本条描述的是由于“大下”所致的机体抵抗力严重降低、菌群严重失调，从上呼吸道，直到胃肠道都有感染，因此难治。这种情况与现代临床使用抗生素导致菌群失调的表现是一样，病情相当严重。

E. 邪盛正衰是麻黄升麻汤的适用病机，也可以用于体质严重虚弱合并全消化道感染的各种慢性疾病。

②麻黄升麻汤方煎服法的启示：

A. 麻黄升麻汤 =（麻黄、升麻）+（石膏、知母、黄芩）+（甘草、干姜、茯苓、白术）+（肉桂、芍药）+（玉竹、天冬、当归）。麻黄治疗各种感染性疾病，尤其是病毒性疾病是很好的，对细菌也是有效的。升麻的解毒作用更好，在《金匮要略·百合狐惑阴阳毒病脉证治第三》中就有升麻鳖甲汤。石膏、知母、黄芩是清热的；甘草、干姜、茯苓、白术，这是肾着汤，是补肾、散寒湿的；还有肉桂、芍药，桂枝汤调和营卫，调节神经功能；再加上玉竹、天冬、当归养阴补血。温补气血、清热解毒，合于一方。

B.“汗出愈”提示：病邪已去 + 机体津液充足 + 阳气恢复。

单纯体液恢复，阳气没恢复也出不了汗，所以说“阳加于阴谓之汗”，津液充足了，阳气恢复了，汗出了这个病就好了。

少阴病咽痛，我们讲了两部分，一个是单纯的咽痛，一个是咽痛合并全消化道感染。

第五节　少阴呕吐病

【1】**呕而脉弱，小便复利，身有微热，见厥者难治，四逆汤主之。**（377）

【串讲】

呕吐，脉弱，尿量正常。有轻微发热，此时如果见到四肢逆冷，提示病情严重，治疗使用四逆汤。

【要点延伸】

①“呕而脉弱 + 身有微热”提示急性胃炎。

②由于呕吐不能进食，小便量少才是机体调节正常表现，反而出现“小便复利”，提示肾脏浓缩功能下降，结合“四肢厥逆”，便可知晓是肾脏微循环功能障碍、肾小管浓缩功能下降，这是休克中晚阶段的表现，所以难治。

③四逆汤是治疗感染性休克的确效方。

【2】**少阴病，饮食入口则吐，心中温温欲吐，复不能吐。始得之，手足寒，脉弦迟者，此胸中实，不可下也，当吐之。若膈上有寒饮，干呕者，不可吐也，当温之，宜四逆汤。**（324）

【串讲】

少阴病，一进食就想呕吐，只是觉得恶心，又吐不出来。刚刚开始得病的时候，手脚是凉的，脉是弦迟的。“胸中实”是指胸中有邪气，正所谓“邪气盛则实”。胸中有邪气，不可以使用下法，由于病位较高，应该使用吐法。如果是膈上有水液积聚，出现干呕，则不能用吐法，要用温法，治疗使用四逆汤。

【要点延伸】

①本条实际上讲的是急性感染性胃炎。

②四逆汤是治疗急性胃炎的有效方剂。结合四逆汤治疗休克的作用，可知四逆汤可以从源头上治疗休克，也就是说，四逆汤既可治导致休克的病因，又可治休克的结果。

第六节　少阴下利病

一、咳利

【1】少阴病，下利六七日，咳而呕渴，心烦不得眠者，猪苓汤主之。（319）

猪苓（去皮）　茯苓　阿胶　泽泻　滑石（各一两）

上五味，以水四升，先煮四物，取二升，去滓，内阿胶烊尽。温服七合，日三服。

【串讲】

少阴病，腹泻六七日，咳嗽、呕吐、口渴、心烦、失眠，用猪苓汤治疗。提及猪苓汤，大家的印象就是"育阴利水"，但是张仲景的原文不是那样用的。猪苓汤是一个保津液的方子，根据原文，猪苓汤是治疗下利、咳嗽、呕吐，以及吐下所致津伤口渴的。

猪苓汤的组成：猪苓、茯苓、阿胶、泽泻、滑石。其中猪苓、茯苓、泽泻都是治疗消化系统疾病的好药，尤其是病毒感染性泄泻，最具有代表性的就是五苓散，这三味药在五苓散中也有。其中又加了阿胶、滑石，阿胶和滑石都具有很好的止泻作用。条文的症状描述中还有"咳"，说明猪苓汤既可以治疗消化道感染，也可以治疗呼吸道感染，这是大多数人都不知道的。有的医家就有使用猪苓汤迅速治愈顽固性咳嗽的记载。通过本条原文学习，需要重新认识猪苓汤的作用。使用方法中，除了阿胶烊化以外，其他药物的煎煮也不需要多少水，用800ml水煮取400ml，一日三次，每次温服大约140ml。

【要点延伸】

①本条实际上讲的是全内胚层器官（呼吸道、消化道）阳邪（阳热之邪）感染性疾病。

②猪苓汤的功效不容小觑：A. 止咳；B. 止呕；C. 止泻；D. 安神。

尤其是感染导致的睡眠不好的，猪苓汤非常好用。

二、呕利

【2】少阴病，下利，脉微涩，呕而汗出，必数更衣，反少者，当温其上，灸之。（325）

【串讲】

少阴病，腹泻，脉细微，伴有呕吐、汗出。"必数更衣，反少者"是指本来应该出现多次腹泻，但是目前患者的大便反而是减少的。此时"当温其上”。腹泻是肠道的问题，所以我们将“当温其上”理解为温胃的意思。

【要点延伸】

①本条实际上讲的是以急性胃炎为主的急性胃肠炎，部位偏上，故“呕而汗出”“（大便）反少者”，“脉微涩”提示血容量不足。

②艾灸哪里？原文中没有给出具体的艾灸部位，可选中脘、水分、足三里。

③可选用的方剂很多：猪苓汤、五苓散、真武汤、四逆汤类方、甘草泻心汤等。

三、下利

【3】少阴病，二三日不已，至四五日，腹痛，小便不利，四肢沉重疼痛，自下利者，此为有水气，其人或咳，或小便利，或下利，或呕者，真武汤主之。（316）

茯苓（三两）　芍药（三两）　白术（二两）　生姜（三两，切）　附子（一枚，炮，去皮，破八片）

上五味，以水八升，煮取三升，去滓。温服七合，日三服。若咳者，加五味子半升、细辛一两、干姜一两；若小便利者，去茯苓；若下利者，去芍药，加干姜二两；若呕者，去附子，加生姜，足前为半斤。

【串讲】

少阴病，两三日没有痊愈，到第四五日，出现腹痛、小便量少、四肢沉重疼痛，未用药物自然出现腹泻者，这是胃肠道中有水液停聚。“水气”在肠腔中，但没有进入人体之内。再看可能出现的伴随症状，有的出现咳嗽；有的见到小便量正常，这说明腹泻得不厉害，体液尚充足；有的出现腹泻；或者见到呕吐。治疗都可使用真武汤。

真武汤由茯苓、芍药、白术、生姜、附子组成。这五味药物，用水 1 600ml，煮取 600ml，煎煮时间比较长，每次温服约 140ml，一日三次。

注意真武汤的加减法，这又是一个学习的重点，张仲景给出的加减法是肯定有效的。

如果伴随有咳嗽，加五味子半升、细辛一两、干姜一两。再结合张仲景的其他方子以及加减法可知，五味子、干姜是治疗咳嗽的特效药。

如果小便量正常者，去茯苓。但根据我的经验，茯苓是可以不去的。

如果腹泻者，去掉芍药，然后加干姜。干姜的止泻作用是很好的。根据我的经验，也不一定需要去芍药。但芍药确实有通便作用，如果是病毒感染性腹泻的话，芍药是不适合用的，如果是细菌感染性腹泻，可以不去芍药，芍药抗菌的作用是很好的，治疗细菌感染性腹泻一定要用的，比如治疗痢疾的效方就有芍药汤。

如果呕吐者，去附子，也就是说附子多了会出现呕吐，再把生姜的量加大一些，生姜是止呕圣药。

【要点延伸】

①本条实际上讲的是以急性肠炎为主的全部内胚层器官阴邪感染性疾病，故见“利、咳、呕”。

②真武汤是治疗全部内胚层器官阴邪感染性疾病的主方。

③与治疗全部内胚层器官阳邪感染性疾病的猪苓汤正好是对照。

【4】下利，腹胀满，身体疼痛者，先温其里，乃攻其表。温里宜四逆汤，攻表宜桂枝汤。（372）

桂枝汤方

桂枝（三两，去皮） 芍药（三两） 甘草（二两，炙） 生姜（三两，切） 大枣（十二枚，擘）

上五味，以水七升，煮取三升，去滓。温服一升，须臾啜热稀粥一升，以助药力。

【串讲】

腹泻、腹胀满，身体疼痛，应当先温补少阴，然后再祛除太阳表邪。实际上，表里同治是没有问题的。如果是阴寒比较盛，就用四逆汤，如果解表就用桂枝汤。

【要点延伸】

本条文的启示：

①下利腹胀满是外邪入里的表现，身体疼痛是外邪在表的表现。实际上，下利腹胀满等外邪入里的表现和身体疼痛等外邪在表的表现，是胃肠道感染的两类症状而已，是一个病的两个表现。比如，饮食不慎导致胃肠道感染，出现腹泻清稀、身痛，用上附子理中丸，就能迅速治愈。

②表里俱病，先温里后解表。

【5】脉浮而迟，表热里寒，下利清谷者，四逆汤主之。（225）

甘草（二两，炙） 干姜（一两半） 附子（一枚，生用，去皮，破八片）

上三味，以水三升，煮取一升二合，去滓，分温二服。强人可大附子一枚、干姜三两。

【串讲】

脉象是浮迟的。“表热”是体温升高。“里寒”是指喜热怕冷，不敢进食生冷，可见到大便清稀、完谷不化。这种情况用四逆汤来治疗。

四逆汤由炙甘草、干姜、附子三味组成，用600ml水煮取240ml药汁，分两次温服。这个剂量是分两次喝的，量不大，干姜一两半约22g，三两就是45g；炙甘草30g；附子一枚生用，约10g。身体强壮的人可以用大附子一枚、干姜三两，就是可以将附子、干姜加量。干姜剂量范围很大，但大量干姜不能长期使用，容易出现口干舌燥，干姜比附子更易导致口干，所以在治疗急症时可以临时用，平时不可长期用。

【要点延伸】

①本条实际上讲的是阴邪导致的急性肠炎。

②四逆汤是治疗阴邪所致急性肠炎的主方。四逆汤不仅可用于危重患者，单纯胃肠炎也可以使用，关键在用量的调整。比如常用的附子理中丸，其中就已经包含有四逆汤了。

【6】少阴病，下利，白通汤主之。（314）

葱白（四茎）　干姜（一两）　附子（一枚，生，去皮，破八片）

上三味，以水三升，煮取一升，去滓，分温再服。

【串讲】

少阴病，腹泻，用白通汤主治。在“少阴病死证”中已经涉及过白通汤的使用了。

白通汤是用四根大葱的葱白，量较大。用水600ml，煮取200ml，在这种煎煮时间下，葱是煮透了的，与治疗外感病使用葱白轻轻一煮是不同的。去掉药渣后，分成两次温服。

白通汤中干姜、附子的用量与四逆汤基本上是一致的。但四逆汤中的甘草是阴药，是凉药，与附子、干姜合用是阴中求阳。而白通汤是纯热药。其中葱很重要，之所以叫白通汤，就是因为有葱白，葱是不得不用的。

【要点延伸】

①本条实际上讲的是阴邪导致的急性肠炎。

②白通汤是治疗阴邪导致的急性肠炎的主方，是一张纯阳祛寒的强力处方，具有起死回生的作用（参见白通加猪胆汁汤）。

【7】少阴病，自利清水，色纯青，心下必痛，口干燥者，可下之，宜大承气汤。（321）

【串讲】

少阴病，腹泻，泻清水样便，大便色青，心下会有疼痛，口干燥者，以大承气汤下之。大便“色纯青”可能就是饮食所致的大便颜色改变。由于腹泻，大量的水液从消化道丢失，造成口干。

本条文描述的情况，用四逆汤是否可以？不可以。这里的关键是有口干，如果没有口干燥，就可以用四逆汤。如果有口干燥，就用大承气汤，这是一个鉴别要点。

【要点延伸】

①本条实际上讲的是以急性肠炎为主的阳邪感染性急性胃肠炎。

②大承气汤是治疗阳邪感染性急性胃肠炎的主方之一。

治疗阳邪感染的，可以选用猪苓汤、大承气汤；治疗阴邪感染的，就可选用真武汤、四逆汤、白通汤，这样就能清晰地记住了。

【8】**下利欲饮水者，以有热故也，白头翁汤主之**。(373)

白头翁(二两)　黄柏(三两)　黄连(三两)　秦皮(三两)

上四味，以水七升，煮取二升，去滓。温服一升，不愈，更服一升。

【串讲】

腹泻，口渴欲饮水者，是热证的表现，白头翁汤主治。因为阴邪导致的泄泻是不渴的，有口渴是热证的表现，因此猪苓汤证中也有口渴。这就是判断阴邪、阳邪的一个重要鉴别点。

白头翁汤的组成：白头翁二两约30g，黄柏三两约45g，黄连三两约45g，秦皮三两约45g。白头翁汤药物的用量是非常大的，但是用上去效果肯定好。古人的"一剂知，二剂已"的疗效就是与用量充足有关，祛邪药量一定要足够。以上四味药，用1 400ml水煮取400ml，去渣温服200ml，不愈，就再服200ml。

【要点延伸】

①本条实际上讲的是以急性肠炎为主的阳邪感染性急性胃肠炎。

②白头翁汤是治疗阳邪感染性急性胃肠炎的主方之一。现在都习惯用白头翁汤治疗痢疾，痢疾只是痢疾杆菌引起的一种表现为热证的急性胃肠炎而已。

【9】**热利下重者，白头翁汤主之**。(371)

【串讲】

腹泻，大便灼热，里急后重，使用白头翁汤治疗。

【要点延伸】

①本条实际上讲的是以直肠炎为主的阳邪感染性急性肠炎。

②白头翁汤是治疗阳邪感染性急性直肠炎(包括痢疾)的主方之一。

四、厥利

【10】**伤寒先厥后发热而利者，必自止，见厥复利**。(331)

【串讲】

伤寒，出现四肢逆冷而后体温升高，只要是四肢温暖了，腹泻就止住了，如果四肢又凉了就还会出现腹泻。

【要点延伸】

①本条实际上讲的是感染性肠炎。

②厥利的关系：厥愈利止，厥现利出。厥愈利止，是阳气恢复。

【11】少阴病，下利，若利自止，恶寒而蜷卧，手足温者，可治。（288）

【串讲】

少阴病，腹泻，如果腹泻自然停止，恶寒，蜷缩而卧，手足温暖的，说明病情比较轻。原文没有给出治疗的方剂，可以选用真武汤、四逆汤一类的方子。

【要点延伸】

①本条实际上讲的是急性肠炎。

②阳气是少阴下利转归的决定因素。

【12】发热而厥七日，下利者，为难治。（348）

【串讲】

体温升高、四肢逆冷七日，一直腹泻不止，说明正气严重不足，邪气始终不去，所以说难治。

【要点延伸】

①本条实际上讲的是急性肠炎。

②阳气是少阴下利转归的决定因素。

【13】下利，脉沉而迟，其人面少赤，身有微热，下利清谷者，必郁冒，汗出而解，病人必微厥。所以然者，其面戴阳，下虚故也。（366）

【串讲】

腹泻，脉是沉的，而且跳得慢，患者的面色稍微有些红，低热，完谷不化，会出现“郁冒”。“郁冒”是指精神萎靡、头昏。出现以上情况，只要汗出，病情就减轻了，患者四肢是稍凉的。所以这样是因为，患者脸上微红，好像是抹上去的红色，肤浅的、浮越在外的，这就是“戴阳”。“戴阳”的原因是下虚，就是人体的抵抗力差，阳气严重不足，就会出现“戴阳”证了。

【要点延伸】

①本条实际上讲的是急性肠炎。

②“下利，脉沉而迟”提示寒邪伤阳。

③“面少赤，身有微热”提示阳气浮越在表，而患者体温并不高。

④“郁冒、面少赤、微厥”提示微循环缺血致脑部和四肢供血不足。这与“少阴病，但欲寐”很类似。

⑤“汗出而解”提示血容量恢复，微循环缺血改善。

⑥“戴阳”的产生机制：下虚（肾虚阳不潜藏）。

实际上，当大脑严重缺氧的时候，作为“司令部”的大脑首先要改善自身的局部供血，必然会产生一些舒张脑部血管的成分。大脑和面部都属于头部，因此大脑和面部的血管都是扩张的，故而见到面微红。但是在保证头部血管扩张的时候，还必须保持其他部位的血管收缩，因此四肢厥冷必然是加重的。“戴阳”和厥一定是相联系出现的，这是戴阳产生的机制。

【14】大汗，若大下利而厥冷者，四逆汤主之。（354）

【串讲】

大汗或严重腹泻，导致四肢逆冷，用四逆汤主治。

【要点延伸】

①大汗和严重腹泻的共同之处就是“体液大量丢失”，结果导致低血容量性休克而见“四肢逆冷”。

②四逆汤是治疗低血量性休克的主方，提示四逆汤可以促进血容量的恢复、升高血压、纠正休克。

③四逆汤治疗休克的终极机制：祛除寒邪，振奋心肾阳气。

四逆汤的功效，第一是祛邪，第二才是振奋阳气，颠倒过来是不对的。但是，如果没有寒邪而存在心肾阳气不足，能不能用？没问题的。只不过不需要发挥其祛邪的作用而已。

【15】大汗出，热不去，内拘急，四肢疼，又下利厥逆而恶寒者，四逆汤主之。（353）

甘草（二两，炙） 干姜（一两半） 附子（一枚，生用，去皮，破八片）

上三味，以水三升，煮取一升二合，去滓，分温再服。若强人可用大附子一枚，干姜三两。

【串讲】

大汗出，体温还不下降，“内拘急”是腹中痉挛疼痛的意思，四肢疼痛，又出现腹泻、四肢厥冷者，用四逆汤主治。

【要点延伸】

①本条实际上讲的是急性肠炎重症。

②“大汗出，热不去”说明病邪严重、正气尚可，只要还能发热，就说明正气尚足。

③四逆汤是治疗重症急性肠炎的主要方剂之一。

④四逆汤祛除肠道寒邪作用是肯定的。

【16】少阴病，下利清谷，里寒外热，手足厥逆，脉微欲绝，身反不恶寒，其人面色赤，或腹痛，或干呕，或咽痛，或利止脉不出者，通脉四逆汤主之。（317）

甘草（二两，炙） 附子（大者一枚，生用，去皮，破八片） 干姜（三两，强人可四两）

上三味，以水三升，煮取一升二合，去滓。分温再服，其脉即出者愈。面色赤者，加葱九茎；腹中痛者，去葱，加芍药二两；呕者，加生姜二两；咽痛者，去芍药，加桔梗一两；利止脉不出者，去桔梗，加人参二两。病皆与方相应者，乃服之。

【串讲】

少阴病，完谷不化，少阴阳虚体表发热，手足厥冷，脉微弱至极，身体反而不恶寒，按理说一派阳虚之人应该怕冷，但严重休克时，人的痛觉等各种感觉都已经迟钝，因此患者就处于一种特别安静的状态，连冷都不知道了，此时患者的面色还是红的，这就是上面讲的"戴阳"。"或腹痛，或干呕，或咽痛，或利止脉不出者"，这提示感染可能来源于肠道、胃或咽部，后来逐渐发展到全消化道感染，从而引发严重问题。出现这种情况，就用通脉四逆汤来治疗。

通脉四逆汤的组成与四逆汤一样，只不过药量不同，因此方名也改了，加了一个"通脉"，显然是血脉不通了。我们分析一下，加量的药物一定具有很强的通脉的作用，而且是与剂量相关的。主要是干姜，干姜用到三两，体格健壮之人可用到四两，约60g干姜，干姜温通血脉的作用是极强的。

煎煮方法：上三味，用三升水煮取一升二合，去渣滓，分两次喝下去，服用之后脉出来了，即脉有力了，这个病就要好了。这里的"其脉即出"一定不是"脉暴出"，"脉暴出"虽然不一定会死，但是较危险的。

加减法：如果面色红，加葱九根，白通汤中只用到四根，证明葱可以很好地纠正感染性休克，出现"面色赤"的时候休克更重，因此用量更大；如果腹痛，去葱，加芍药二两，其实腹中痛也不用去葱，直接加芍药就行了，葱治疗消化道感染的作用较好；如果呕吐，加生姜二两，原方中大量的干姜还没止住呕，说明生姜的止呕作用比干姜好，因此生姜是止呕之圣药，而非干姜；如果咽痛，去芍药，加桔梗，我们讲少阴咽痛提到的桔梗汤，其中就是桔梗、甘草；如果腹泻止了，但是脉还是很弱，去掉桔梗，加人参，说明桔梗对于休克没有治疗作用，而人参对于腹泻已停、脉弱的感染性休克的患者有效。在朝鲜，由于外形相似，桔梗也被当人参用，甚至两者的水煎液也相似，由于都含有皂苷成分，煎煮后的液体都有沫，而且桔梗确实有人参样作用，但在治疗感染性休克时不能代替人参。"病皆与方相应者，乃服之"，必须辨证准确，不能稀里糊涂地用药。

【要点延伸】

①本条文的启示：

A. 本条实际上讲的是以急性肠炎为主的全消化系统阴邪感染性休克。

B. "身反不恶寒，其人面色赤"恰恰是大脑供血不足的表现，一方面是头面部血管扩张的微微面红，一方面是大脑功能减退感觉错乱的"身反不恶寒"。

C. 通脉四逆汤是治疗阴邪导致的全消化道重度感染性休克的主要方剂。

②通脉四逆汤煎服法的启示：

A. 组成与四逆汤完全一样，只是干姜剂量加倍或更多，可见干姜的祛除阴寒外邪、回阳救逆的作用不可小觑。

B. 脉搏恢复是疾病向愈的标志。

③通脉四逆汤加减的启示：

A. “面色赤者，加葱九茎”提示葱不但具有祛除寒邪的作用，更有改善脑部供血的作用，只是剂量要足够大。葱的通脉作用很好，《医林改错》通窍活血汤中就有葱。

B. “腹中痛者，去葱，加芍药二两”提示，葱对肠道痉挛疼痛不宜，芍药是治疗腹痛的专药。

C. “呕者，加生姜二两”提示生姜是止呕专药。

D. “咽痛者，去芍药，加桔梗一两”提示，芍药对咽痛帮助不大，桔梗是咽痛专药。

E. “利止脉不出者，去桔梗，加人参二两”提示，桔梗对消化道感染性休克作用不大，人参是治疗消化道感染性休克的专药。当时的人参是现在的党参，但现在治疗危重症，用人参的疗效就更好了。

【17】下利清谷，里寒外热，汗出而厥者，通脉四逆汤主之。（370）

甘草（二两，炙） 附子（大者一枚，生，去皮，破八片） 干姜（三两，强人可四两）

上三味，以水三升，煮取一升二合，去滓，分温再服。其脉即出者愈。

【串讲】

腹泻，完谷不化，少阴部位阳虚，里寒而体表发热，汗出，四肢厥逆，治疗使用通脉四逆汤。

【要点延伸】

①本条实际上讲的是急性肠炎所致的感染性休克。

②通脉四逆汤是治疗的主要方剂。

第七节　少阴伤寒便血

一、尿血

【1】少阴病，八九日，一身手足尽热者，以热在膀胱，必便血也。（293）

【串讲】

少阴病，八九日，全身和手足都是热的，这里描述的不仅是患者的自我感觉，而且医生摸上去也是热的，实际上就是发烧了。由于热邪结聚在膀胱，因此会出现尿血。

【要点延伸】

①本条实际上讲的是没有明确部位的感染性疾病。

②“尿血”提示感染性肾脏血管炎性病变。

也就是说这是一个感染性疾病，继发引起了肾脏血管的炎性病变，才导致尿血。现代临床上是可以见到的，比如流行性出血热，到一定的病程就会出现不同部位的出血。

二、便血

【2】伤寒发热四日，厥反三日，复热四日，厥少热多，其病当愈。四日至七日，热不除者，必便脓血。（341）

【串讲】

感受寒邪，发热四日，四肢厥冷三日，之后又发热了四日，总计发热八日，厥冷三日，因此说“厥少热多”，也就是说患者的阳气足，所以他的伤寒病就要好了。如果复热四日之后到第七日，发热还没有解除，那么就会出现大便脓血。

【要点延伸】

①本条实际上讲的是痢疾。此条描述的仍然是肠道感染性疾病，出现大便脓血的往往多见于痢疾。

②发热重于四肢逆冷是机体提抗力较强的表现，易愈。

感染性疾病，体温高的，容易好；体温低的、四肢逆冷的，就不容易好。

【3】若脉数不解，而下不止，必协热便脓血也。（258）

【串讲】

如果脉跳得很快，长时间不解除，而且腹泻不止，一定有发热与便脓血同时存在。

【要点延伸】

“脉数 + 腹泻不止”提示肠道湿热严重，是“发热 + 大便脓血”的先期表现。

【4】下利，寸脉反浮数，尺中自涩者，必清脓血。（363）

【串讲】

腹泻，寸脉是浮数的，尺脉是涩的。“清”同“圊”，“清脓血”就是指大便脓血。

【要点延伸】

“下利，寸脉反浮数”提示肠道湿热，导致津液丧失出现“尺中脉涩”，肠道湿热损伤血脉，就会“大便脓血”了。

【5】下利，脉数而渴者，今自愈。设不差，必清脓血，以有热故也。（367）

【串讲】

腹泻，脉跳得快，口渴，现在已经自愈了。假如不愈，就会出现大便脓血，这是有内热的缘故。

【要点延伸】

“下利，脉数而渴”有两种演变结局，一个是自愈（邪退正复），一个是进一步加重出现“大便脓血”（邪进正虚）。

【6】伤寒热少厥微，指头寒，默默不欲食，烦躁，数日小便利，色白者，此热除也，欲得食，其病为愈。若厥而呕，胸胁烦满者，其后必便血。（339）

【串讲】

伤寒，发热轻，四肢轻微逆冷，只有指头凉，神疲，不思饮食，烦躁不安，持续小便量正常。小便清澈，没有黄、赤等情况，这提示没有热了。如果食欲恢复，提示疾病将要痊愈。如果四肢逆冷并有呕吐，胸胁部胀满、心烦，就要出现便血了。

【要点延伸】

①本条实际上讲的是胃肠道感染性疾病。

②第一种转归：轻者只是“热少，厥微，默默不欲食，烦躁，小便利，色白”，当“欲得食”时疾病就要痊愈了。

③第二种转归：病情加重，出现“四肢逆冷且呕吐、胸胁烦满”，进一步发展就是大便出血了。

【7】少阴病，下利便脓血者，可刺。（308）

【串讲】

少阴病，腹泻，然后演变成大便脓血，可以使用针灸治疗。针灸治疗泻痢的疗效极好，非常迅速。起作用的原理是促进了机体自我调节能力的恢复。

【要点延伸】

①本条实际上讲的是痢疾。

②针刺哪里？足三里等。实际上，其他可选的穴位很多，比如天枢，以及在下肢的好多穴位。

【8】少阴病，下利便脓血者，桃花汤主之。（306）

赤石脂（一斤，一半全用，一半筛末）　干姜（一两）　粳米（一升）

上三味，以水七升，煮米令熟，去滓。温服七合，内赤石脂末方寸匕，日三服。若一服愈，余勿服。

【串讲】

少阴病,腹泻,大便脓血,治疗使用桃花汤。

桃花汤的组成中,赤石脂一斤,这个量很大,240g左右,注意赤石脂的用法,“一半全用,一半筛末”,有一半是要煎煮的,另一半是要筛成细末,类似于我们使用的滑石粉。干姜一两约15g左右,粳米一升实测约160g。以上三味药,使用1 400ml的水来煎煮,煮到米熟了就可以了。每次温服140ml左右,每次加入一方寸匕的赤石脂末(3g左右),每日服用三次。如果服用一次就好了,后面的药物就不需要再服用了。

【要点延伸】

①本条文的启示:

A. 本条实际上讲的是痢疾

B. 桃花汤是治疗痢疾便血的主方。一般都认为桃花汤是治疗少阴阳虚腹泻的,其实不是,无论有无阳虚,各种腹泻均可使用。

②桃花汤煎服法的启示:

A. 煎好的汤药颜色白里透红,恰似桃花,故名桃花汤。

B. 药物剂量要足够大。

C. 赤石脂末的使用很重要,可以直接吸附细菌。

D. 病愈即止。

E. 推测:本方对细菌感染性腹泻也应该有佳效。所以不能小看赤石脂,就像滑石一样,赤石脂也是治疗胃肠道感染的好药。

【9】少阴病二三日至四五日,腹痛,小便不利,下利不止,便脓血者,桃花汤主之。(307)

【串讲】

少阴病,二三日到四五日。腹痛、小便量少、腹泻不止,又有便脓血,这时候用桃花汤治疗。

【要点延伸】

①本条实际上讲的是痢疾。

②治疗:桃花汤。

第八节　少阴其他病

为什么我们这还增加了一个其他病呢?因为前面讲的内容都比较多,比较集中,其他涉及的病都比较琐碎,不需要一个一个单列成节,所以说我们都集中在这一节讲。

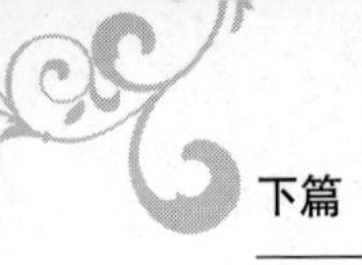

我们前面讲了少阴病是血管、血液病，全身任何地方都会出现血管、血液的异常，然后导致一系列不同的临床表现和疾病，所以说少阴病其他病里的内容是非常多的。

一、发热

【1】少阴病，始得之，反发热，脉沉者，麻黄细辛附子汤主之。（301）

麻黄（二两，去节） 细辛（二两） 附子（一枚，炮，去皮，破八片）

上三味，以水一斗，先煮麻黄，减二升，去上沫，内诸药，煮取三升，去滓。温服一升，日三服。

【串讲】

刚刚得了少阴病，反发热，“反发热”的意思是什么？说明寒伤少阴初期是不发热的。见到发热、脉沉的少阴病，就要用麻黄附子细辛汤了。这里的关键是脉沉。实际上还有其他一些表现，只不过不太突出，看不出来。麻黄附子细辛汤中含麻黄二两约30g，这个量是相当大的，细辛二两约30g，量也是很大的。附子一枚。上三味，用2 000ml水，先煮麻黄，减少400ml，把上面的沫子去掉，然后再把别的药放进去，最后煮取600ml。从2 000ml到600ml，这一定是久煎煮的。服药方法是一日三次，每次200ml。这么大的药量，也没讲中病即止，这说明什么呢？这是治疗比较麻烦的病，不会喝一剂就好了。

【要点延伸】

①“反发热”提示寒伤少阴一般不会出现发热。

②结合“少阴之为病，脉微细，但欲寐”的描述及临床实际，“脉沉”应该是“脉沉细弱”。

③本条实际上讲的是初期寒邪侵入部位不明确导致的循环功能减退性疾病。这个应该是整个循环系统的功能减退，既可能是心脏，也可能是血管。如果是血管疾病，一般是偏于寒邪引起的血管炎，这是自身免疫性疾病，是会出现发热的。但是自身免疫性疾病又是怎么来的？仍然是感染来的。

④麻黄细辛附子汤是治疗寒邪侵入部位不明确导致的循环功能减退性疾病伴发热的主方。张仲景给我们留下了一张很宝贵的方子，就是治疗血管炎的，这里面虽然没有其他确切症状描述，但是我们要读出其中的味道来。

【2】病发热，头痛，脉反沉，若不差，身体疼痛，当救其里，四逆汤。（92）

甘草（二两，炙） 干姜（一两半） 附子（一枚，生用，去皮，破八片）

上三味，以水三升，煮取一升二合，去滓，分温再服。强人可大附子一枚，干姜三两。

【串讲】

发热、头痛、脉沉，如果还不好，有身体疼痛，这是里证，应当治里，即应该治疗少阴阳虚。因为脉沉，所以选用了四逆汤。

四逆汤组成，大家都比较熟悉，炙甘草二两、干姜一两半、附子一枚。上三味，用水三升煮取一升二合，去药渣，分两次温服。身体强壮的人可以把这个量再加大。

【要点延伸】

①发热、头痛、身体疼痛是感染性疾病的表现，但不具有定位的特异性。

②本条实际上讲的是不知寒邪侵入途径、部位不明确的感染性疾病。

③寒邪侵入途径及感染部位不明确的感染性疾病，已经影响到血脉即少阴部位时，四逆汤是主方，其脉象特征当为“脉沉细微”。

二、无汗

【3】少阴病，得之二三日，麻黄附子甘草汤微发汗。以二三日无证，故微发汗也。（302）

麻黄（二两，去节） 甘草（二两，炙） 附子（一枚，炮，去皮，破八片）

上三味，以水七升，先煮麻黄一两沸，去上沫，内诸药，煮取三升，去滓。温服一升，日三服。

【串讲】

少阴病，得之二三日，用麻黄附子甘草汤微微发汗，前面只讲了一个少阴病，少阴病提纲讲了，“少阴之为病，脉微细，但欲寐”，是吧？一定是有这样的症状，再加上无汗，要不然他怎么说用麻黄附子甘草汤微发汗呢？所以说这是“少阴病，脉微细，但欲寐，无汗”的患者，怎么治？麻黄附子甘草汤。“以二三日无证”，注意这是张仲景处理的一个技巧，他说因为得了这个病，又没有其他的症状，所以就用微微发汗的方法治疗。

这个方子是麻黄二两、炙甘草二两、附子一枚，也就三味药，上三味，以水七升，先煮麻黄一两沸，去上沫，然后放入其他药物，煮取三升，去掉渣滓，每日服三次，每次服一升，你看这里边也没有说“中病即止”吧？这仍然是一个少阴病，就是我们讲的血管、血液病，不是那么轻而易举就能治好的，需要一个过程。

【要点延伸】

①既然是少阴病，当有“脉微细、但欲寐”的表现。

②既然说“麻黄附子甘草汤微发汗”，说明“无汗”当是其基本特征。

③麻黄附子甘草汤是治疗“脉微细、但欲寐、无汗”的主方。

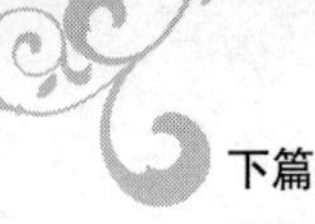

三、恶寒

【4】发汗，病不解，反恶寒者，虚故也，芍药甘草附子汤主之。(68)

芍药　甘草(各三两，炙)　附子(一枚，炮，去皮，破八片)

上三味，以水五升，煮取一升五合，去滓，分温三服。疑非仲景方。

【串讲】用了发汗的药，病还不好，反而出现了怕冷，这是虚的原因，就用芍药甘草附子汤来治疗。芍药、炙甘草各三两，附子一枚，以上三味，用水五升煮取一升五合，去掉渣滓，分温三服，一升五合就是300ml，分成三次，每次100ml，这后边又加了一句"疑非仲景方"，有人怀疑这个不是张仲景的方子，我认为既然已经写到了这个书里边，不管是与不是，只要有效、有用，我们都要学习。

【要点延伸】

①发汗治疗病情不缓解，反而出现恶寒，说明正气不足，不能抗邪。

②芍药甘草附子汤是治疗体虚外感寒邪的基本方。

为什么不讲阴虚、阳虚、气虚？其实是一个整体的虚，阴阳都不足。芍药、甘草就养阴，酸甘化阴，附子味辛，和甘草合起来又是补阳的，所以说这是一个整体的虚，是气血阴阳俱不足，就可以用芍药甘草附子汤。

【5】少阴病，得之一二日，口中和，其背恶寒者，当灸之，附子汤主之。(304)

附子(二枚，炮，去皮，破八片)　茯苓(三两)　人参(二两)　白术(四两)　芍药(三两)

上五味，以水八升，煮取三升，去滓。温服一升，日三服。

【串讲】

得了少阴病一二日，"口中和"，就是口里边的味觉等各方面没有什么不舒服，有的患者或口甜、或口苦、或口涩、或口干，全部都没有，这叫"口中和"。如果背部怕冷，则应该用艾灸的方法治疗，或者是用附子汤来治疗。

附子汤也是一个非常重要的方子。附子两枚，大家注意前面四逆汤用的都是一枚，身体强壮者，可以再加量，这个上来就是两枚。茯苓三两约45g，人参二两约30g，白术四两约60g，芍药三两约45g，这个量都是蛮大的。用八升水煮取三升，去掉渣滓，温服一升，每日三次，也没有说背部不恶寒就不吃了，还是要吃数日的，不是说一次就能好的。

【要点延伸】

①本条文的启示：

A."少阴病(脉微细、但欲寐)+口中无不适+背部恶寒"讲的是胃肠感染潜伏期的表现。

很多病都有潜伏期，那么胃肠道感染的表现是什么？如果自己曾经感染过，可以回忆一下，是不是在感染之前，总觉得背沉。背部有点莫名其妙的怕冷，这往往是胃肠感染潜伏期时的表现，尤其是在胃部；如果出现在小肠，那就在腰背部难受；如果出现在大肠，那就在腰骶部开始难受。

B.“当灸之”是灸何处？即背部腧穴。

C. 附子汤是治疗胃肠感染潜伏期的主方。

这个方子本来就是治消化道感染的，潜伏期可以用，严重的时候照样可以用，只是张仲景当时没有提出潜伏期的概念，他有这么一张方子正好能解决，它就写到了书里边。因为所有感染性疾病都是一个过程，有的时候我们对初期认识不清，还需等疾病表现出来才知道。

②附子汤药物组成的启示：附子剂量是四逆汤的两倍，白术剂量是60g，药物剂量要足够大。

在疾病还没到那么严重的时候，恰恰是需要足够量的药才能够截断扭转疾病的发展。

四、骨节疼痛

【6】少阴病，身体痛，手足寒，骨节痛，脉沉者，附子汤主之。(305)

【串讲】

少阴病，全身疼痛、四肢凉、关节痛，脉沉，用附子汤主治。这就是我们刚才讲的附子汤。

【要点延伸】

①“身体痛，手足寒，骨节痛”是感染性疾病早期的非特异性临床表现，再加上少阴病(脉微细，但欲寐)脉沉，高度提示寒邪侵袭肠道导致血容量不足。不仅仅是后背冷，有的时候也觉得浑身拘束、浑身疼痛，这都是消化道感染早期的症状。

②附子汤是治疗胃肠感染潜伏期的主方。

五、大便不通

【7】少阴病六七日，腹胀不大便者，急下之，宜大承气汤。(322)

【串讲】

如果少阴病出现了腹胀、大便不通，需要赶紧用通便的方法，就用大承气汤。

【要点延伸】

①本条实际上讲的是胃肠道感染性疾病导致的少阴病。

②即使是少阴病(脉微细，但欲寐)，只要出现“腹胀、不大便”也可用大

承气汤治疗。

胃肠道感染,可引起胃肠道相关血管病变,这仍属于少阴病,大承气汤就是治疗血管性疾病的方子。我在临床上经常使用茵陈蒿汤治疗血脉瘀热,里边主药就是大黄,大黄是一个极重要的药,对于大便不通非常合适。这里用大承气汤是非常合适的。

六、小腹满痛

【8】病者手足厥冷,言我不结胸,小腹满按之痛者,此冷结在膀胱关元也。(340)

【串讲】

患者手足逆冷,医生一问有没有心下疼痛,患者说我不难受,但是小肚子胀满,按上去疼痛,是冷结在膀胱、关元这个部位,也就是寒邪侵袭到小腹部。

【要点延伸】

①本条实际上讲的是膀胱炎。

这里的膀胱炎可以是无菌性的膀胱炎,也可以是间质性膀胱炎,不一定有尿频、尿急、尿痛的症状,但会伴随小腹疼痛,按之加重。

②怎么治?即艾灸关元穴。

七、烦躁

【9】伤寒六七日,无大热,其人躁烦者,此为阳去入阴故也。(269)

【串讲】

伤寒六七日,"无大热"意味着低热,"其人烦躁"是阳邪入里的一个表现,就是外邪入里了。

【要点延伸】

"烦躁"是外邪深入的临床表现。

【10】少阴病,恶寒而蜷,时自烦,欲去衣被者,可治。(289)

【串讲】

少阴病恶寒、怕冷,总是蜷缩着,时不时地有烦躁,还想把衣被去掉,既怕冷又想去衣被,说明已经开始有内热了,可治说明阳气恢复,疾病在好转,可以医治。

【要点延伸】

以阳气虚弱为主的少阴病(脉微细,但欲寐)出现"时自烦,欲去衣被"是阳气恢复的现象,说明疾病好转,可以医治。

【11】伤寒二三日,心中悸而烦者,小建中汤主之。(102)

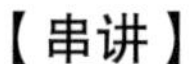
【串讲】

心中悸而烦,怎么治?这一条没提少阴,但是我们放在了少阴病篇,为什么要放这里?是因为心中悸就是心脏疾病的表现,所以说我们就放这里。治疗就用小建中汤。

【要点延伸】

①外感寒邪后烦躁提示病邪深入,心悸提示病邪已经侵犯到心。

②小建中汤是治疗外感寒邪心悸烦躁的主方。

可能大家觉得小建中汤不是治腹中痛的吗?怎么又治疗寒邪导致的心悸、烦躁了呢?实际上它的主要成分就是桂枝汤。桂枝汤治疗消化道疾病外感、早期的呼吸道疾病外感是很好的,当感染深入,影响到心血管时仍然好用。我们在临床上治疗血管病的当归四逆汤的组成是什么?也是桂枝汤的基础上加细辛、通草、当归,去生姜。所以说我们把这些条文连起来以后,就容易读懂了,原来小建中汤,也不仅仅治腹中痛,还可以治疗心中悸、烦躁。

【12】少阴病,得之二三日以上,心中烦,不得卧,黄连阿胶汤主之。(303)

黄连(四两) 黄芩(二两) 芍药(二两) 鸡子黄(二枚) 阿胶(三两,一云三挺)

上五味,以水六升,先煮三物,取二升,去滓,内胶烊尽,小冷,内鸡子黄,搅令相得。温服七合,日三服。

【串讲】

得了少阴病两三日,心烦失眠,用黄连阿胶汤来治疗。实际上这个少阴病就是脑血管和血液已经有问题了,所以就出现了烦躁、失眠。这个方子我们一定要注意剂量:黄连四两约60g,黄芩30g、芍药30g、鸡子黄两个、阿胶45g,这个剂量是很大的。要注意如果使用黄连阿胶汤治疗心烦、失眠,量一定要足。我们再看这个药的使用方法,上五味,用六升的水先煮三物,哪三物呢?就是黄连、黄芩、芍药。六升煎到两升,从1 200ml煎煮到400ml,去掉渣滓,把阿胶放入其中化开。让汤药放得稍微凉一点,约50℃,再把鸡子黄加进去,放入之后搅一搅,所以说鸡子黄不是煮熟的,它几乎是生的,每次温服七合约140ml,一日三次。学张仲景的东西,如果想达到一定的效果,就必须按照文中描述这么用。

【要点延伸】

①本条文的启示:

A. 烦躁失眠是外邪入里的表现,这与“脉微细,但欲寐”的寒邪所致少阴阳虚病相反。既然明确是少阴病,说明这是阳邪所致少阴阴虚病;既然是少阴阴虚病，当脉细数。

B. 黄连阿胶汤是治疗少阴阴虚病烦躁失眠的主方。

“心中烦，不得卧”实际上是少阴病已经影响到脑血管，致脑血管、血液异常。在临床上，黄连阿胶汤是治疗失眠极好的方子，尤其是对于阴虚内热的失眠。

②黄连阿胶汤煎服法的启示：

A. 黄连、黄芩量大提示外感热邪较重；阿胶芍药鸡子黄量大提示阴血不足严重。

B. “小冷，内鸡子黄”提示鸡子黄需要在药液温度降低后加入，我们一般选择60~70℃时加入鸡子黄。

选择60~70℃时加入鸡子黄，说明鸡子黄一定要用生蛋黄，这个温度鸡子黄不会熟的。

【13】下之后，复发汗，昼日烦躁不得眠，夜而安静，不呕不渴，无表证，脉沉微，身无大热者，干姜附子汤主之。（61）

干姜（一两）　附子（一枚，生用，去皮，切八片）

上二味，以水三升，煮取一升，去滓，顿服。

【串讲】

使用下法以后又用了汗法，白天烦躁、不得眠，夜里安静，无口渴、无恶心呕吐，没有表证，脉沉微，身上有低热，用干姜附子汤来治疗。只要有脉沉微，哪怕再烦躁，也得用热药。

我们看一看，干姜附子汤的组成：干姜一两，附子一枚，这是一个普通的用量。两味，用600ml水，煮取200ml，去掉渣滓，温服，一次性服完。白天烦躁说明病情不重，药量不大，而且是一次性服完，意味着单纯的白天微烦，用附子干姜就可以了。

【要点延伸】

①“昼日烦躁不得眠，夜而安静”提示机体严重虚弱，自我调节能力差，极易受外界阴阳变化的影响。

为什么白天烦躁呢？因为白天阳气比较重，所以说就更容易受外界阴阳变化的干扰。

②“不呕不渴，脉沉微”提示阳气不足。

③“下之后，复发汗”是导致机体阳气虚弱的主要原因。

④“身无大热”提示外邪侵袭、机体正气不足。

⑤“无表证”提示没有“恶寒、小便清、喘、面赤”等表现。

⑥干姜附子汤是补益阳气，治疗少阴虚寒证的主方。

烦躁还能用附子、干姜吗？我在临床上遇到一个患者，脉沉数，不但表现为烦躁，而且晚上睡觉时不能盖东西，别人都盖着被子，他连床单都不能盖，结果用上附子、干姜之后，当天晚上就可以盖棉被睡觉了。所以，附子、干姜治疗阳虚烦躁疗效是确切的。

【14】**发汗，若下之，病仍不解，烦躁者，茯苓四逆汤主之。**（69）

茯苓（四两）　人参（一两）　附子（一枚，生用，去皮，破八片）　甘草（二两，炙）　干姜（一两半）

上五味，以水五升，煮取三升，去滓。温服七合，日二服。

【串讲】

发汗，或者用了下法病还不解，出现烦躁，用茯苓四逆汤主治。药物组成：茯苓四两约60g，人参一两约15g，附子一枚，炙甘草二两约30g，干姜一两约15g，上五味，用五升水煮取三升，去掉渣滓，温服七合约140ml，一日喝两次，那才服用了近300ml，剩下的第二日接着喝。

【要点延伸】

①本条文的启示：

A.“发汗，若下之，病仍不解”提示外邪不是疾病的主要方面，正气不足可能是“烦躁”原因的主要方面。

B. 茯苓四逆汤是治疗正气不足烦躁的主要处方。

C. 进一步推论，该方对阳气不足的失眠具有很好的安神作用，我们的临床经验已经证明。

为什么茯苓四逆汤特别强调茯苓？说明茯苓具有很好的除烦作用。我用茯苓安神就是受这个启发，一味茯苓用60~90g煮水，对于脾胃虚弱的失眠患者疗效极好。

②茯苓四逆汤方煎服法的启示：

A. 茯苓的剂量要大。

B.“温服七合，日二服”提示该方剂量可以使用两日。

我在治疗烦躁失眠患者的时候，茯苓的常规用量都是60g。

附子、干姜为什么能治疗烦躁、失眠？其实我们应该记住，有止痛作用的药就能够镇静安神，就能够治烦躁、失眠，所以不要小瞧止痛药在失眠当中的应用。

八、四肢逆冷

【15】**少阴病，四逆，其人或咳，或悸，或小便不利，或腹中痛，或泄利下重者，四逆散主之。**（318）

甘草（炙）　枳实（破，水渍，炙干）　柴胡　芍药

上四味，各十分，捣筛。白饮和服方寸匕，日三服。咳者，加五味子、干

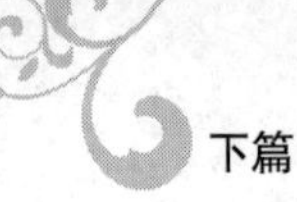

姜各五分,并主下利;悸者,加桂枝五分;小便不利者,加茯苓五分;腹中痛者,加附子一枚,炮令坼;泄利下重者,先以水五升,煮薤白三升,煮取三升,去滓,以散三方寸匕内汤中,煮取一升半,分温再服。

【串讲】

少阴病,四肢逆冷,或者有咳嗽,或者有心慌,或者有尿少,或者有腹中痛,或者有腹泻、肛门下坠感,使用四逆散主治。

注意这是极其重要的一个条文,少阴病四肢凉,这个凉的原因从哪来的呢?一定是外感病,外感的部位又在哪呢?这就是他讲的,或者来自呼吸道,或者直接就入心,或者来自泌尿系,或者来自胃肠道,也就是说从呼吸道到全消化道的感染,都可以导致四肢凉,都可以用四逆散来治疗,这就是这一条的重要性。这里脉应该是偏细有力的,不过这里边没有讲脉象,我们看四逆散组成,炙甘草、枳实、柴胡、芍药,注意这里没标剂量,但是他讲了上四味各十分,等比例捣筛,那也就是 3g,把它捣碎了、筛细了,用白开水服用方寸匕,也就是 3~5g,实际上没用多少,一日喝三次,就是不需要多大剂量就能解决,所以说四逆散也是被历代医家非常看好的一张方子。

注意这里的加减法,更是这一条的精华。咳嗽加五味子、干姜,也就是说五味子、干姜是治咳嗽的专药,五味子、干姜又是止泻的专药,这是要从这里边读出来的。心悸患者可以加桂枝,如果心跳快、心悸,就用肉桂(桂枝)五分约 1.5g,如果有尿少,就加茯苓,如果有腹中痛者,加炮附子。炮令坼就是要把它加温弄干裂了。如果有腹泻、肛门下坠,先以水五升煮薤白三升,去掉渣滓,加入三方寸匕的四逆散,煮取一升半,再把它分开喝。60ml 干薤白量也不少了,也得有 20g 左右了,也就是薤白是治疗消化道感染的一个主要药,再加上四逆散对泻痢下重的疗效特别好。薤白是什么呢?薤白就是我们说的小蒜,也有的叫葱蒜。葱、蒜、薤白都是治疗消化道感染性疾病很好的药。你看我们讲的白通汤里边就是用葱,是吧?都是很好的。

【要点延伸】

①本条文的启示:

A. 本条实际上讲的是内胚层源任何部位脏器感染继发的微循环障碍性疾病(四逆、悸)。

B. 四逆散是治疗感染继发的微循环障碍的主方。

四肢感觉凉是由什么原因导致的呢?它一定来源于外感病,“或咳,或悸,或小便不利,或腹中痛,或泄利下重者”可能是一个潜在的呼吸系统和胃肠系统的感染,也就是说从呼吸道到全消化道的感染导致的四肢发凉,可以用四逆散治疗。

②四逆散方煎服法的启示：

A. 四逆散一定要用散剂，可能是有效成分不易煎出。

B. 四逆散用量不大，每次约 1g 左右，每日三次。

③四逆散方加减的启示：

A. 五味子、干姜是止咳止泻专药。

B. 桂枝是治疗心悸的专药。

C. 茯苓是治疗尿少的专药。

D. 附子是治疗腹痛的专药。

E. 薤白是治疗腹泻肛门下坠感的专药，而且四逆散还要加三倍的剂量，进一步提示四逆散对肠道感染性疾病有良效。

【16】手足厥寒，脉细欲绝者，当归四逆汤主之。（351）

当归（三两）　桂枝（三两，去皮）　芍药（三两）　细辛（三两）　甘草（二两，炙）　通草（二两）　大枣（二十五枚，擘。一法，十二枚）

上七味，以水八升，煮取三升，去滓。温服一升，日三服。

【串讲】

四肢逆冷严重，脉极微弱，使用当归四逆汤主治。

当归四逆汤，由当归、通草、细辛这三个药加上桂枝汤去姜组成。上七味，以水八升，煮取三升，去滓，温服一升，每日三次。其中当归的量还是蛮大的，45g 当归，吃完会拉肚子的，所以说一定要注意，当归本身就是一个养血化瘀清热非常好的药，所以说当归四逆汤证看上去是脉微欲绝，实际上内在的是一个寒热错杂的血管炎性疾病。炎性疾病是怎么来的呢？可以是急性感染，也可以是慢性感染，所以对于慢性感染性疾病，我们就可以用这个方子。另外细辛的用量是三两约 45g，这是相当大的量。如果用细辛，厥寒疼痛就能得到很好的缓解，但是一般不敢用这么大量，其实我在临床上细辛用到 30g，也没有发现什么不良反应。

【要点延伸】

①寒邪侵犯少阴，中、小动脉至微循环严重损伤，故见“手足厥寒，脉细欲绝”。

②当归四逆汤是治疗寒邪损伤中、小动脉至微循环的主方。

小动脉的有了炎症才能出现脉微细。如果是单纯的微循环、微动脉的病变，脉是弦脉。如果小动脉也有了炎症，那就可以比较细微了，这个时候其实不只是小动脉了，应该是中小动脉一直到微循环这些部位都有炎症。因为我们的寸口脉（桡动脉）它还是一个中动脉，它不是小动脉，所以说这是中小动脉损伤。

③寒凝动脉的高血压可以使用当归四逆汤，已有临床验证疗效确切。

注意寒凝动脉的高血压，就是这些中、小动脉出现问题引起的高血压可以使用当归四逆汤，已有临床验证，这个疗效是很确切的。因为血脉通畅了，血压自动就下来了。

【17】若其人内有久寒者，宜当归四逆加吴茱萸生姜汤。(352)

当归(三两) 芍药(三两) 甘草(二两，炙) 通草(二两) 桂枝(三两，去皮) 细辛(三两) 生姜(半斤，切) 吴茱萸(二升) 大枣(二十五枚，擘)

上九味，以水六升，清酒六升，和煮取五升，去滓，温分五服。(一方，水、酒各四升。)

【串讲】

如果体内寒气日久，还可以在当归四逆汤里边加上吴茱萸、生姜，我们看这个方子的组成，生姜到底加到了多少呢？半斤，就是120g左右，这是很大的一个量。另外吴茱萸是加到了两升，这个两升大概是140g，我们很少把吴茱萸用到这个量。

用法里边讲，以上九味，以水六升、清酒六升合在一起，你看这就是十二升，也就是2 400ml，煮取五升(1 000ml)。你看减少的液量这么多，一定是久煎了。去掉渣滓，分成五次服用，大家注意，这是第一次也是唯一的一张方子，强调这个药吃五次的。其他顿服、两次、三次都有。吴茱萸一共是140g，如果分成五次服用，一次也就是28g左右，也不是太多，这就是重剂缓投。

这个清酒到底是什么？其实清酒是我们国家发明的，后来传到了日本，现在国内没人生产清酒了。清酒是以大米与天然矿泉水为原料，经过制曲、制酒母、最后酿造等工序，通过并行复合发酵，酿造出酒精度达18%左右的酒醪。之后加入石灰使其沉淀，经过压榨制得清酒的原酒，仍然是酒，只是酒精度很低。

【要点延伸】

①当归四逆汤是治疗寒邪侵伏的代表方剂，加入吴茱萸、生姜则对寒邪侵伏日久疗效更佳。

②推论：当归四逆加吴茱萸生姜汤对寒凝血脉的高血压疗效更佳。

在临床上我遇到这种情况的时候，就会用吴茱萸，用上之后，他的血压迅速就能下来，大家注意，吴茱萸还可以治疗头痛、吐涎沫，对不对？吴茱萸是一个治头痛很好的药，尤其是对于这种寒邪比较重的，伴随有头痛、吐涎沫的，吴茱萸汤、当归四逆加吴茱萸生姜汤就是主方，用上去这种类型的高血压就可以下来。所以说对于高血压患者我们中医也要辨证，不能够说哪个药是治降压的，这个不行，这不是中医的思路，同样是高血压，可能会有寒证、热证、虚证、实证，各不相同。所以说不能用西医的思路来讲，我这个方子是专门治血压高的，如果这么用，我可以肯定地说，有一部分人用完了一定会加重的。所以说我们一定要辨证，这是中医的精髓。

【18】伤寒脉滑而厥者，里有热，白虎汤主之。(350)

【串讲】

伤寒，脉滑，四肢是冷的，脉滑是热证，用白虎汤来治疗。

【要点延伸】

①热邪侵犯微循环则局部代谢障碍，出现四肢逆冷。

②"脉滑"是微循环障碍时，心脏和中、小动脉尚无明显异常的表现，我们现在知道了邪气侵入以后影响的是微循环。

③白虎汤是治疗热邪侵袭微循环的主方。

④推论：四妙勇安汤、茵陈蒿汤均是治疗瘀热在血脉的良方，与白虎汤合用，治疗热瘀血脉的各种病变(包括高血压)当有佳效，已有临床证明。

九、脉沉

【19】少阴病，脉沉者，急温之，宜四逆汤。(323)

甘草(二两，炙)　干姜(一两半)　附子(一枚，生用，去皮，破八片)

上三味，以水三升，煮取一升二合，去滓，分温再服。强人可大附子一枚，干姜三两。

【串讲】

少阴病，脉沉，实际上这已经是血容量不足了，用炙甘草、干姜、附子，这就是四逆汤温之。脉沉应当是血容量减少比较轻的时候，如果再严重的话就是脉沉细微了。

【要点延伸】

①感染寒邪伤阳导致少阴虚寒的寒凝血脉循环功能减退。

②四逆汤是治疗寒凝血脉循环功能减退的主方之一。

十、脉微细

【20】下之后，复发汗，必振寒，脉微细。所以然者，以内外俱虚故也。(60)

【串讲】

使用下法之后，又使用了汗法，就出现严重的寒战，脉微细，之所以出现这种情况，是内外都虚的表现。

【要点延伸】

①本条实际上讲的是无明确病位的寒邪感染性循环功能低下的疾病。

②如何治疗？当归四逆汤、四逆汤等。

十一、脉结代

【21】脉按之来缓，时一止复来者，名曰结。又脉来动而中止更来小数，中有还者反动，名曰结，阴也。脉来动而中止，不能自还，因而复动者，名曰代，阴也。得此脉者，必难治。（178）

【串讲】

脉象比较缓和，偶尔脉搏脱漏，继而脉搏如故，这叫结脉。另有一种脉象，脉间歇，紧随其后的脉搏间隙变短，脉搏变强，这就是结脉，是阴证。还有一种，脉搏间歇且紧随其后的脉搏间隙长，这叫代脉，是阴证。见到这些情况都是难治的，为什么？没讲。是不是这样？我们知道心从中医角度来讲，心藏神，心为五脏六腑之大主，心主血脉，脉出了问题，说明心就有问题了，所以说难治。我觉得这个完全可以理解，但中药治疗效果很好。

【要点延伸】

①“脉按之来缓，时一止复来者，名曰结”的启示：

本句实际上讲的是窦性心动过缓伴不规律Ⅱ度房室传导阻滞。

②“又脉来动而中止更来小数，中有还者反动，名曰结，阴也”的启示：

A. 本句实际上讲的是正常心率时的房性期前收缩。

B. 结脉都是阴证。

③“脉来动而中止，不能自还，因而复动者，名曰代，阴也”的启示：本句实际上讲的是频发室性期前收缩。

④“得此脉者，必难治”的启示：结脉、代脉的疾病都是难治性心律失常病。

【22】伤寒脉结代，心动悸，炙甘草汤主之。（177）

甘草（四两，炙） 生姜（三两，切） 人参（二两） 生地黄（一斤） 桂枝（三两，去皮） 阿胶（二两） 麦门冬（半升，去心） 麻仁（半升） 大枣（三十枚，擘）

上九味，以清酒七升，水八升，先煮八味，取三升，去滓，内胶烊消尽。温服一升，日三服。一名复脉汤。

【串讲】

伤寒，脉结代，有心悸，炙甘草汤主治。总而言之，脉律失常了，就是一个心律失常。炙甘草四两是60g，一定要用这个量才有效果。如果你炙甘草就给个3g、5g，肯定没这个效果，生姜三两、人参二两、生地黄一斤。大家注意，生地黄是要用到200g以上的。麦门冬半升，我们大概称了一下，约45g。麻仁半升就是50g，大枣三十枚，这也是《伤寒论》中大枣用量最大的一个方子了，三十枚就相当于 100~300g，这个量是相当大的。因为这个疾病比较重、难治，所以说张仲景这个方子还是蛮厉害的，看药量就知道很厉害。现在临床已经证明，这个方子确实是对心律失常是有效的。但是现在临床用的剂量都没用够。

【要点延伸】

①本条文的启示：

A. 本条实际上讲的是感染性心律失常，最多见于心肌炎。

B. 炙甘草汤是治疗感染性心律失常的有效方剂。

②炙甘草汤方煎服法的启示：

A. 各药剂量一定要足够大。

B. 要用酒煎。

C. “以清酒七升，水八升，先煮八味，取三升”提示煎煮时间足够长。十五升液体（3 000ml）煎至三升（600ml）。

D. 这种煎煮方式容易浪费药材，最好煎至药液与药渣相平时倒出，浓缩至 600ml。

E. “一名复脉汤”提示，炙甘草汤是恢复脉律的良方。

F. 心律失常是心肌细胞受损后的继发变化，进一步推论，炙甘草汤对心肌具有肯定的保护作用。其实甘草对我们全身的细胞都有非常好的保护作用，它有类似类固醇一样的作用，就像糖皮质激素一样，它具有保护细胞膜的作用，所以说肝炎用它、心肌炎用它、胃肠炎用它、呼吸道感染也用它，甘草就是这样的一味好药。

G. 心肌细胞损伤是由于外邪直接损伤或损伤微循环后导致心肌细胞营养供给失调所致，再进一步推论，炙甘草汤应该是集“祛邪、化瘀、补虚”于一方。

H. 很多疑难病症都是“伏邪 + 血瘀 + 正虚”，推论炙甘草汤可以作为治疗各种疑难病症的备选经方，只是祛邪力量不足、扶正力量充足，对于以虚弱为主的疑难杂症更加合适。

十二、脉促

【23】伤寒脉促，手足厥逆，可灸之。（349）

【串讲】

伤寒脉促，脉率很快，手足厥逆，可以用灸法。脉促就是脉跳得快。另外我们教科书上讲促脉是“数中一止”，脉数是基础。

【要点延伸】

①本条实际上讲的是休克早期。

②灸神阙穴。

十三、心悸耳聋

【24】未持脉时，病人手叉自冒心，师因教试令咳，而不咳者，此必两耳聋无闻也。所以然者，以重发汗，虚故如此。发汗后，饮水多必喘，以水灌之亦喘。（75）

【串讲】

尚未把脉的时候，患者五指张开放在胸前，老师让患者咳嗽一声，结果患者并未按照指示咳嗽，那这就是耳聋。之所以出现这样的问题，是发汗过度，体虚导致。发汗后，如果喝水多，必然会出现喘促，强迫喝水，也会使喘加重。那么这是个什么病，怎么就重了呢？实际上还是心功能不好，你稍微多进点水，它都会气短、喘的。

【要点延伸】

①“病人手叉自冒心”结合“发汗后，饮水多必喘，以水灌之亦喘”的启示：心悸、心功能不全，所以进水多会出现喘促。

②“师因教试令咳，而不咳者，此必两耳聋无闻也。所以然者，以重发汗，虚故如此”的启示：

A. 耳聋的诊断方法。

B. 耳聋的原因应该是外邪侵袭、微循环障碍，而不是“发汗过度”，因为发汗过度就不会出现心衰了。

这篇看上去内容挺杂，其实都是疾病最后引起血脉的病变，只有少阴病会有这么复杂，涉及范围较广。

第九节　少阴病治禁

一、表里缓急

【1】伤寒，医下之，续得下利清谷不止，身疼痛者，急当救里；后身疼痛，清便自调者，急当救表。救里宜四逆汤，救表宜桂枝汤。（91）

【串讲】

得伤寒以后，医生用下法，接着出现腹泻不停、完谷不化，而且有身体疼痛的，也就是少阴阳虚比较重了，应当赶快救里。之后表现为身体疼痛，如果大便是正常的，单纯有身疼痛，没有下利清谷，这是应当救表的。清便自调即是大便正常。治里用四逆汤，治表用桂枝汤。“救”当“治疗”“消灭”

来讲，比如救火就是灭火的意思。

【要点延伸】

①“身体疼痛＋下利清谷”用四逆汤治疗；“身体疼痛＋大便正常”用桂枝汤。

②四逆汤救里，重在治疗腹泻；桂枝汤解表，重在治疗身体疼痛。

③身体疼痛是表证的基本特征，下利清谷是里证的基本特征。

二、厥利脉数禁汗

（一）四肢厥冷禁汗

【2】少阴病，但厥无汗，而强发之，必动其血，未知从何道出，或从口鼻，或从目出者，是名下厥上竭，为难治。（294）

【串讲】

少阴病，四肢逆冷但无汗，而强行发汗，就必然导致出血。不确定是会从哪里出血，有的从口鼻出血，有的从眼睛出血。这叫作“下厥上竭”，就是指下部气逆于上、上部出血不止。是难治的病。

【要点延伸】

①本条实际上讲的是感染性出血（如流行性出血热）。

②“但厥无汗”提示微小动脉炎性病变、微循环障碍，但不是休克期。

③“强发之，必动其血”的提示，强发汗则血容量减少，循环抗原抗体复合物浓度增大，沉积在血管，容易造成血管内膜破坏，导致出血。

④“未知从何道出，或从口鼻，或从目出”提示出血部位具有不确定性。提示病变为全身性，并非局部病变。

⑤由于病变严重，所以难治。

（二）脉数禁汗

【3】少阴病，脉细沉数，病为在里，不可发汗。（285）

【串讲】

少阴病，脉细沉数，这是提示少阴阴虚，不可以使用发汗的治疗方法。

【要点延伸】

“脉沉细数”提示少阴虚热，发汗则伤津助热。

如果脉沉细，并且脉是迟的，可以使用发汗的方法。但如果是沉细且数的，就不能使用发汗的方法。临床上遇到患者四肢冰凉，甚至出汗，如果脉是数的，就不能大量使用麻黄、附子、细辛之类的药物。

（三）下利清谷禁汗

【4】下利清谷，不可攻表，汗出必胀满。（364）

【串讲】

腹泻、完谷不化，不能用发汗的方法，如果用了发汗的方法，会导致腹部胀满。

【要点延伸】

急性胃肠道感染，津液丧失过多，若用发汗治疗，不但不能祛除外邪，还进一步导致津液损伤。

三、咳利禁火

【5】**少阴病，咳而下利。谵语者，被火气劫故也，小便必难，以强责少阴汗也**。(284)

【串讲】

少阴病，如果见到既有咳嗽又有腹泻，并有谵语者，这说明使用过外热逼汗的治疗，尿量必然减少，原因就在于强行将血液中的津液逼了出来。

【要点延伸】

少阴病出现咳嗽、下利，使用火逼发汗可以导致津液丧失，进一步导致尿量减少，严重者可出现阳明谵语，因此"咳而下利"要禁火疗。

四、脉微肢厥禁下

(一) 亡阳脉微禁汗禁下

【6】**少阴病，脉微，不可发汗，亡阳故也。阳已虚，尺脉弱涩者，复不可下之**。(286)

【串讲】

少阴病，脉微弱，是不允许用发汗方法的，这是因为阳气已经太虚了，发汗会使阳气随着津液丢失。如果阳气已经虚了，尺脉又弱又涩，那就更不应该再用下法了。

【要点延伸】

"脉微"是阳虚的表现，发汗导致津液从皮肤丢失，攻下导致津液从肠道丢失，进一步加重阳虚，故亡阳禁汗也禁下。

(二) 各种四肢逆冷不可攻下

【7】**诸四逆厥者，不可下之，虚家亦然**。(330)

【串讲】

各种原因的四肢逆冷，都不能用攻下的方法治疗，虚弱的人也不能使用下法。

【要点延伸】

各种虚弱性疾病(气血津液不足)都禁下，攻下更加损伤气血津液。

【8】伤寒五六日，不结胸，腹濡，脉虚，复厥者，不可下，此亡血，下之死。（347）

【串讲】

伤寒五六日，没有出现结胸，腹部柔软，脉无力，又出现四肢逆冷，不可使用下法。这种情况一看还是失血、虚证，没有实证，是不能用下法的，使用下法会导致病情危重。至于具体是一个什么样的失血患者，张仲景没讲。

【要点延伸】

失血虚弱（脉细弱，四肢逆冷，腹部柔软）不可使用攻下治疗。

第十节　少阴病转归

少阴部位病变，多是疾病比较严重的阶段，其转归，一种是病情进一步加重，另一种就是好转。

一、病进

【1】伤寒吐下后，发汗，虚烦，脉甚微。八九日心下痞硬，胁下痛，气上冲咽喉，眩冒，经脉动惕者，久而成痿。（160）

【串讲】

伤寒，使用催吐攻下后，又使用发汗治疗，出现"虚烦"，也就是莫名其妙的烦躁，还见到脉微细弱。八九日以后，上腹部硬满堵塞感，两胁疼痛，"气上冲咽喉"即嗳气频频，"眩冒"即头昏、黑蒙。"经脉动惕"实际上就是肌束颤动。时间久了就会肌肉萎缩，这是病情进一步加重的表现。本条描述的是病进的表现。

【要点延伸】

①本条实际上讲的是胃肠道寒邪感染性疾病。汗吐下治疗都用过，表明患者有上腹胀满、大便不通、无汗，这是胃肠道感染性疾病的表现。"心下痞硬，胁下痛，气上冲咽喉"提示胃肠感染、饮食减少，加上误用汗吐下治疗，津液严重不足，血容量不足，大脑营养缺乏，故见"脉甚微，虚烦，眩冒"。

②"经脉动惕者，久而成痿"讲的是胃肠感染源性下运动神经元损伤，早期可见肌束蠕动，日久则肌肉萎缩，形成痿证。

渐冻人就是这种情况。我们以前讨论过一个病例，可能是外邪通过皮肤侵入，实际上也可以从胃肠侵入。

【2】伤寒厥四日，热反三日，复厥五日，其病为进。寒多热少，阳气退，故为进也。（342）

【串讲】

伤寒,四肢逆冷四日,又发热了三日,然后又四肢逆冷了五日。这就是病情进展的一个表现。“寒多热少”是指四肢厥冷多发热少,这说明阳气越来越弱,所以提示病是加重。

【要点延伸】

少阴伤寒预后取决于机体阳气的状况。

【3】下利,脉数,有微热汗出,今自愈。设复紧,为未解。(361)

【串讲】

腹泻,脉率快,有微热、汗出,说明津液损伤不重,阳气还可以。所以说患者就会逐渐痊愈。如果又出现紧脉,就是“未解”,即又加重了。

【要点延伸】

①“下利,脉数,有微热汗出”提示机体阳气充盛,故可自愈。

②“脉紧”是外邪盛的表现,说明外邪仍在。

二、向愈

【4】少阴中风,脉阳微阴浮者,为欲愈。(290)

【串讲】

少阴部位受到风邪侵袭,寸脉细微尺脉浮,这是即将痊愈。“少阴中风”节讲过,可参考。

【要点延伸】

①少阴中风:

A. 应该是太阳、少阳、阳明、太阴、厥阴中风进一步加重导致的。

B. 治疗按照各部位中风使用的方剂,加上治疗少阴病的方剂。

②脉阳微阴浮:由脉微细到脉阳微阴浮,提示血容量有恢复、循环功能在改善,提示即将痊愈。

【5】少阴病,脉紧,至七八日,自下利,脉暴微,手足反温,脉紧反去者,为欲解也。虽烦,下利必自愈。(287)

【串讲】

少阴病,“脉紧”提示病邪较重,到七八日时出现了腹泻,脉象突然就减弱了,但是手足反而是温暖的,脉紧也消失了,说明疾病将要痊愈。所以即使出现烦躁,腹泻也要好了。可见四肢温暖很重要,因为手足温暖提示阳气恢复。

【要点延伸】

①“脉紧”反映病邪未解,主下利病进。

②“手足温暖、烦躁”反映阳气充足,主下利病退自愈。

我们判断病情轻重的方法：不管是哪个部位的感染，只要四肢温暖，病情就不会很重。

【6】下利，有微热而渴，脉弱者，今自愈。（360）

【串讲】

如果是腹泻，微热、口渴、脉弱，这会自愈。为什么？虽然腹泻、脉弱，但是有“微热”和“渴”说明阳气仍在。

【要点延伸】

“微热而渴”反映阳气充足，是“下利”自愈的指征。

【7】伤寒病，厥五日，热亦五日，设六日当复厥，不厥者自愈。厥终不过五日，以热五日，故知自愈。（336）

【串讲】

伤寒病，四肢厥冷五日，又发热五日，到第六日应当再出现四肢冷了，如果第六日没有出现四肢逆冷，病就要好了。因为厥冷最终不超过五日，厥冷五日、发热五日提示阴阳平和，所以知道可以自愈。

【要点延伸】

先出现的四肢逆冷天数与后出现的发热天数相等，且四肢厥冷不再反复，表示阳气恢复，提示疾病即将自愈。

第十一节　少阴病欲解时

【1】少阴病欲解时，从子至寅上。（291）

【串讲】

少阴部位就是血管和血液。感受的外邪就不一定是风寒了，但往往是以风寒开头，可以伴随各种外邪进来。少阴病即将痊愈的时辰是从子时（23:00—1:00）开始，经过丑时（1:00—3:00），再到寅时（3:00—5:00）。

【要点延伸】

①少阴病的特点：

A. 部位特点：人体的血管血液系统不直接与外界接触的部位。

B. 阴阳特点：阳气不足严重。正常的人体是“负阴抱阳”的，阳热在内才是健康的状态。少阴病患者阳气不足，当然也有阴不足，但伤于风寒之邪后重点是阳气不足。

②“从子至寅上”的阴阳特征：

自然界一日之内阳气开始上升的时段、也是人体阳气入里较多的时段。

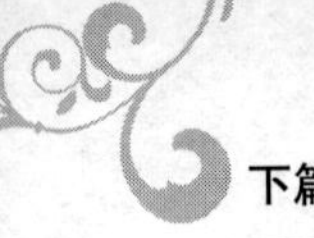
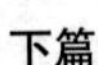

③本条文的启示：

A. 少阴病即将痊愈的时刻是自然界阳气开始上升，自身阳气入里较多的时段。

B. 天阳与人体入里阳气可协同驱除外来风寒之邪。

第十五讲 | 霍乱、阴阳易、差后劳复病

第一节 辨霍乱病脉证并治第十三

霍乱病的确有其自身的特点，因此在《伤寒论》中张仲景将霍乱病单列一篇。

【1】问曰：病有霍乱者何？答曰：呕吐而利，此名霍乱。(382)

【串讲】

问曰：霍乱病是怎么回事？回答说：呕吐、腹泻，就是霍乱。

呕吐和腹泻的症状，在少阳病、太阴病、少阴病中都有，但在这里却明确是霍乱病的特征。"霍"是快速、强烈的意思；"乱"是指无序。"霍乱"就是以"呕吐、腹泻"为主要表现，迅速使人体生理功能紊乱的疾病。

【要点延伸】

本条讲的一个是急性胃肠炎，一个是由霍乱弧菌引起的烈性传染病霍乱病，在我国是甲类传染病，即2号病，我有幸曾连续2年诊治过。

【2】问曰：病发热头痛，身疼恶寒，吐利者，此属何病？答曰：此名霍乱。霍乱自吐下，又利止，复更发热也。(383)

【串讲】

发热、头痛、身体疼、怕冷，还有呕吐、腹泻，这是霍乱病。霍乱病，是未经药物干预而出现的呕吐、腹泻，不是用药物引起的。下利止住了，患者体温再次升高。这种情况，在临床上多见于急性胃肠炎。

【要点延伸】

①霍乱病除呕吐腹泻外，还可见到发热、恶寒、头痛、身痛。真正霍乱弧菌引起的霍乱，很少有发热，在严重的腹泻、呕吐的情况下，患者很难再发热。

②"霍乱自吐下，又利止，复更发热也"的启示：

吐下期间体温可能会暂时降低，腹泻停止后体温会再次升高，这表明机体抵抗力尚佳，即将痊愈。

【3】恶寒脉微而复利，利止，亡血也，四逆加人参汤主之。(385)

四逆加人参汤方

甘草二两，炙　附子一枚，生，去皮，破八片　干姜一两半　人参一两

上四味，以水三升，煮取一升二合，去滓，分温再服。

【串讲】

怕冷，脉象微弱，反复腹泻，然后腹泻停止。“亡血”实际上是指亡津液，津液丢失了，血容量就少了，不是出血导致的亡血，治疗使用四逆加人参汤。

【要点延伸】

①“恶寒脉微而复利，利止，亡血也”提示胃肠感染性低血容量性休克。

②四逆加人参汤是治疗胃肠感染性低血容量性休克的主方。

【4】霍乱，头痛发热，身疼痛，热多欲饮水者，五苓散主之；寒多不用水者，理中丸主之。（386）

理中丸方

干姜　人参　白术　炙甘草（各三两）

上四味，捣筛，蜜和为丸，如鸡子黄许大，以沸汤数合和一丸，研碎温服之，日三四，夜二服，腹中未热，益至三四丸，然不及汤。汤法以四物依两数切，用水八升，煮取三升，去滓温服一升，日三服。若脐上筑者，肾气动也，去术加桂四两。吐多者，去术加生姜三两。下多者还用术。悸者加茯苓二两。渴欲得水者加术足前成四两半。腹中痛者加人参足前成四两半。寒者加干姜足前成四两半。腹满者去术加附子一枚。服汤后如食倾，饮热粥一升许，微自温，勿发揭衣被。

【串讲】

霍乱病，头痛、发热、身体疼痛。发热重、口干欲饮的，使用五苓散治疗；恶寒重、不思饮水的，使用理中丸治疗。“热多欲饮水”“寒多不用水”，这是使用五苓散和理中丸区别的要点。

理中丸的组成。人参、干姜、白术、炙甘草各三两，制成蜜丸，每丸如鸡蛋黄大小，类似于现在用的 9g 蜜丸。用开水化开了服用，白天喝 3~4 次，夜间服 2 次。如果服完腹中不觉得热，就再加量，每次可加至 2~4 丸。总而言之，以腹中热为准。丸剂不如汤剂好，也就是说还可以用理中汤，理中汤还是按照方子给出的剂量，把药物切碎，用水 1 600ml，煮取 600ml，温服 200ml，分成三次服用。

理中汤也有加减法。“脐上筑”就是脐上堵塞感，张仲景认为这是“肾气动也”，这时要去掉白术，加上四两肉桂。“肾气动”可能是由于腹泻血容量减少，引起心跳加快，故而腹主动脉搏动明显，与心下悸类似，处理这种情况肉桂是主药。如果呕吐多，去白术就加生姜三两；如果还是腹泻多，就还

用白术，当然用苍术也可以。出现心悸，加茯苓二两，茯苓是治疗心悸的专药。如果口渴想要喝水，白术加量到四两半，将近 70g，白术治疗的"渴欲饮水"是胃肠道丢失液体太多所致的。腹中疼痛的，党参加量到四两半，党参治疗炎性腹痛也是很好的药。觉得以冷为主的，就把干姜量加大。腹部胀满的，去掉白术，加上附子一枚，当然这种不是大承气汤主治的腹满。服药之后，大约一顿饭的工夫，再饮热粥一升左右，然后四肢逐渐就暖和了，此时不要把患者的衣服、被子掀开，要保暖好。

【要点延伸】

①本条文的启示：

A. 恶寒发热轻重和口渴饮水情况是霍乱辨治的关键。

B. 发热重、口渴思饮者用五苓散治疗。恶寒重、不思饮水者用理中丸治疗。

由霍乱特点和治疗亦可知五苓散不是利尿药，而是治疗胃肠道感染的特效方之一。其作用全面，一方面可以抑制肠道微生物，另一方面可以促进肠黏膜将肠腔中的液体重新吸收，使水液进入血液循环中，增加血容量，口渴的症状便得以缓解。所以五苓散是一个真正具有温阳、化气、行水作用的方剂。

②"腹中未热，益至三四丸，然不及汤"的启示：

A. 服药后"腹中热"是理中丸药量足够的标志。

B. 理中汤比理中丸更好。

③理中丸加减的启示：

A. 上腹部堵塞感不宜使用白术，宜用肉桂。

其实，在内科病中的上腹堵塞感，白术照样可以用，比如枳术丸，只不过胃肠道感染导致的堵塞感，可能白术不如肉桂。

B. 呕吐不宜使用白术，宜用生姜。

C. 腹泻严重宜用白术。

其实按照后世经验，这个时候用苍术更好，苍术的祛邪作用比白术还好。只不过在张仲景时代不区分苍术和白术。

D. 心悸宜加用茯苓。

我常用茯苓、葛根治疗心律失常，效果佳。

E. 口渴思饮宜重用白术。

这说明白术是促进津液进入到血液中的一个主要药物，因此白术具有止汗、止泻、利水消肿的作用。白术也是五苓散的药物之一，口渴严重时要重用。

F. 腹痛宜重用党参。

G. 恶寒重则重用干姜至60~70g。

H. 腹满不宜白术，宜使用附子。

【5】吐利止，而身痛不休者，当消息和解其外，宜桂枝汤小和之。（387）

【串讲】

如果呕吐和腹泻都消失了，但全身疼痛不止，应该使其逐渐终止（消息），采用和解其表的治疗原则，用桂枝汤来调和营卫。

【要点延伸】

桂枝汤是治疗身体疼痛的有效方剂，《伤寒论》一书不止一次提及。

【6】吐利，汗出，发热恶寒，四肢拘急，手足厥冷者，四逆汤主之。（388）

【串讲】

呕吐、腹泻、汗多、发热恶寒、四肢肌肉痉挛、手足逆冷者，使用四逆汤治疗。上述情况已经是类似于少阴病的表现了，只不过霍乱病的过程中也会出现，吐泻到一定程度的时候，电解质紊乱，就会出现腿抽筋儿，以及严重的疼痛，因为我们看过这样的患者，血钙低的时候会有抽搐，而血钠低的时候，虽然看不到抽筋，但是疼得厉害。这条描述的就是霍乱病的休克状态，四逆汤是主方。

【要点延伸】

霍乱休克状态时，四逆汤是主方。

【7】既吐且利，小便复利，而大汗出，下利清谷，内寒外热，脉微欲绝者，四逆汤主之。（389）

【串讲】

呕吐、腹泻，小便量还正常，而且有大汗出，下利清谷，内寒外热，脉微欲绝，用四逆汤主治。注意此时的“大汗出”已经是休克早期的表现了，另外，到休克晚期病情更严重的时候也会出现大汗淋漓。“内寒外热”就是外边体温还微微有点高，内在怕冷，这实际上就是感染。

【要点延伸】

①“既吐且利，小便复利，而大汗出”的启示：

呕吐腹泻时尿量减少无汗才好，尿量多、汗多，提示机体调节能力极差。

②霍乱休克严重时，四逆汤是主方。

【8】吐已下断，汗出而厥，四肢拘急不解，脉微欲绝者，通脉四逆加猪胆汤主之。（390）

【串讲】

呕吐腹泻停止，但是出现汗出多、四肢冷，四肢痉挛不止，脉微欲绝，这就是很严重的休克了。用通脉四逆加猪胆汁汤治疗。

【要点延伸】

严重霍乱休克,通脉四逆加猪胆汤是主方。

【9】吐利发汗,脉平,小烦者,以新虚不胜谷气故也。(391)

【串讲】

呕吐、腹泻、发汗后,脉象正常,“小烦”就是微烦躁,“新虚不胜谷气”是讲,烦躁是外邪引起的胃肠虚弱难以消化饮食水谷导致的。

【要点延伸】

“汗出、脉平、小烦”是霍乱吐泻即将痊愈的表现。

第二节 辨阴阳易差后劳复病脉证并治第十四

“阴阳易”指男、女感染疾病后通过性活动互相传染,“差后”指疾病痊愈,“劳复”指由于过劳后疾病又复发。

【1】伤寒阴易之为病,其人身体重,少气,少腹里急,或引阴中拘挛,热上冲胸,头重不欲举,眼中生花,膝胫拘急者,烧裈散主之。(392)

烧裈散方:妇人中裈近隐处,取烧作灰,上一味,水服方寸匕,日三服,小便即利,阴头微肿,此为愈矣。妇人病,取男子裈烧服。

【串讲】详见“厥阴生殖系病”

【要点延伸】详见“厥阴生殖系病”

【2】大病差后,劳复者,枳实栀子豉汤主之。(393)

枳实栀子豉汤方

枳实(三枚,炙) 栀子(十四个,擘) 豉(一升,绵裹)

上三味,以清浆水七升,空煮取四升,内枳实栀子煮取二升,下豉,更煮五六沸,去滓,温分再服,覆令微似汗,若有宿食者,内大黄如博棋子五六枚,服之愈。

【串讲】

比较严重的疾病基本痊愈后,又因劳累复发,使用枳实栀子豉汤治疗。这个方子很简单,炙枳实三枚,枳实一枚约为15~20g,三枚枳实为45~60g;栀子十四个,大概就是7g;豉即豆豉,一升大约是124g。先使用清浆水1 400ml,清浆水就是酸浆水,不加药物,把清浆水煮到剩余800ml,此时加入枳实、栀子,煮到剩余400ml,最后加入豆豉煎煮,沸腾约五六次,然后去掉药渣,分两次温服,服后稍稍出汗。如果有食积,就加入大黄。博棋子就是围棋子,五六枚大约10~15g。

【要点延伸】

①本条文的启示：

A. 外邪感染性疾病没有彻底痊愈。

B. 劳累促使感染性疾病复发。

C. 枳实栀子豉汤是强有力的祛除余邪方剂，对祛除胃肠道感染性外邪有肯定疗效。不能将枳实单纯理解为理气药、胃动力药，其祛邪作用是极好的。

②煎服法的启示：

A. 清浆水必须先煎浓缩。

B. 淡豆豉不久煎。

C. 大黄是治疗宿食的专药。

③南阳浆水做法：张仲景祖籍位于河南南阳，南阳浆水的做法：以小麦、绿豆或红薯为原料。

A. 小麦做浆水：将小麦面粉和成面团后，放在清水中用双手不停地抓挪，将面筋搭出，这时取上面的液体放置1~2天后发酸即得。

B. 绿豆做浆水：用水将泡过的豆打磨粉碎，待沉淀之后，取上面的液体放置1~2天即酸，就是浆水了。

C. 红薯浆水做法：将红薯打成细末，用细布过一下，将留在细布上的渣倒去，剩下的液体放置一段时间待沉淀之后，取上面的液体放置1~2天发酵后即得。

浆水富含B族维生素，能够补充营养、保护血管和神经，对血管炎或许有治疗作用。

【3】伤寒差以后，更发热，小柴胡汤主之。脉浮者，以汗解之；脉沉者，以下解之。（394）

【串讲】

伤寒基本痊愈后，再次发热，就用小柴胡汤治疗。脉浮，就用发汗的方法治疗；脉沉，就以通便的方法治疗。这是三个治疗方法，和法、汗法、下法。如果少阳病反复了，就用以小柴胡汤为代表的和法；如果是太阳病反复，就得用汗法；如果阳明病反复了，大便不通，就要用下法。治疗上与之前讲的三阴三阳病的治疗没什么差异。

【要点延伸】

①感染性疾病没有彻底痊愈，再次复发。

②小柴胡汤可以用于感染复发发热的治疗。

③脉浮者有汗提示即将痊愈，脉沉者大便通畅提示即将痊愈。

【4】大病差后，从腰以下有水气者，牡蛎泽泻散主之。（395）

牡蛎泽泻散方

牡蛎(熬) 泽泻 蜀漆(暖水洗去腥) 葶苈子(熬) 商陆根(熬) 海藻(洗去咸) 瓜蒌根各等分

上七味,异捣下筛为散,更于臼中治之,白饮和服方寸匕,日三服,小便利,止后服。

【串讲】

较为严重的疾病基本痊愈后,出现下半身水肿,使用牡蛎泽泻散治疗。这实际上就是感染诱发的肾炎,往往以下半身水肿比较突出,其实颜面部可能也有水肿。

煅牡蛎、泽泻,蜀漆、炒葶苈子、焙黄的商陆根、洗去盐的海藻、天花粉,各等分。分别捣碎,下筛为散,再放入臼中捣匀了,白开水冲服2g左右,一日三次,如果小便通了,就不再继续服用。这个方子用量很小,整个方子的利水作用很强,确实有效。但按照我们现在的临床经验来讲,如果是偏于阳虚的患者,就不能用牡蛎泽泻散,用上去一点用都不管,甚至会加重病情,低蛋白血症的水肿就不可以使用。但对于急性肾脏血管炎性的疾病导致的水肿,此方肯定有效。

【要点延伸】

①本条原文所描述的是感染导致的肾脏微循环障碍(急性肾炎)。

②牡蛎泽泻散是治疗感染后水肿的主方。

③牡蛎泽泻散中的每一味药都有很好的除热、化瘀、利水作用。

④尿量正常是停药的指征,是肾脏微循环恢复正常的标志。

⑤牡蛎泽泻散可以治疗急慢性肾小球肾炎,已有临床证实。

【5】大病差后,喜唾久不了了,胸上有寒,当以丸药温之,宜理中丸。(396)

【串讲】

较为严重的疾病基本痊愈后,唾液多且日久不愈,这是胸部以上部位阳气不足,应当以温药温散寒邪,可以使用理中丸。

理中丸内有干姜、甘草,和之前我们讲的甘草干姜汤可以治疗“肺痿吐涎沫”“多涎唾”是一样的,所以理中丸治疗“喜唾久不了了”的疗效非常明确。其中干姜是最主要的药物。

【要点延伸】

①寒邪伤阳,交感神经功能减退、副交感神经功能亢进,唾液分泌增多。

②理中丸可以降低副交感神经的兴奋性,减少唾液分泌。

【6】伤寒解后,虚羸少气,气逆欲吐,竹叶石膏汤主之。(397)

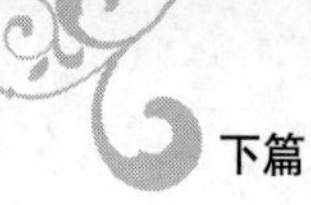

竹叶石膏汤方

竹叶二把　石膏一斤　半夏半升，洗，麦门冬一升，(去心)　人参二两　甘草二两，炙　粳米半斤

上七味，以水一斗，煮取六升，去滓，内粳米，煮米熟汤成，去米，温服一升，日三服。

【串讲】

伤寒外邪解除后，消瘦、乏力、气短，还有恶心欲吐，用竹叶石膏汤治疗。

竹叶石膏汤的煎煮法中，是"煮米熟汤成"，米熟了，整个药物也就熬好了，然后把米去掉，喝药汤。在临床上，竹叶石膏汤在感染性疾病的治疗中使用较多，尤其是在温病。

【要点延伸】

竹叶石膏汤是感染性疾病痊愈后恢复人体正气的良方。

【7】病人脉已解，而日暮微烦，以病新差，人强与谷，脾胃气尚弱，不能消谷，故令微烦，损谷则愈。(398)

【串讲】

患者的脉象已经恢复正常，只是到傍晚稍微烦躁，这是由于疾病刚痊愈，却强给患者吃饭，此时脾胃功能还没有完全恢复，所以进食后出现微烦，减少进食则愈。

【要点延伸】

感染性疾病刚刚痊愈时，不可以大量进食，应该逐渐恢复进食。

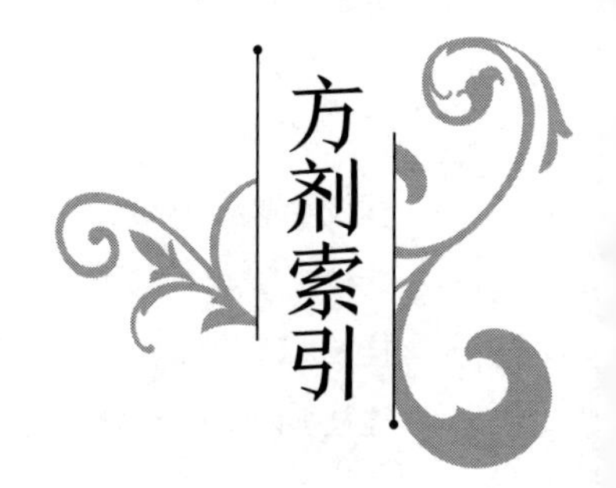

B

C

D

F

G

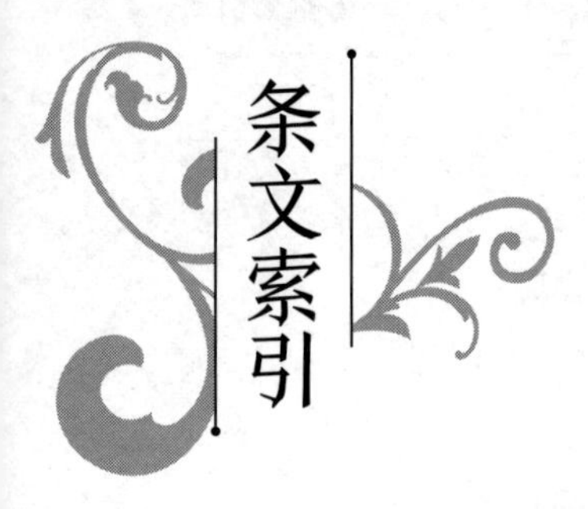

条文索引

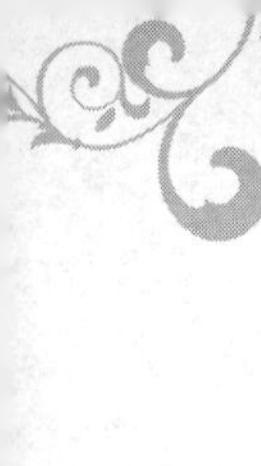

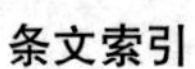